全国中医药行业中等职业教育"十二五"规划教材

中医护理学基础

（供中医护理专业用）

主　编　王凤丽（甘肃省中医学校）

副主编　刘爱军（安阳职业技术学院）

　　　　郝庆芝（曲阜中医药学校）

　　　　白建民（南阳医学高等专科学校）

编　委　（以姓氏笔画为序）

　　　　王凤丽（甘肃省中医学校）

　　　　白建民（南阳医学高等专科学校）

　　　　刘　苏（四川省达州中医学校）

　　　　刘　轩（甘肃省中医学校）

　　　　刘爱军（安阳职业技术学院）

　　　　孙　岩（黑龙江省中医药学校）

　　　　赵　欣（成都中医药大学附属医院针灸学校）

　　　　郝庆芝（曲阜中医药学校）

　　　　柳琳琳（广西中医学校）

中国中医药出版社

·北　京·

图书在版编目（CIP）数据

中医护理学基础/王凤丽主编 . —北京：中国中医药出版社，2015.9

全国中医药行业中等职业教育"十二五"规划教材

ISBN 978 - 7 - 5132 - 2549 - 6

Ⅰ. ①中… Ⅱ. ①王… Ⅲ. ①中医学 - 护理学 - 中等专业学校 - 教材 Ⅳ. ①R248

中国版本图书馆 CIP 数据核字（2015）第 118480 号

中 国 中 医 药 出 版 社 出 版

北京市朝阳区北三环东路 28 号易亨大厦 16 层

邮政编码 100013

传真 010 64405750

廊坊成基包装装潢有限公司印刷

各地新华书店经销

*

开本 787 × 1092 1/16 印张 16 字数 357 千字

2015 年 9 月第 1 版 2015 年 9 月第 1 次印刷

书 号 ISBN 978 - 7 - 5132 - 2549 - 6

*

定价 32.00 元

网址 www.cptcm.com

张美林（成都中医药大学附属医院针灸学校党委书记、副校长）

张登山（邢台医学高等专科学校教授）

张震云（山西药科职业学院副院长）

陈　燕（湖南中医药大学护理学院院长）

陈玉奇（沈阳市中医药学校校长）

陈令轩（国家中医药管理局人事教育司综合协调处副主任科员）

周忠民（渭南职业技术学院党委副书记）

胡志方（江西中医药高等专科学校校长）

徐家正（海口市中医药学校校长）

凌　娅（江苏康缘药业股份有限公司副董事长）

郭争鸣（湖南中医药高等专科学校校长）

郭桂明（北京中医医院药学部主任）

唐家奇（湛江中医学校校长、党委书记）

曹世奎（长春中医药大学职业技术学院院长）

龚晋文（山西职工医学院/山西省中医学校党委副书记）

董维春（北京卫生职业学院党委书记、副院长）

谭　工（重庆三峡医药高等专科学校副校长）

潘年松（遵义医药高等专科学校副校长）

秘　书　长　周景玉（国家中医药管理局人事教育司综合协调处副处长）

前　言

　　中医药职业教育是我国现代职业教育体系的重要组成部分，肩负着培养中医药多样化人才、传承中医药技术技能、推动中医药事业科学发展的重要职责。教育要发展，教材是根本，是提高教育教学质量的重要保证，是人才培养的重要基础。为贯彻落实习近平总书记关于加快发展现代职业教育的重要指示精神和《国家中长期教育改革和发展规划纲要（2010—2020 年）》，国家中医药管理局教材办公室、全国中医药职业教育教学指导委员会紧密结合中医药职业教育特点，适应中医药中等职业教育的教学发展需求，突出中医药中等职业教育的特色，组织完成了"全国中医药行业中等职业教育'十二五'规划教材"建设工作。

　　作为全国唯一的中医药行业中等职业教育规划教材，本版教材按照"政府指导、学会主办、院校联办、出版社协办"的运作机制，于 2013 年启动编写工作。通过广泛调研、全国范围遴选主编，组建了一支由全国 60 余所中高等中医药院校及相关医院、医药企业等单位组成的联合编写队伍，先后经过主编会议、编委会议、定稿会议等多轮研究论证，在 400 余位编者的共同努力下，历时一年半时间，完成了 36 种规划教材的编写。本套教材由中国中医药出版社出版，供全国中等职业教育学校中医、护理、中医护理、中医康复保健、中药和中药制药等 6 个专业使用。

　　本套教材具有以下特色：

　　1. 注重把握培养方向，坚持以就业为导向、以能力为本位、以岗位需求为标准的原则，紧扣培养高素质劳动者和技能型人才的目标进行编写，体现"工学结合"的人才培养模式。

　　2. 注重中医药职业教育的特点，以教育部新的教学指导意见为纲领，贴近学生、贴近岗位、贴近社会，体现教材针对性、适用性及实用性，符合中医药中等职业教育教学实际。

　　3. 注重强化精品意识，从教材内容结构、知识点、规范化、标准化、编写技巧、语言文字等方面加以改革，具备"精品教材"特质。

　　4. 注重教材内容与教学大纲的统一，涵盖资格考试全部内容及所有考试要求的知识点，满足学生获得"双证书"及相关工作岗位需求，有利于促进学生就业。

　　5. 注重创新教材呈现形式，版式设计新颖、活泼，图文并茂，配有网络教学大纲指导教与学（相关内容可在中国中医药出版社网站 www.cptcm.com 下载），符合中等职业学校学生认知规律及特点，有利于增强学生的学习兴趣。

　　本版教材的组织编写得到了国家中医药管理局的精心指导、全国中医药中等职业教育学校的大力支持、相关专家和教材编写团队的辛勤付出，保证了教材质量，提升了教材水平，在此表示诚挚的谢意！

我们衷心希望本版规划教材能在相关课程的教学中发挥积极的作用，通过教学实践的检验不断改进和完善。敬请各教学单位、教学人员及广大学生多提宝贵意见，以便再版时予以修正，提升教材质量。

国家中医药管理局教材办公室

全国中医药职业教育教学指导委员会

中国中医药出版社

2015 年 4 月

编写说明

《中医护理学基础》是"全国中医药行业中等职业教育'十二五'规划教材"之一，是由全国中医药职业教育教学指导委员会、国家中医药管理局统一规划，中国中医药出版社出版发行，供中等职业学校中医护理专业学生使用的教材。

中医护理学是在中医药理论的指导下，结合"中医整体观"，结合护理学知识，开展"辨证"与"施护"的一门护理学学科。教材内容共八章，包括绪论、阴阳五行学说、藏象学说、精气血津液、病因病机、病情观察、中医辨证施护、中医防治与护理总则。既突出了中医学的特色，又根据学科发展需要引入了现代护理学的理念，注重培养学生掌握中医护理学的基础理论、基本知识，为培养实用型护理人才奠定了基础。

教材以培养服务人才为目标，力求做到职业教育专业设置与产业需求、课程内容与职业标准、教学过程与生产过程"三对接"，注重结合我国护理教育和实践的现状，以整体护理为方向，护理程序为框架，旨在为培养学生综合分析、思考和判断的能力，提升人才培养的质量。在编写过程中，首先坚持以人为本和整体护理的观念，反映临床护理服务从以"疾病为中心"向以"人的健康为中心"的转变，把中医理论应用于临床的康复、健康指导领域；其次注重知识的更新，知识面的扩展，并密切联系护士资格考试的考点。在每一章节设置了知识链接、案例分析以及考点链接，以扩大学生的知识面、提高判断分析能力；最后体现教材的实用性，紧密联系临床，强调病情观察、辨证施护及实践操作过程，并注重实效。本教材语言通俗易懂，深入浅出。内容的选择力求从临床护理实际出发，简单实用；同时也照顾到中医护理基本理论与技术的系统性，注意前后知识的衔接。希望通过本课程的学习，学生们能对中医护理有一个全面的掌握，并在临床护理实践中尝试运用中医护理的独特理论与技术为患者和有健康需求的人们服务。

全书编写分工如下：第一章由刘爱军、郝庆芝编写；第二章由刘苏、郝庆芝编写；第三章由刘轩、王凤丽、刘爱军编写；第四章由孙岩、王凤丽、白建民编写；第五章由赵欣、白建民编写；第六章由白建民、刘爱军编写；第七章由郝庆芝、刘爱军编写；第八章由柳琳琳、白建民编写。

本教材在编写过程中参考了部分教材和有关著作，从中借鉴了许多有益的内容；多位老师参与各章节的编写、审阅、文稿的整理和校对等工作，同时也得到了中医护理前辈及中医学专家的悉心指导，在此一并表示诚挚的感谢。

全体编者以高度认真负责的态度参与了工作，但因时间仓促和水平有限，内容不妥之处在所难免。敬请各院校师生、临床护理工作者在使用本教材过程中，提出宝贵的意见和建议，以便进一步修订提高。

《中医护理学基础》编委会

2015 年 8 月

目　录

第一章 绪 论

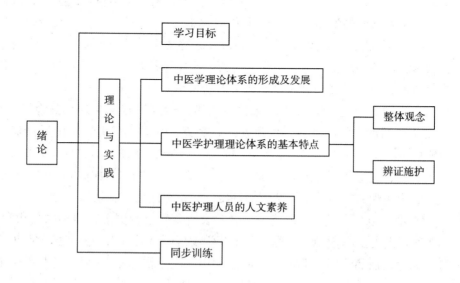

学习目标

1. 了解中医学理论体系的形成及发展。
2. 掌握中医学护理理论体系的基本特点。
3. 认识中医护理人员的人文素养。

　　中医学是研究人体生理、病理、疾病的诊断与防治，以及摄生康复的一门传统医学科学，是中国传统文化的结晶。中医学有五千年的发展历史及辉煌的成就，在中国古代的唯物论和辩证法思想的影响和指导下，通过长期的医疗实践，不断积累，反复总结而逐渐形成的独特的理论体系，为中华民族乃至全人类的繁衍昌盛做出了巨大贡献。

第一节　中医学理论体系的形成及发展

　　中医学理论体系，是以整体观念为主导思想，以精气、阴阳、五行学说为哲学基础和思维方法，以脏腑、经络及精、气、血、津液的生理和病理为核心，以辨证论治为诊治特点的独特的医学理论体系。中医学理论体系的形成及发展，大体上可以分为五个时期。

一、先秦、秦汉时期

《黄帝内经》《难经》《伤寒杂病论》《神农本草经》等医学典籍的问世，标志着中医学理论体系的基本确立。

1.《黄帝内经》 成书于战国至秦汉时期，包括《素问》和《灵枢》两部分，共18卷，162篇。书中总结了秦汉以前的治疗经验和理论知识，标志着中医学理论体系的初步形成。《黄帝内经》系统地阐述了中医学的思维方法，人与自然的关系，人体的生理、病理、经络及疾病的诊断、治疗、预防等问题。

2.《难经》 又名《八十一难经》，相传为扁鹊所作，是一部可与《黄帝内经》相媲美的古典医籍。该书涉及生理、病理、诊断、治疗等各方面，尤其是脉诊、经络、命门、三焦等方面，在《黄帝内经》的基础上有所发展。

3.《伤寒杂病论》 为东汉末年张仲景所著，后经王叔和整理，分为《伤寒论》与《金匮要略》两部分，前者以六经辨伤寒，载方113首；后者以脏腑论杂病，载方262首。张仲景"勤求古训，博采众方"，提出了"观其脉证，知犯何逆，随证治之"的辨证论治原则，创立了辨证论治的诊治理论，确立了"理、法、方、药"俱全的诊治思路，为临床医学的发展奠定了坚实的基础，后世尊之为"医圣"。

4.《神农本草经》 成书于汉代，托名神农所著，是我国现存最早的药物学专著。该书总结了汉以前的药物学知识，奠定了中药学发展的基础。书中共载药365种，根据药物的有毒无毒及祛邪治病的不同，分为上、中、下三品。记载了每种药物的性能、主治等内容，而且提出"四气五味""七情和合"等理论。

二、魏、晋、隋、唐时期

魏、晋、隋、唐时期，中医学理论和医疗实践有着显著发展。

王叔和编撰的《脉经》，是我国第一部脉学专著，对脉学进行了全面系统的论述，提倡"寸口诊法"，首创"三部九候"及脏腑分配原则。皇甫谧编撰的《针灸甲乙经》，是我国现存最早的针灸学专著。

巢元方编撰的《诸病源候论》，是我国第一部病因、病机和证候学专著。该书分别论述了内、外、妇、儿、五官、皮肤等各科疾病的病源和症状，对后世病证分类学的发展有很大影响。

孙思邈编撰的《千金方》（包括《千金要方》和《千金翼方》），可称我国第一部医学百科全书，详述了唐以前的医学理论、方剂、诊法、治法、食养等，代表了盛唐的医学发展水平。

三、宋、金、元时期

唐·孙思邈认为："人命至重，有贵千金，一方济之，德逾于此。"故其两部著作均冠以"千金"二字。《千金要方》"大医精诚"一篇专论医德："凡大医治病，必当安神定志，无欲无求，先发大慈恻隐之心，誓愿普救含灵之苦。若有疾厄来求救者，不得问其贵贱贫富，长幼妍媸，怨亲善友，华夷愚智，普同一等，皆如至亲之想……"他所提出的医生在医德方面的要求和所要达到的境界，可谓开中国医学伦理学之先河。

宋金元时期，医学发展迅速，且流派纷呈，建树较多，对后世医学的发展影响很大。

陈无择《三因极一病证方论》，阐述了"三因致病说"，将病因归纳为三大类，即外感六淫为外因，七情内伤为内因，而饮食所伤、虫兽所伤、跌打损伤、中毒、金疮等为不内外因。钱乙《小儿药证直诀》，是中国现存第一部儿科专著。该书对小儿生理、病理、辨证施治和制方用药等颇有创见。后世尊之为"儿科之圣"。

学术争鸣气氛活跃，涌现出了许多各具特色的医学流派，最具代表性的医家是刘完素、张从正、李东垣、朱丹溪，他们各具特色，各有创见，均从不同角度丰富和发展了中医学，对中医学理论和临床实践的发展做出了重要贡献，后世尊之为"金元四大家"。

刘完素倡导火热论，认为外感病"六气皆从火化"，内伤病中"五志过极，皆为热盛"，治疗多用寒凉清热。后世称之为"寒凉派"。

张从正倡导攻邪论，认为邪非人身所有，"邪去正自安"，批评当时"强补"之风，主张治病首先以驱邪为要务，善用汗、吐、下三法。后世称之为"攻邪派"。

李东垣倡导"内伤脾胃，百病由生""百病皆由脾胃衰而生也"的内伤学说，善用温补脾胃之法。后世称之为"补土派"。

朱丹溪倡导"相火论"，认为"阳常有余，阴常不足"，治疗上善用养阴降火的方药。后世称之为"滋阴派"。

四、明清时期

明清时期是中医学理论的综合汇通和深化发展阶段，既有许多新的发明和创见，又有对医学理论和经验的综合整理，出现了大量的医学全书、丛书和类书。

明代温补学派颇为盛行，薛立斋、孙一奎、赵献可、张景岳、李中梓等医家大抵俱重视脾肾，善于温补，对刘完素、朱丹溪的学术观点持不同见解，反对以寒凉药物攻伐人体阳气，强调温补肾阳和滋养肾阴在养生康复与防治疾病中的重要性。李时珍的《本草纲目》，共25卷，总为16部，60类。载药1892种，附方11096条，系统总结了我国

16 世纪之前药物学的成就，被誉为"中国的百科全书"。

明清时期温病学说的形成和发展，是中医学理论的创新与突破。温病是多种急性热病的统称，多具有传染性和流行性。明·吴又可著《温疫论》，创"戾气"说，认为温疫病的病因为"戾气"，而非一般的六淫病邪；戾气多"从口鼻而入"，往往递相传染，形成地域性大流行，症状、病程多类似；不同的疫病，有不同的发病季节；人与禽畜皆有疫病，但多各不相同。清·叶天士著《温热论》，阐明了温热病发生发展的规律，创建了温热病的卫气营血辨证理论，对温病学说的发展起着承前启后的作用。薛雪的《湿热条辨》，对湿热病（温病中之一类）的病因、症状、传变规律、治则治法等，作了简要阐述，对温病学说的发展做出一定贡献。吴鞠通的《温病条辨》，创立了温热病的三焦辨证理论，使温病学说得到进一步发展，逐渐走向系统与完善。

另外，清·王清任的《医林改错》，改正了古医籍在人体解剖方面的某些错误，发展了瘀血理论，创立了多首活血化瘀的有效方剂，对中医学气血理论的发展做出了一定贡献。

五、近代与现代

近代（鸦片战争后），随着社会制度的变更，西方科技和文化的传入，中西文化出现了大碰撞，中医学理论的发展呈现出新旧并存的趋势：一是继续走收集和整理前人的学术成果之路，如 20 世纪 30 年代曹炳章的《中国医学大成》是一部集古今中医学大成的巨著；二是出现了中西汇通和中医学理论科学化的思潮，以唐宗海、朱沛文、恽铁樵、张锡纯为代表的中西医汇通学派，认为中西医互有优劣，可以殊途同归，主张汲取西医之长以发展中医。

新中国成立后，国家大力提倡中西医结合，继而倡导以现代多学科方法研究中医。除运用文献方法研究中医学理论本源，进一步揭示学术内涵外，利用多学科知识和方法研究中医学理论是现代中医学理论研究的重要特点。中医理论蕴含着现代自然科学中某些前沿理论的始基，为哲学、天文学、气象学、数学、物理学、系统科学、生命科学等，提供了一些思维原点或理论模式。近年来，国家提出了振兴中医药发展战略的目标：通过 10～20 年的振兴发展，建立起与经济社会发展相适应，有利于实现中医药医疗、保健、科研、教育、产业、文化"六位一体"全面协调发展的机制，形成多元化、多层次和功能齐全、覆盖面广的中医医疗预防保健服务体系、人才培养体系、继承创新体系、中医药资源保护体系以及文化传承和传播体系，推动中医药产业成为我国最具竞争能力的战略性新兴产业之一，促进中医药在世界范围内得到进一步丰富和发展，中医药对我国经济和社会发展的贡献程度进一步提高。

第二节 中医学护理理论体系的基本特点

一、整体观念

中医学十分重视人体自身的统一性、完整性及其与自然界的相互关系，它认为人体是一个有机的整体，构成人体的各个组成部分之间，在结构上是不可分割的，在功能上是互相协调、互相为用的，在病理上是相互影响的。同时，也认识到人体与自然环境有密切关系，人体生理病理上的变化不断受到自然界的影响，人类在能动地改造自然的斗争中，维持机体正常的生命活动。这种内外环境的统一性，机体自身整体性的思想，称为整体观念。这一思想贯穿到生理、病理、辨证和护理等每一个方面。

（一）人体是有机的整体

1. 生理上的整体性

（1）五脏一体观：人体由五脏（心、肝、脾、肺、肾）、六腑（胆、胃、小肠、大肠、膀胱、三焦）、形体（筋、脉、肉、皮、骨）、官窍（目、舌、口、鼻、耳、前阴、后阴）等构成。各个脏腑组织器官在结构上彼此衔接、沟通，通过经络系统"内属于腑脏，外络于肢节"的联络作用，构成了心、肝、脾、肺、肾五个生理系统。人体正常生命活动一方面要靠各脏腑发挥自己的功能，另一方面要靠脏腑间相辅相成的协同作用才能维持。每个脏腑各自协同的功能，又是整体活动下的分工合作，这是局部与整体的统一。这种整体作用只有在心的统一指挥下才能生生不息，"主明则下安……主不明则十二官危""凡此十二官者，不得相失也"（《素问·灵兰秘典论》）。

（2）形神合一观：脏腑、经络、形体、官窍及精、气、血、津液等生命物质，称为"形"；人的精神、意识、思维活动，称为"神"。形是神的藏舍之处，神是形的生命体现。形与神俱，形神合一，才能保持与促进健康。

2. 病理上的整体性　各个脏腑组织器官在病理上是相互影响的。如心与肾，心在五行属火，位居于上，属阳；肾在五行属水，位居于下，属阴。根据阴阳、水火升降理论，位于下者以上升为顺，位于上者以下降为和，所以心火须下降于肾，而肾水须上济于心，这样心肾之间的生理功能才能协调，称为心肾相交或水火相济。反之，若心火不能下降于肾，而心火独亢，肾水不能上济于心，肾水凝聚，就会出现以失眠为主症的心悸、怔忡、心烦、腰膝酸软等心肾不交或水火失济的病理表现。

3. 辨证和护理上的整体性　人体局部和整体也是辨证的统一。某一局部的病理变化，往往反映全身脏腑气血、阴阳的盛衰。因此，在护理患者过程中，须从整体出发，通过观察患者的外在变化，了解机体内脏的病变，从而提出护理问题和采用护理措施，促进疾病早愈。如临床上见到口舌糜烂的局部病变，实证属心火亢盛的表现。因"心开窍于舌，舌为心之苗"，心又与小肠相表里，患者除口舌糜烂外，还可有心胸烦热、小便短赤等症状表现。在护理上除局部给药外，还须嘱患者保持情志舒畅，不食油腻煎炸等辛辣温燥、助热生湿之品，宜食绿豆汤、苦瓜、藕等，通过泻小肠之火而清心火，使口舌糜烂尽快痊愈。

（二）人与自然环境是一个整体

1. 人与自然界的统一性　人类生活在自然界中，自然界存在着人类赖以生存的必要条件。同时，自然界的变化又可直接或间接地影响人体，而机体相应地产生生理性反应，若超越生理范围，则产生病理变化。

（1）季节气候：在一年四季气候变化中，有春温、夏热、秋凉和冬寒的气候变化规律。万物在这种气候变化的影响下就会有春生、夏长、秋收和冬藏等相应的变化。人体也不例外，须与之相适应才能保持身体健康。如《灵枢·五癃津液别》："天暑衣厚则腠理开，故汗出……天寒则腠理闭，气湿不行，水下留于膀胱，则为溺与气。"说明春夏阳气发泄，气血易趋于体表，皮肤松弛，故疏泄多汗等；而秋冬阳气收敛，气血易趋于里，表现为皮肤致密、少汗多尿等。

（2）昼夜晨昏：在昼夜晨昏的阴阳变化过程中，虽在幅度上不像四季气候变化那样明显，但人体也须与之相适应。如《素问·生气通天论》："故阳气者，一日而主外，平旦人气生，日中而阳气隆，日西而阳气已虚，气门乃闭。"《灵枢·顺气一日分四时》："以一日分为四时，朝则为春，日中为夏，日入为秋，夜半为冬。"人体阳气的这种昼夜的变化，反映了人体生理活动能动地适应自然变化。昼夜晨昏的变化，同时也影响着疾病。如《灵枢·顺气一日分为四时》："夫百病者，多以旦慧、昼安、夕加、夜甚……朝则人气始生，病气衰，故旦慧；日中人气长，长则胜邪，故安；夕则人气始衰，邪气始生，故加；夜半人气入脏，邪气独居于身，故甚也。"说明一般疾病，大多白天病情较轻，夜半加重，是因为早晨、中午、黄昏、夜半人体的阳气存在生、长、收、藏的变化规律，因而疾病也随之出现慧、安、加、甚的变化。

知识链接

　　《黄帝内经》记载："春三月，应夜卧早起，广步于庭，披发缓行，以使志生，以春气之应养生；夏三月……应夜卧早起，无厌于日，使志无怒……使气得泄，以夏气之应养长；秋三月……早卧早起，与鸡俱兴，使志安宁……使肺气清……以秋气之应养收；冬三月……早卧晚起，必待日光……去寒就温，无泄皮肤……以冬气之应养藏"。应根据春生、夏长、秋收、冬藏的自然规律，做好四时的生活起居护理。

（3）地域环境：主要指地势的高低、地域性气候、水土、物产及人文地理、风俗习惯等。地域气候的差异，地理环境和生活习惯的不同，一定程度上也影响着人体的生理活动和脏腑机能。如江南多湿热，人体腠理多稀疏；北方多燥寒，人体腠理多致密。长期居住某地的人，一旦迁居异地，常感到不适应，或生皮疹，或生腹泻，习惯上称为"水土不服"。这是由于地域环境的改变，机体暂时不能适应之故。但经过一段时间后，也就逐渐适应了。因此，地域环境不同，形成了生理、体质的不同特点，因而不同地区的发病情况也不尽一致。

2. 人与社会环境的整体性　　良好的社会环境，社会支持，融洽的人际关系，可使人精神振奋，勇于进取，有利于身心健康；而社会地位及经济状况的剧烈变化，常可导致人的精神情志的不稳定，从而影响人体脏腑精气的机能而致某些身心疾病的发生。不利的社会环境，可使人精神压抑，或紧张、恐惧，从而影响身心机能，危害身心健康。

二、辨证施护

（一）概念

辨证，指将四诊（望、闻、问、切）所收集的资料、症状和体征，通过分析、综合，辨清疾病的原因、性质、部位及邪正关系，概括、判断为某种性质的证。施护，指根据辨证的结果，确定相应的护理方法。辨证是决定施护的前提和依据。通过施护的效果可以检验辨证的正确与否。辨证和施护，在护理过程中是相互联系又不可分割的两个方面。

（二）证、症、病

证和症概念不同。症，即症状，如咳嗽、头痛、失眠等。证则是对机体在疾病发展过程中的某一阶段的病理概括。如感冒所表现的风寒证、风热证等。由于它包括了病变的部位、原因、性质及邪正关系，因而比症状更全面、更深刻，从而也更正确地揭示了疾病的本质。但证与病的概念也不同，如清·徐灵胎说："病之总者为之病，而一病总有数证。"即病可概括证。如《伤寒论》对伤寒病以六经分证，可分太阳病证、阳明病证、少阳病证、太阴病证、少阴病证和厥阴病证。《温热论》将温热病分为卫分证、气分证、营分证和血分证。但中医认识和护理患者，既辨病又辨证，而且重点在于辨证。

（三）同病异护、异病同护

1. 同病异护 指同一种病，由于发病的时间、地区以及患者机体反应性不同，或处在不同的发展阶段，所表现的证不同，施护的方法亦各异。如感冒，由于发病季节不同，施护方法也不同。暑季感冒因感受暑湿之邪，宜用祛暑化湿的护理方法。如室内注意通风凉爽，饮食宜予西瓜、绿豆汤、苦瓜等清热利湿之品，忌生冷、油腻、辛辣等助湿化热之品；冬令时节感冒宜采用中药温热服，给生姜红糖葱白汤等，药后覆盖衣被，周身微微汗出，而达汗出表解之效。又如风温，在发病的不同阶段而施护方法也各异。如：风温初起，邪在卫分，病位在表，宜用辛凉解表的护理方法；若为邪热犯肺胃的气分证时，宜用清气分热的护理方法。高热不退者，可采用物理降温法；为热入营血证时，护理上应预防并发症的发生；热病后期、余热未尽时，宜用清热养阴的护理方法。

2. 异病同护 指不同的病，在其发展过程中，由于出现了相同的病机，可采用同一方法护理。如久痢脱肛、子宫下垂等，若均表现为中气下陷证，均宜升提中气的护理方法。如用黄芪和党参炖母鸡、苡仁粥、茯苓粥等益气健脾之品；注意休息，避免疲劳，以培育中气；采用针刺百会、关元、长强穴等，以补中益气；保持会阴部清洁，用五倍子、白矾煎水熏洗，以促使回纳等。

第三节 中医护理人员的人文素养

一、仁爱救人，普同一等

治病救人，须不分贫富贵贱、老幼美丑、亲友仇人、民族等，都一视同仁。护理事业是一项平凡而崇高的事业，作为护士应有一颗热诚的心，在工作中尊重患者人格、权利和生命价值，同情关心患者，以体现出新世纪护理人员的"仁爱"之心。

二、廉洁正直，忠于事业

护理事业的先驱、现代护理学奠基人南丁格尔，是英国的贵族女子，可她却立志于护理事业，冲破家庭的阻挠、社会舆论的非议，一心扑在护理事业上，成为世界护理事业的奠基人。因此，护理人员要一切从患者利益出发，从个人生命价值观角度，对患者生命予以高度的重视，树立职业荣誉感，救死扶伤，全心全意为患者的健康服务，忠于护理事业。

三、谨慎认真，科学严谨

护理专业有着较强的科学性、技术性、服务性、艺术性和社会性。随着护理模式从传统的以"疾病"为中心的生物模式转变为以"人"为中心的生物－心理－社会模式，以及整体护理概念的确定，作为护理人员在"以人为本"、重视生命质量的今天，要不断进取、勤奋学习，掌握扎实的理论知识和过硬的技能，注重自身整体素质的培养，以自身良好的行为规范，谨慎认真、科学严谨地为患者服务。

四、虚心学习，尊重同道

在临床工作中，医护关系、护护关系最为密切，在工作中要平等协作，密切配合，做到既有分工又有合作，既有区别又有联系，要相互依存、相互补充、相互影响、相互促进。在坚持患者利益第一的前提下，在医疗过程中要步调一致，不断进行信息交流，不断修改、补充和完整，真正做到在态度、心理、技术等方面相互了解、补充和密切合作。

五、仪表端庄，作风正派

护士仪表及形象的好坏将直接影响到患者的康复，其举止、言行、神态给患者留下的第一印象，将关系到她是否能得到患者的尊重和信任。好的仪表和形象应为：身体健康，精神饱满，机灵敏锐，衣帽整洁，文雅大方，步履轻捷，动作轻柔，言谈礼貌，举止文明，态度温和，沉着冷静。

【同步训练】

1. 中医学理论体系的形成标志是
   A. 《黄帝内经》   B. 《难经》   C. 《神农本草经》
   D. 《伤寒杂病论》   E. 《本草纲目》

2. 强调"大医精诚"的医德规范，可谓开创了中国医学伦理学之先河的是
   A. 李东垣   B. 张仲景   C. 李时珍   D. 叶天士   E. 孙思邈

3. 中医学护理理论体系的基本特点为
   A. 整体观念、辨证施护   B. 五脏一体、辨证施护
   C. 五脏一体、异病同护   D. 整体观念、同病异护
   E. 形神合一、同病异护

4. 在生理方面，人体这个有机的统一整体的中心为
   A. 六腑   B. 五脏   C. 经络
   D. 脑   E. 精、气、血、津液

5. 《灵枢·顺气一日分四时第四十四》所说的"夫百病者，多以旦慧、昼安、夕加、夜甚"，说明了
   A. 人体自身的完整性   B. 自然环境对人体生理的影响
   C. 社会环境对人体生理的影响   D. 自然环境对人体病理的影响
   E. 社会环境对人体病理的影响

第二章　阴阳五行学说

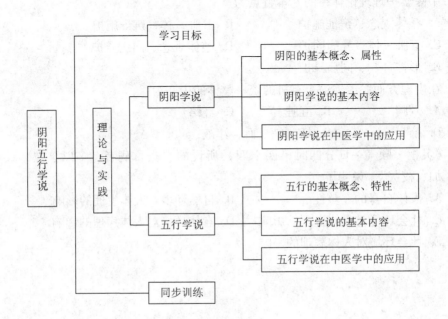

学习目标

1. 了解阴阳、五行的基本概念。
2. 知道阴阳的属性、五行的特性。
3. 掌握阴阳五行学说的基本内容。
4. 认识阴阳五行学说在中医学中的运用。

　　中医学是起源于我国古代的一门系统学科，在探索人体生命活动规律时，把当时先进的哲学理论和医学理论融合为一个不可分割的整体。它以阴阳五行学说为自己的哲学基础，运用整体辨证的思维方式，建立起中医学的整体医学模式，体现出我国古代哲学的特点。

　　阴阳五行学说是阴阳学说与五行学说的总称，是我国古代哲学的基本理论，是当时关于世界发展变化的自然观和方法论。它们渗透到中医学中，帮助其构成独特的医学理论体系，孕育了中医学不同于西医学的思维方式。

阴阳五行学说是当时的思想家在古代的时空条件下总结当时的自然规律而逐步形成的。我国古代医家继承和发展了阴阳五行学说，建立了中医学的阴阳五行学说，用以说明人类生命活动和外界环境的关系，用以指导人体的生理、病理、诊断、治疗、养生等各个方面，使其成为中医学的重要纲领，也是理解和掌握中医学理论体系的一把钥匙。

第一节　阴阳学说

阴阳学说起源于远古，奠基于周初，成熟于春秋，是古人在对阳光照射的多少的直观认识的基础上，进而对天地日月、四季寒暑、昼夜更替等的自然规律，加以抽象升华而形成的。阴阳学说是我国古代朴素的对立统一理论，是用于解释自然界具有对立统一性质的事物的运动规律的学说。

一、阴阳的基本概念、属性

（一）阴阳的基本概念

阴阳是对自然界相互关联的事物或现象对立双方属性的概括。它既可代表相对立且相关联的两个事物（或现象），又可代表同一事物内部相对立又相关联的两个方面。汉·董仲舒说："阴与阳，相反之物也。"明·张景岳在《类经·阴阳类》中提出："阴阳者，一分为二也。"阴阳最初是指：阳光照射到和照射不到这两种自然现象，即明与暗的概念。远古时期，人们在狩猎、农耕之中体验到阳光的宝贵，他们选择阳光充沛的地方居住，在日照充足的田地耕种，形成了向日为阳，背日为阴的原始的阴阳明暗观念。后来，人们逐渐发现，太阳出来有阳光照射就是白天，太阳下山无阳光照射就是黑夜；阳光照射的地方（即向阳之处）温暖、明亮，而阳光照射不到的地方（即背阳之处）相对寒凉、黑暗；位于南面和上面的地方光照充足，位于北面和下面的地方光照不足；白天温暖，则地气向上蒸发，而夜晚寒凉，则天气向下沉降；人和很多动物都是白天活动，夜晚安静。随着对这两类自然现象的仔细观察，阴阳概念的内涵也不断延伸，逐渐增加了热与寒，昼与夜，上与下，南与北，升与降，动与静等属性内涵。

总之，阴阳是抽象的属性概念，而不是具体事物的实体概念。所以说"阴阳者，有名而无形。"（《灵枢·阴阳系日月》）

（二）事物的阴阳属性

阴阳是一种事物内部，或两种事物之间相互对立的两种基本属性。凡是一分为二，相反又相关的概念或物质，或实体，或性质均可用阴阳称之。

寒热、动静、明暗是阴阳的标志性属性。《素问·阴阳应象大论》说："水火者，阴阳之征兆也。"中医学以水火作为阴阳的征象，水为阴，火为阳，水性寒而趋下，火性热而炎上，它们这一对事物具备了寒热、动静、明暗的特性，故将水火称为阴阳属性的标志性事物。

事物的阴阳属性的标准是：凡运动的、外向的、上升的、弥散的、温热的、明亮的、兴奋的都属于阳；凡静止的、内守的、下降的、凝聚的、寒冷的、晦暗的、抑制的都属于阴。如以天地而言，则天为阳，地为阴，天在上，气轻清故属阳，地在下，气重浊故属阴；以日月而言，太阳温热，见于白昼而属阳，月亮寒凉，见于夜晚而属阴（表2-1）。

表2-1 事物阴阳属性归类表

属性	空间（方位）			时间	季节	温度	亮度	运动状态						人体
阳	天	上	外	昼	春夏	温热	明亮	动	升	出	兴奋	亢进	蒸腾气化	功能活动
阴	地	下	内	夜	秋冬	寒凉	晦暗	静	降	入	抑制	衰退	凝聚成形	营养物质

（三）阴阳的特性

1. 阴阳的普遍性 普遍性即共同性。阴阳是天地万物共同具有的性质，宇宙间的任何事物都可以用阴阳来概括，阴阳是天地万物运动变化的总规律。如天与地、昼与夜、夏与冬、动与静、水与火、出与入等各种现象和事物的变化。

"阴阳者，天地之道也，万物之纲纪，变化之父母，生杀之本始，神明之府也"（《素问·阴阳应象大论》）。这句话的意思是说，阴阳是宇宙天地变化的基本规律，是归纳万物的纲领，是事物解释变化的根本，是事物产生和灭亡的根本原因，整个宇宙自然界千变万化的根源正是在于阴阳的相互作用。总之，从宇宙间天地的变化，到万物的产生和消失，都是阴阳作用的结果。

2. 阴阳的相关性 相关性即彼此关联。阴阳所分析的事物或现象应是在同一范畴，同一层次，即相关的基础之上的。

如天与地之所以能划分阴阳，在于天地相互对立，天在上，地在下，同时天地都属于自然界的空间范畴，具有相关性。白昼与黑夜之所以能划分阴阳，在于白昼相对温暖、明亮；夜晚相对寒冷、黑暗，两者性质与作用相反相成，都属于自然界的时间范畴，具有相关性。天与夜晚之所以不能划分阴阳，在于天属于自然界的空间范畴，而夜晚属于自然界的时间范畴，两者不属于同一范畴，更不属于同一层次，所以不能划分阴阳。

3. 阴阳的相对性 相对性是指事物和现象阴阳属性的划分不是绝对的、一成不变的，而是相对的、可变的。它可以通过与自己的对立面相比较而确定，并随着时间、地点等一定条件的变更而发生改变。

如四月份的气候，较之一月份的寒冬，属阳，但较之八月份的酷暑则属阴。60℃的水，较之100℃的水，属阴，但较之10℃的水，则属阳。

4. 阴阳的可分性 自然界，任何相互关联的事物都可以概括为阴和阳两类，任何一种事物内部又可分为阴和阳两个方面，而每一事物中的阴和阳的任何一方还可以再分为阴阳，即阴中有阳，阳中有阴，阴阳之中复有阴阳，不断地一分为二，以至无穷无尽。故《素问·阴阳离合论》说："阴阳者，数之可十，推之可百，数之可千，推之可万，万之大不可胜数，然其要一也。"

例如，昼为阳，夜为阴。白天的上午与下午相对而言，因为黎明平旦，太阳初升，阳气处于上升状态，则上午为阳中之阳；下午阳气逐渐减少，日落西山，则下午为阳中之阴（上午指黎明平旦到中午，下午指中午到黄昏）。夜晚的前半夜与后半夜相对而言，因为黄昏到凌晨夜半，阴气最盛，则前半夜为阴中之阴；过了凌晨夜半，阳气逐渐萌生，则后半夜为阴中之阳（前半夜指黄昏到凌晨夜半，后半夜指凌晨夜半到黎明）（图 2 – 1）。

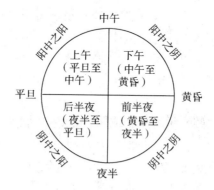

图 2 – 1　昼夜阴阳属性划分归纳图

考点链接

阴阳的"征兆"是：

A. 天与地　　B. 水与火　　C. 日与月　　D. 升与降　　E. 动与静

二、阴阳学说的基本内容

阴阳学说的基本内容包括阴阳的交感互藏，阴阳的对立制约，阴阳的互根互用，阴阳的消长平衡，阴阳的相互转化几个方面。

（一）阴阳的交感互藏

1. 阴阳交感互藏的含义　交感即交互感应。阴阳交感是指阴阳二气在运动中相互感应而交合，即不断地相互影响、相互作用。

我国古代哲学家认为，构成宇宙万物的本源之气，由自身的运动分化为相互对立的阴阳二气，万物的化生源于天地阴阳的相互作用，《太极图说》关于宇宙、自然界、万物、生命的认识："二气交感，化生万物。"阳气升腾而成为天，阴气凝聚而成为地。天的阳气下降，地的阴气上升，天地阴阳二气相互感召运动，形成云、雾、雷、电、雨、露，生命得以诞生，从而化生出万物。在阳光雨露的沐浴滋润下，地上的万物发育成长。那么属阳的天气为什么下降呢？在于地气对天上雨水的吸引；而属阴的地气为什么上升呢？在于太阳的光能和热能可使地上水汽蒸发，这样阴阳二气在运动中相互交合感应，由此产生了天地自然变化。

互藏即互相包含。阴阳互藏是指相互对立的阴阳双方中的任何一方都含有另一方，即阴中有阳，阳中有阴，亦称为"阴阳互寓"。如《类经·运气类》说："天本阳也，然阳中有阴；地本阴也，然阴中有阳。此阴阳互藏之道。"

宇宙中的任何事物，都含有阴阳两种属性不同的成分，属于阳的事物含有阴的成分，属阴的事物也含有阳的成分。但由于事物所含阴或阳的比例不同，从而表现出不同的性质，如在形态、色泽、轻重、质地、运动形式等方面都表现出不同。因此，事物的阴阳属性的划分，主要依据其所含阴性和阳性成分的比例大小而定，如人体内同时存在着雌雄两种激素，只是男性以雄性激素为主，女性以雌性激素为主，但是在男性的身体里可以测到少量的雌性激素，同样在女性的身体里也可以测到少量的雄性激素。

一般地说，反映事物主要性质的阳（或阴）占绝对大的比例，为"显性状态"；而被寓藏于事物内部的阴（或阳）占较小的比例，则呈"隐形状态"。如男人以雄性激素为主，故男性特征明显，虽然含少量雌性激素但并不显露；女人以雌性激素为主，故女性特征明显，虽然含少量雄性激素但并不显露。虽然后者占的比例小，但有非常大的作用，因为它们对事物或现象本身的生长、发展和变化有着极其重要的调控作用（如男人体内少量的雌性激素有促进睾丸生精的作用，女性体内少量的雄性激素，则是维持女性性欲的重要物质基础）。总之，阴阳之间的互藏对于维持阴阳这个统一体的平衡、协调和稳定有着重要意义。

2. 阴阳交感互藏的意义

自然界：阴阳互藏是阴阳双方交感的动力来源，阴阳二气升降运动而引起的感应交合、相互作用，是宇宙万物发生发展，变化的根源。例如，古人对云雨的自然变化规律的认识：天之阳气虽在上，但由于它包含了地的阴气（即阳中有阴），故有亲下之势，天气受地气吸引，天气下降则为雨。地气虽在下，但因它包含了天的阳气（即阴中有阳），故有亲上之势，受天之阳气的鼓动，地气蒸发上升则为云。所以《素问·阴阳应象大论》说："地气上为云，天气下为雨，雨出地气，云出天气。"

人体生命：在整个宇宙自然界，任何事物的发生、发展规律都离不开阴阳交感。人体生命的产生是男女阴阳之气交感而产生的，男女交合，阴精与阳精相互交感，新的生命体才得以诞生，人类才得以繁衍，生生不息。

总之，如果没有阴阳二气的交感运动，就没有自然界各种气候现象，就没有自然界的万事万物，就没有生命现象。如果没有阴阳二气的互藏互寓，就没有事物本身的协调稳定。阴阳的交感互藏是生命活动产生的基本条件。在阴阳交感互藏之中才会有阴阳的对立、互根、消长、转化各种作用，才会有宇宙万物的产生、发展和变化（图2-2）。

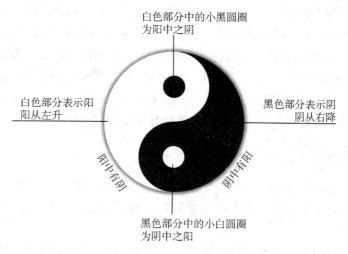

图 2 - 2　阴阳互藏示意图

（二）阴阳的对立制约

1. 阴阳对立制约的含义　对立即相反、矛盾，制约即抑制、约束。阴阳对立制约，是指属性相反的阴阳双方在一个整体中相互抑制、相互约束、相互斗争。阴阳学说认为自然界一切事物或现象都存在属性相反、相互对立的阴阳两个方面，如天与地、上与下、内与外、动与静、升与降、出与入、昼与夜、明与暗、寒与热、散与聚等，天地万物无不如此。

性质相反的阴阳双方并不是互不相干地存在于一个整体中毫无联系的，而是相互感应、密切联系的，阴阳二气在运动中相互感应而交合，两者时刻处在相互消长、相互斗争中，即所谓阴阳制约。如水属阴，火属阳，水可以灭火，火也可以蒸发水分；温热可以驱散寒凉，寒凉也可以降低高温。阴与阳是在相互制约和相互消长的过程中达到统一，取得动态平衡的。

2. 阴阳对立制约的意义

自然界：在一年四季中，春夏秋冬有温热寒凉气候的变化。春夏性质为阳，秋冬性质为阴，春夏的阳与秋冬的阴是相反、对立的，而且它们又是相互制约的。夏季本来是阳热盛，但夏至以后，阴气渐生，用以制约火热的阳气；而冬季本来是阴寒盛，但冬至以后，阳气渐生，用以制约严寒的阴气。春夏之所以温热，是因为春夏阳气上升，抑制了秋冬的寒凉之气。秋冬之所以寒冷，是因为秋冬阴气上升，抑制了春夏的温热之气。这是自然界阴阳相互斗争、相互制约的结果。

人体生命：生命现象的主要矛盾运动是阴阳二气的运动，贯穿于生命过程的始终，"人生有形，不离阴阳"，可以用阴阳对立来说明人体的生命运动。人体处于正常生理状态下，相互对立的阴阳两方面，也是处在相互制约、相互排斥的动态之中的。如人体的阳气能推动和促进机体的生命活动，加快新陈代谢，而人体中的阴气能调控或抑制机体的代谢和各种生命活动，阴阳双方相互制约而达到协调平衡，则人体生命活动健康有序。又如，人体的呼吸运动也是阴阳对立制约的结果，呼出运动性质属阳，吸入运动性质属阴，在呼出时，是阳对阴的制约，在吸入时，则是阴对阳的制约，在一呼一吸之间，人体的呼吸运动才能够均匀平衡。由上可知，人体阴阳之间的动态平衡是阴阳双方相互对立、相互制约的结果，即《素问·生气通天论》所谓："阴平阳秘，精神乃治。"

有斗争就有胜负，如果阴阳的对立斗争激化，一方过强或一方过弱，均会打破阴阳的动态平衡，出现阴阳胜负，阴阳失调，就会导致疾病的发生。

（三）阴阳的互根互用

1. 阴阳互根互用的含义　互根，互为根本、相互依存之意。互用，相互资生、相互促进之意。阴阳互根互用，是指阴阳之间互为根本、相互依存，并互相资生、促进、助长。

阴阳互根即阴阳互为根本、相互依存，阳依赖于阴，阴依赖于阳，也就是说阴和阳任何一方都不能脱离对方而单独存在，每一方都以另一方的存在作为自己存在的前提或条件。如上属阳，下属阴，没有上之阳，也就无所谓下之阴；没有下之阴，也就无所谓上之阳。昼属阳，夜属阴，没有昼之阳，就无所谓夜之阴，没有夜之阴，也就没有昼之阴。热属阳，寒属阴，没有热之阳，也就无所谓寒之阴，没有寒之阴，也就没有热之阳。总之，没有阴，也就无所谓阳；没有阳，也就无所谓阴。

阴阳互根深刻地揭示了阴阳对立双方的不可分离性，阴阳双方均以对方的存在为自身存在的根据。阴阳所代表的性质或状态如天与地，上与下，动与静，寒与热，虚与实，散与聚等，不仅互相排斥，而且互相依存，正是阴阳互藏、阳蕴含于阴之中、阴蕴含于阳之中的体现。阴阳一分为二，又合二为一，既对立又统一。

阴阳互根的双方，并不是静止地互不相关，而是不断地相互资生、相互促进，发生着相互作用，即阴阳互用。正是由于阴阳不断地互根互用，才推动着事物的运动、发展和变化，并维持着事物发展的动态平衡。

2. 阴阳互根互用的意义

自然界：在自然界的季节气候变化中，如春夏阳气生而渐旺，阴气也随之增长，天气虽热而雨水增多；秋冬阳气衰而减少，阴气随之潜藏，天气虽寒而降水较少，如此维持自然界气候的相对稳定。

人体生命：在人体的生理活动中，如人体的呼吸运动既是阴阳对立制约的关系，又是互根互用的体现。呼出运动性质属阳，吸入运动性质属阴，没有呼出的动作则不可能有吸入，反之没有吸入的动作则不可能有呼出。又如兴奋与抑制两种生理机能，既是相互制约的，又是相互为用的。人与自然界相统一，白天人体阳气随自然界的阳气增长而旺盛，兴奋功能占主导地位，必须以夜晚充足的睡眠为前提；夜晚人体阴气渐盛阳气衰少，抑制功能占主导地位，但必须以白天的充分兴奋为条件，从而维持人体睡眠觉醒的正常节律。再如，在营养物质与功能活动之间，营养物质属阴，功能活动属阳，营养物质是生命的物质基础，功能活动是生命的主要标志，脏腑功能活动健全，就会不断地促进营养物质的化生，而营养物质的充足，才能保护脏腑活动功能的和谐平衡。

如果双方失去了互为存在的条件，有阳无阴谓之"孤阳"，有阴无阳谓之"孤阴"，孤阴不生，独阳不长，一切生物也就不能存在，不能生化和发展了。在事物发生发展过程中，如果正常的阴阳互根关系遭到破坏，在自然界则引起灾害，在人体则会导致疾病的发生，乃至危及生命，所谓"阴阳离决，精气乃绝"。

（四）阴阳的消长平衡

1. 阴阳消长平衡的含义　"消"是削弱、减少，"长"是增强、增多。阴阳消长，是指相互对立又相互依存的阴阳双方，不是一成不变的，而是处于不断的增长和消减的变化之中。阴阳平衡，是指阴阳双方在消长变化的运动中，在一定范围内保持着动态平衡。

阴阳消长是阴阳运动变化的一种形式。阴阳消长包括由阴阳对立制约的关系造成的阴阳互为消长，由阴阳互根互用的关系造成的阴阳皆消皆长两个方面。

（1）阴阳互为消长：在阴阳双方彼此对立制约的过程中，阴与阳之间可出现某一方增长而另一方消减，或某一方消减而另一方增长的互为消长的变化。前者称为阳长阴消或阴长阳消，后者称为阳消阴长或阴消阳长。如以四季气候变化而言，从冬至春及夏，气候从寒冷逐渐转暖变热，这是"阳长阴消"的过程；由夏至秋及冬，气候由炎热逐渐转凉变寒，这是"阴长阳消"的过程。就人体的生理活动而言，白天阳气盛故人体的生理机能以兴奋为主，夜晚阴气盛故人体的生理机能以抑制为主。凌晨阳气初生，中午阳气隆盛，人体的生理机能由抑制逐渐转向兴奋，这是"阳长阴消"的过程；中午至黄昏、夜晚，阴气渐盛阳气渐衰，人体的生理机能也由兴奋逐渐转向抑制，这是"阴长阳消"的过程。

（2）阴阳皆消皆长：在阴阳双方互根互用的过程中，阴与阳之间又会出现某一方增长而另一方也增长，或某一方消减而另一方也消减的皆消皆长的消长变化。就人体生理活动而言，人体阴精和阳气相互依赖和资助，一方旺盛，则可资生、促进另一方也随之增长而强大；一方不足，无力资生、助长对方，则对方也随之消减而虚弱。如饥饿时出现的力气不足，则是由于阴精不足，不能化生阳气，属阳随阴消；而补充阴精产生阳气，增加了气力，则属阳随阴长。

2. 阴阳消长平衡的意义

自然界：自然界的四季和昼夜的阴阳消长呈现出周期性的节律变化，天地阴阳二气以二至（冬至、夏至）两个节气为转折点，呈现出增多减少的规律。"春夏则阳气多而阴气少，秋冬则阴气盛而阳气衰"，这是一年四季的阴阳消长变化，即阴阳量的多少，但从一年总体来说，四季寒温更替，阴阳还是处于相对的动态平衡状态的，在自然界可表现为气候的正常变化。若阴阳的消长变化超越了正常的限度，在自然界则形成灾害，比如高温酷暑、低温严寒。

人体生命：阴阳双方在彼此消长运动中保持着相对的动态平衡，人体才可保持正常的运动规律。动态平衡是维持生命的手段，阴阳的平衡是健康的标志。如果这种阴阳消长关系超过了生理限度，便会出现阴阳某一方面的偏胜（盛）或偏衰，于是人体生理动态平衡失调，即阴阳失调，疾病则由此产生。

总之，自然界和人体一切发展变化都包含着阴阳的消长运动，这是阴阳双方对立斗争、互根互用的必然结果。同时阴阳之间的消长运动，对于维持自然界与人体的协调平衡状态具有重要意义。

（五）阴阳的相互转化

1. 阴阳相互转化的含义 转化即转换、变化。阴阳相互转化，是指事物的阴阳属性在一定条件下，可以向其相反的方向转化，即属阳的事物可以转化为属阴的事物，属阴的事物可以转化为属阳的事物。

萌生、发展、壮大、转变是事物发生发展的规律。任何事物始终处在不断的运动变化之中，事物的发生发展规律总是由小到大、由盛而衰，即发展到一定程度，如果超越了阴阳正常消长的范围，事物必然向着相反的方向转化。但事物的阴阳性质的相互转化是有条件的，这种条件中医学称之为"重"或"极"，故《素问·阴阳应象大论》曰："重阴必阳，重阳必阴""寒极生热，热极生寒"。由此可见，任何事物在发展过程中都存在"物极必反"的规律。

阴阳的变化过程中，包括着阴阳消长和阴阳转化两个过程。如果说阴阳消长是一个量变过程，那么阴阳转化便是一个质变过程。事物的发展变化表现为由量变（阴阳消长）到质变（阴阳转化），又由质变（阴阳转化）到量变（阴阳消长）的互变过程，两种变化过程密不可分。

阴阳的相互转化，既可以表现为渐变形式，又可以表现为突变形式。如一年四季中的寒暑更替，一天之中的昼夜变更，即属于"渐变"的形式；夏季酷热天气的骤然降温或冰雹突袭，急性热病中由高热突然出现体温下降、四肢厥冷，即属于"突变"的形式。

阴阳转化的内在原因是阴阳互藏、互根，如果阴中没有阳，阳中就没有阴，或阴不依赖阳、阳不依赖阴，则阴阳就不会存在消长运动，也就不存在阴阳消长达到一定条件下的转化过程了。

2. 阴阳相互转化的意义

自然界：就自然而言，如白天可以转化为黑夜，此为由阳转阴，黑夜可以转化为白天，此为由阴转阳。天气可下降为雨，此为由阳转阴，地气可上升为云，此为由阴转阳。又如一年四季，春夏秋冬四季运转不已，就具体体现了阴阳的互相转化。春去冬来，夏去秋至，春夏属阳，秋冬属阴。当寒冷的冬季结束，转而进入温暖的春季，便是由阴转化为阳；当炎热的夏季结束，转而进入凉爽的秋季，则是由阳转化为阴。

人体生命：在人体生命活动过程中营养物质与功能活动之间的变化过程，脏腑的纳运功能可摄入并消化吸收饮食水谷变成人体所需的精微物质，精微物质亦可为脏腑的功能活动提供物质条件。就阴阳失调的疾病而言，在一定条件下，热证可以转化为寒证，寒证又可以转化为热证。如邪热壅肺的病人表现为高热、面红、烦躁、脉数有力等，这是机体反映功能旺盛的表现，称之为阳证、热证、实证。但当疾病发展到严重阶段，由于热毒极重，大量耗伤人体正气，在持续高热、面赤、烦躁、脉数有力的情况下，可突然出现面色苍白、四肢厥冷、精神萎靡、脉微欲绝等一派阴寒危象，这是机体反映功能衰竭的表现，称之为阴证、寒证、虚证。这种病证性质的变化属于由阳转阴。此时，如果积极抢救，正确处理，病人四肢渐变温，面色恢复血色，脉象渐有力，说明病人的阳气逐渐恢复，病证的性质又由阴转阳了。明确这些转化不仅有助于认识病证规律，而且对于确定相应的治疗原则也有着重要的指导意义。

综上所述，阴阳的交感互藏、对立制约、互根互用、消长平衡及相互转化，是从不同角度来说明阴阳之间的相互关系及其运动规律的，揭示了阴阳之间的对立统一关系。

阴阳交感是万物产生和发展的根源，万物在阴阳交感过程中产生。阴阳互藏是阴阳交感的动力根源，同时也是阴阳消长转化的内在根据。

阴阳的对立互根是阴阳最普遍的规律，说明了事物之间既相反又相成的关系。事物之间的阴阳两个方面通过对立制约而取得平衡协调，通过互根互用而互相促进、不可分离。

阴阳消长和转化是阴阳运动的形式，阴阳消长是在阴阳对立制约、互根互用基础上表现出的量变过程，阴阳转化则是在量变基础上的质变，是阴阳消长的结果，是事物总体属性的改变。

阴阳动态平衡由阴阳之间的对立制约、互根互用及其消长转化来维系。如果阴阳的这种动态平衡遭到了破坏，在自然界就会出现反常现象，在人体则会生病，甚至死亡。

知识链接

　　阴阳二气的现代科学认识：从阴阳的属性上看，阳气性质明亮、炎热、向外、向上运动，和现代所说的能量有完全一样的性质形态，因为发出光和热，产生运动力，是能量拥有的特性，这说明，古人所说的阳气就是现代人说的能量。阴气同阳气在本质上完全一样，同样是由光能、热能、动能组成，也是能量，只不过是能量处于稀薄的状态。由于阴气是稀薄的能量，它拥有的寒冷和黑暗，就是稀薄能量的暗淡寒冷的性质，拥有的收缩和沉降运动，就是低温能量作用力的运动属性。

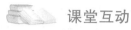 课堂互动

　　请结合身边的事物或现象认识阴阳的属性和关系，比如从春夏秋冬的寒温更替，季节转化的自然现象去分析。（可分小组讨论）

三、阴阳学说在中医学中的应用

阴阳学说贯穿中医学理论体系的各个部分，广泛应用于中医学的各个方面，用来说明人体的组织结构、生理功能、病理变化，并有效地指导疾病的诊断、治疗、护理、预

防和养生。

(一) 说明人体的组织结构

中医学认为人是一个有机的整体，人体内部存在着阴阳对立统一的关系。根据阴阳属性划分标准，可以将人体的组织结构、脏腑经络划分为相互对立的阴阳两大类。可以从部位结构、脏腑组织、经络系统三个方面去认识各自的阴阳属性。

1. 人体部位结构的阴阳属性　人体的上半身属阳，下半身属阴；体表属阳，体内属阴；背部属阳，腹部属阴；四肢外侧为阳，内侧为阴。由于阴阳之中又可分阴阳，所以分属于阴阳的部位结构可以再分阴阳，如体表组织属阳，而其中皮肉为阳中之阳，筋骨为阳中之阴。

2. 五脏六腑的阴阳属性　五脏属里，"藏精气而不泻"，属阴；六腑属表，"传化物而不藏"，属阳。由于阴阳之中又可分阴阳，所以分属于阴阳的脏腑还可以再分阴阳，如五脏之中，心肺在横膈之上，属阳，而心属火，主温通，属阳中之阳；肺属金，主肃降，属阳中之阴。肝、脾、肾在横膈之下，属阴，而肝属木，主升发，属阴中之阳；肾属水，主闭藏，属阴中之阴；脾属土，属阴中之至阴。每一个脏腑又有阴阳之分，如心有心阴、心阳，肺有肺阴、肺阳，肝有肝阴、肝阳，肾有肾阴、肾阳等。

3. 经络系统的阴阳属性　人体的十二正经中，手、足三阳经循行于肢体的外侧面，故属阳；手、足三阴经循行于肢体的内侧面，故属阴。奇经八脉中，督脉行于后背正中线，有统帅人体阳经的功能，故属阳；任脉行于腹部正中线，有统帅人体阴经的功能，故属阴。

总之，人体形体组织及脏腑经络的上下、内外、表里、前后各部分之间，无不包含着阴阳的关系，所以，可以运用阴阳学说来概括其阴阳属性（图2-3）。

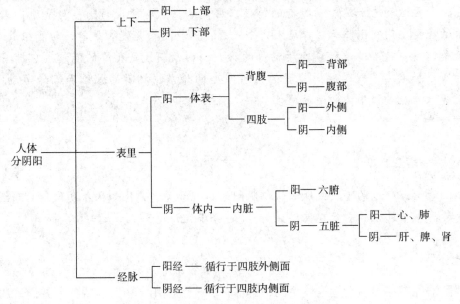

图2-3　人体组织结构分阴阳归纳（举例）图

（二）说明人体的生理功能

对于人体的生理功能，无论是生理活动的物质基础、基本形式，还是生理活动的基本规律都可以用阴阳来概括说明。

1. 生理活动的物质基础的阴阳属性　精、气、血、津液是构成人体和维持人体生命活动的基本物质，其中气无形，主动、主外，故属阳；精、血、津液有形，主静、主内，故属阴。由于阴阳之中又可分阴阳，如在气中，卫气流动性大，护卫肌表，又称卫阳，属阳；营气行于脉内，化生血液，又称营阴，属阴。

2. 生理活动的基本形式的阴阳属性　人体是一个生命运动不止的有机整体，人体的生理功能均是通过气的升降出入实现的。人体气的运动的基本形式就是升、降、出、入，就其特性而言，升属阳，降属阴；出属阳，入属阴。升与降，出与入是相辅相成、相互制约、相互为用的。气的升降出入协调平衡，则人体生命活动正常，反之，则生命活动出现异常而产生疾病。

3. 生理活动的基本规律的阴阳属性　人体生理活动的基本规律可概括为营养物质与功能活动的矛盾运动。营养物质就是阴精，性质属阴；功能活动就是阳气，性质属阳，两者可从阴阳的角度去认识。人体的功能活动（阳气）是以营养物质（阴精）为基础的，没有阴精就不能化生阳气；而功能活动的结果又是不断化生营养物质的，所以，没有阳气也就无法化生阴精。营养物质与功能活动的关系就是一种阴阳的相互对立、依存、消长、转化的关系，营养物质与功能活动之间的动态平衡也就是阴阳的动态平衡，两者只有维持平衡，生命活动才可正常运转。如果阴阳不能相互为用而分离，阴精与阳气的矛盾运动消失，那么人的生命活动也就终结了。

（三）说明人体的病理变化

1. 正气、邪气的阴阳属性　人体的阴阳平衡维持着机体的正常生命活动，则表现为健康状态。疾病是由于邪气作用于人体，引起正气与邪气的斗争，导致机体阴阳失调的结果。

阴阳失调是一切疾病发生的根本原因，疾病的发生和发展是人体的正气与邪气相互作用的结果。正气，是指人体的功能活动、对外界适应能力及抗病修复能力等。邪气，泛指各种致病因素。正气可分阴阳，包括阴精和阳气两部分。邪气也有阴邪和阳邪之分，如六淫致病因素中的寒邪、湿邪为阴邪，风邪、暑邪、火邪、燥邪为阳邪。

2. 疾病病变规律的阴阳属性及关系　疾病的发生发展过程就是邪正斗争的过程，邪正斗争导致阴阳失调而出现各种各样的病理变化，其病理变化的基本规律，就阴阳学说而言，不外乎阴阳的偏盛或偏衰（图2-4）。

（1）阴阳偏盛：阴阳偏胜包括阳偏胜和阴偏胜，是属于阴阳任何一方高于正常水平的病理变化，主要表现为两种状态，即阳胜则热和阴胜则寒。

1）阳胜则热：阳胜是病理变化中阳邪亢盛而表现出来的热的病变。"阳胜"的"胜"是邪气亢盛，"则热"的"热"是指病变的性质。阳邪致病，如暑热之邪侵入人体可造成人体阳气偏盛，出现高热、汗出、口渴、面赤等症状，其性质属热，所以说"阳胜则热"。因为阳胜往往导致阴液的损伤，而出现口渴的现象，故称"阳胜则阴病"。

2）阴胜则寒：阴胜是病理变化中阴邪亢盛而表现出来的寒的病变。"阴胜"的"胜"是指邪气亢盛，"则寒"的"寒"是指病变的性质。阴邪致病，如乘凉饮冷，可以造成机体阴气偏盛，出现腹痛、泄泻、怕冷、肢冷、舌淡苔白等症状，其性质属寒，所以说"阴胜则寒"。因为阴胜往往导致阳气耗伤，而出现怕冷、肢冷的现象，故称"阴胜则阳病"。

（2）阴阳偏衰：阴阳偏衰，包括阳偏衰和阴偏衰，是属于阴阳任何一方低于正常水平的病变，主要表现为两种状态，即阳虚则寒和阴虚则热。

1）阳虚则寒：阳虚是人体阳气虚衰，"阳虚"的"虚"是指正气虚弱，"则寒"的"寒"是指病变的性质。根据阴阳动态平衡的原理，阴或阳任何一方的不足，必然导致另一方相对偏胜。阳虚不能制约阴，则阴相对地偏胜而出现寒象。如机体阳气虚弱，可出现面色苍白、畏寒肢冷等症状，其性质属寒，所以称"阳虚则寒"。

2）阴虚则热：阴虚是人体的阴液不足，"阴虚"的"虚"是指正气虚弱，"则热"的"热"是指病变的性质。根据阴阳动态平衡的原理，阴或阳任何一方的不足，必然导致另一方相对偏胜。阴虚不能制约阳，则阳相对偏胜而出现热象。如机体阴液不足，可出现潮热、盗汗、五心烦热、口干舌燥等症状，其性质属热，所以称"阴虚则热"。

（3）阴阳互损：由于阴阳之间互根互用，所以在阴阳偏衰到一定程度时就会出现阴损及阳和阳损及阴的情况。当阳虚至一定程度时，因阳虚不能生阴，继而出现阴虚的现象，称为阳损及阴；同样，当阴虚至一定程度时，因阴虚不能生阳，继而出现阳虚的现象，称为阴损及阳，两者最终都会导致阴阳两虚。

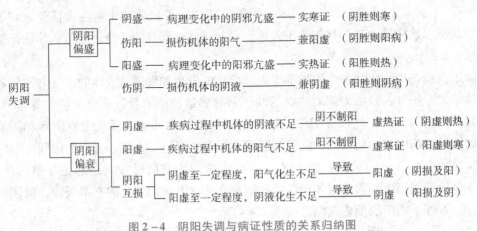

图 2-4 阴阳失调与病证性质的关系归纳图

（四）指导疾病的诊断

由于疾病发生、发展、变化的内在机制是阴阳失调，所以任何疾病，尽管临床表现错综复杂，但都可以用阴阳来加以概括和说明，故《素问·阴阳应象大论》曰："善诊者，察色按脉，先别阴阳。"用阴阳指导疾病的诊断主要表现在分析四诊资料的阴阳属性和概括病证的阴阳属性（表2–2）。

1. 分析四诊资料的阴阳属性　四诊的望、闻、问、切是中医诊断疾病的基本手段，对于四诊所得来的资料首先要用阴阳来分辨其属性。如望诊中，色泽的阴阳：色黄、赤属阳，青、白、黑属阴；色泽鲜明属阳，晦暗属阴。闻诊中，语音高亢洪亮者属阳，低微无力者属阴；呼吸有力、声高气粗者属阳，呼吸微弱、声低气怯者属阴。脉诊中，浮、数、洪、滑脉等属阳，沉、迟、细、涩脉等属阴。

2. 概括病证的阴阳属性　分辨病证的阴阳性质是诊断疾病的重要原则，只有分清阴阳才能抓住疾病的本质，在临床上具有重要的意义。如八纲辨证中，表证、热证、实证属阳，里证、寒证、虚证属阴。脏腑辨证中，脏腑气血阴阳失调可表现出许多复杂的证候，但不外乎阴阳两大类。

表2–2　四诊及病证的阴阳属性

属性	望诊		闻诊		脉诊	八纲辨证
	颜色	色泽	语音	呼吸		
阳	黄赤	鲜明	高亢洪亮	声高气粗	浮数洪滑	表证、热证、实证
阴	青白黑	晦暗	低微无力	声低气怯	沉迟细涩	里证、寒证、虚证

（五）指导疾病的防治

阴阳学说用于指导疾病的防治主要包括，指导养生防病和疾病治疗两个方面。

1. 指导养生防病　养生又称"摄生"，即保养生命之意。养生的目的，一是延年，二是防病，注重养生是保持身体健康的重要手段，而其最根本的原则，就是要"法于阴阳"，即遵循自然界阴阳的变化规律来调理人体之阴阳。

阴阳学说认为，人体的阴阳变化与自然界四时阴阳变化协调一致，就可以延年益寿，另外，保持人体自身内部的阴阳调和也是养生防病的关键，因而主张顺应自然：春夏养阳，秋冬养阴，精神内守，饮食有节，起居有常。例如，根据"春夏养阳、秋冬养阴"的原则，同时根据人体体质的阴阳盛衰的不同，阳虚阴盛体质的人，夏天可以用温热药，预先补充其阳气，则冬天不容易发病。对阴虚阳亢体质的人，冬天可以用凉润的药，预先补充其阴液，则夏天不容易发病。这就是所谓的"冬病夏治，夏病冬养"之法。除了顺应季节，还可以从饮食上调补，例如，阴虚体质者多食养阴滋润之品；阳虚体质者多食温补助阳之品；阳胜体质的人多食清凉降火的食物；阴胜体质的人多食辛热散寒的食物。

2. 指导疾病治疗　由于疾病发生、发展的根本原因是阴阳失调，因此，调整阴阳，补其不足，泻其有余，恢复阴阳的相对平衡就是治疗的基本原则。阴阳学说用于指导疾病的治疗主要表现在确定治疗原则和归纳药物的性能两个方面。

（1）确定治疗原则：针对阴阳偏胜和偏衰的不同病变性质来确定治疗原则（图2–

5）。

①阴阳偏胜的治疗原则：总的治疗原则为"损其有余"，又称"实则泻之"，包括"寒者热之"和"热者寒之"两个方面。

阳偏胜而导致的实热证用"热者寒之"的治疗方法，阳胜则热，属实热证，用寒凉药以制约亢盛的阳气，即"热者寒之"。阴偏胜而导致的实寒证用"寒者热之"的治疗方法，阴胜则寒，属实寒证，用温热药以制约亢盛的阴气，即"寒者热之"。

②阴阳偏衰的治疗原则：总的治疗原则为"补其不足"，又称"虚则补之"。包括补阳和滋阴两个方面。

阴偏衰产生的是"阴虚则热"的虚热证，治疗方法是"滋阴制阳"。阳偏衰产生的是"阳虚则寒"的虚寒证，治疗方法是"补阳抑阴"。

③阴阳互损的治疗原则：阴阳互损导致阴阳两虚，故应采用"阴阳双补"的治疗原则。

对阳损及阴导致的以阳虚为主的阴阳两虚证，补阳为主，兼补阴；对阴损及阳导致的以阴虚为主的阴阳两虚证，当补阴为主，兼补阳。这样阴阳双方，相互资生，相互为用。

总之，治疗的基本原则就是，调整阴阳，泻其有余，补其不足，阳胜者泄热，阴胜者祛寒，阳虚者补阳，阴虚者滋阴，使阴阳偏胜偏衰的病理状态，恢复到阴阳平衡的正常状态。

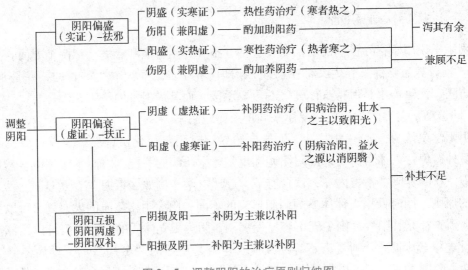

图 2-5　调整阴阳的治疗原则归纳图

（2）归纳药物的性能：阴阳学说不仅用于确立治疗原则，而且也可用来归纳药物的性味功效，作为指导临床用药的依据。根据治疗方法，选用合适的药物，才能收到良好的疗效。

中药的性能是指药物具有四气、五味、升降浮沉的特性。四气（又称四性），是指药性，有寒、热、温、凉四种，其中温、热属阳；寒、凉属阴。五味是指药味，有酸、苦、甘、辛、咸五种，有些药物具有淡味或涩味，故实际上不止五味，但习惯仍称为五味。辛味发散，甘味补气，淡味渗泄利尿，酸味收敛，苦味泻下，咸味能软坚和泻下，故辛、甘、淡味属阳，酸、苦、咸味属阴。升降浮沉，是指药物在人体发挥作用的趋向，药物质地轻，具有升浮作用的属阳；药物质地重，具有沉降作用的属阴（表2-3）。

治疗疾病就是根据病情的阴阳偏胜偏衰，确定治疗原则，再结合药物的阴阳属性和作用，选择相应的药物，用以纠正疾病引起的阴阳失调，从而恢复阴阳平衡，治愈疾病。

表 2 - 3　药物阴阳属性归类表

药物的性能	阴	阳
药性（四气）	寒、凉	温、热
药味（五味）	酸、苦、咸	辛、甘、淡
作用趋向（升降浮沉）	沉、降	升、浮

案例分析

　　李某，男，55岁，有水肿病史4年，反复发作，两月前因劳累水肿复发，现证见：全身水肿，以下肢为甚，水肿皮肤颜色晦暗，尿少，腰膝酸软，体倦无力，畏寒怕冷，四肢不温，面色淡白，舌质淡，脉沉细。诊断为水肿（阳虚水泛证），治法：温肾助阳行水。

　　请结合所学知识分析其疾病的阴阳性质，并说出理由。

第二节　五行学说

五行学说是研究木、火、土、金、水五行的概念、特性、生克规律，并用以阐释宇宙万物的发生、发展、变化及其相互关系的一种古代哲学思想。

五行学说的产生，有人认为是与阴阳学说同步的，有人认为是孟子所创，还有人认为起源于战国时代。无论五行学说起源于什么时代，它对我国生产领域和科学领域的发展都有着深远影响。

五行学说用木、火、土、金、水五种物质来说明世界万物的起源和多样性的统一，自然界的一切事物和现象都可按照木、火、土、金、水的性质和特点归纳为五个系统，而每个系统之中的事物和现象都存在一定的内在关系，从而形成了一种复杂的网络。五行学说以"五"为数，把自然、社会、生命、健康、疾病等大千世界的各种事物和现象，通通纳入一个整齐的五行图式之中，它是我国古代朴素的系统论。

中医学把五行学说应用于医学领域，观察人体，阐述人体局部与局部、局部与整体之间的有机联系以及人体与外界环境的统一性。五行学说贯穿中医学理论体系的各个方面，用以说明人体的生理、病理，并指导疾病的诊断和治疗，它和阴阳学说一样，成为中医学理论体系的重要组成部分。

一、五行的基本概念、特性

（一）五行的基本概念

五行即木、火、土、金、水五种物质及其运动变化。五行中的"五"，指构成宇宙万物的木、火、土、金、水五种基本物质；"行"，指这五种物质的运动变化。

五行最初的含义与"五材"有关，是指木、火、土、金、水五种基本物质或基本元素。木、火、土、金、水这五种物质，是人类生产和生活中最为常见和不可缺少的基本物质，人们经常接触到这五种物质，并认识到这五种物质相互作用还可以产生出新的事物。《左传》曰："天生五材，民并用之，废一不可。"《尚书》曰："水火者，百姓之所饮食也；金木者，百姓之所兴作也；土者，万物之所资生也，是为人用。"

五行一词最早见于《尚书》，书中对五行的特性做了抽象概括，指出："五行，一曰水，二曰火，三曰木，四曰金，五曰土。水曰润下，火曰炎上，木曰曲直，金曰从革，土爰稼穑。"中国古代思想家把木、火、土、金、水五种物质作为构成万物的基本元素，用以说明世界万物的起源和多样性的统一。气、阴阳、五行都是中国古代哲学的重要范畴，气是世界的本源，一气分五行，五行同一气，意思就是木、火、土、金、水五种物质元素是由气的运动变化而成。木、火、土、金、水乃至自然界的各种事物都是阴阳的运动产生的。五行不仅仅是具体的五种物质，而且还是五种性状、五种作用、五种功能属性。此时的五行，已从木、火、土、金、水五种具体物质中抽象出来，上升为哲学的理性概念。五行已超越了其物质性的概念，演化为归纳宇宙万物并阐释其相互关系的五种基本属性。

（二）五行的特性

五行的特性是古人在长期生活和生产实践中，在对木、火、土、金、水五种物质的朴素认识的基础上，进行抽象而逐渐形成的理性认识，是用以识别各种事物的五行属性的基本依据。正如《尚书·洪范》说："水曰润下，火曰炎上，木曰曲直，金曰从革，土爰稼穑。"这是对五行特性的高度概括。

1. 木曰曲直 曲，屈也；直，伸也。曲直，指树木的枝条具有生长、柔和、能屈又能伸的特性。引申为凡具有生长、升发、条达、舒畅等性质或作用的事物和现象归属于木。

2. 火曰炎上 炎，是燃烧、发热、光明之意；上，是上升、向上。炎上，指火具有炎热、上升、光明的特性。引申为凡具有温热、升腾、光明等性质或作用的事物和现象归属于火。

3. 土爰稼穑 爰，通曰；稼，指春天种植谷物；穑，指秋天收获谷物。稼穑，指农作物从播种到收获的过程。土具有载物、生化的特性，为世界万物和人类的生存之本。故有"万物土中生""万物土中灭"和"土为万物之母"之说。引申为凡具有生化、承载、受纳性质或作用的事物和现象归属于土。

4. 金曰从革 从，顺也；革，即变革、革除。从革，指金有能刚能柔、变革肃杀的特性。金的质地虽刚硬，可作兵器杀戮，但有随人意而更改的柔和之性。引申为凡具有沉降、肃杀、收敛等性质或作用的事物和现象归属于金。

5. 水曰润下 润即滋润；下，向下、下行。润下，指水具有滋润、下行的特性。引申为凡具有滋润、下行、寒凉、闭藏等性质或作用的事物和现象归属于水。

从上述五行的特性可以看出，五行学说中的木、火、土、金、水已经不是这五种具体物质本身，而是五种物质不同属性的概括。

（三）事物和现象的五行归类

依据五行各自的特性，对自然界的各种事物和现象进行归类，从而构建了五行系统。事物和现象的五行归类的方法，主要有取象比类法和推演络绎法两种。

1. 取象比类法

取象就是从事物的形象中找出能反映本质的特有征象；比类就是以五行各自的抽象性质为标准，与某种事物所特有的征象相比较，以确定其五行归属。事物或现象的某一特征与火的特性相类似，则将其归属于火；与土的特性相似，则将其归属于土；其他以此类推。

以方位配五行：日出东方，与木的升发特性相似，故东方归属于木；南方温暖与火的炎热特性相似，故南方归属于火；日落西方，与金的沉降特性相似，故西方归属于金；北方寒冷，与水的寒凉特性相似，故北方归属于水；中原地带土地肥沃、万物繁茂，与土的生化特性相似，故中央归属于土。

以颜色配五行：根据春天气候温暖、万物萌发，自然界呈现一片青绿，便将青色归属于木；夏天气候炎热，昼长夜短，为一年中光照最充足、最明亮的季节，便将类似于火光和太阳光的红色归属于火；长夏植物逐渐成熟结果，由青绿而渐变为黄色，便将黄色归属于土；秋季气候凉燥，万物凋零，霜降大地，地色变白，便将白色归属于金；冬季阴暗寒冷，昼短夜长，是一年中光照最弱最暗的季节，便将黑色归属于水。

以五脏配属五行：根据五脏与五行的关系，肝性喜条达、肝气主升发，与春季木气升发类似，故将肝归属于木；心阳主温煦，与夏季火气炎热类似，故将心归属于火；脾主运化水谷，与长夏湿气蕴育化物类似，故将脾归属于土；肺主肃降，与秋季金气收敛类似，故将肺归属于金；肾主水，主藏精气，与冬季水寒之气闭藏类似，故将肾归属于水。

2. 推演络绎法 推演络绎法，是指根据已知的某些事物的五行归属，推演归纳其他相关的事物，从而确定这些事物的五行归属。例如，肝属木，由于肝合胆、主筋，其华在爪、开窍于目，因此，可推演络绎胆、筋、爪、目皆属于木。同理，心属火，小肠、脉、面、舌与心相关，故也属于火。脾属土，胃、肌肉、唇、口与脾相关，故也属于土。肺属金，大肠、皮肤、毛发、鼻与肺相关，故也属于金。肾属于水，膀胱、骨、发、耳、二阴与肾相关，故也属于水。

根据"取象比类法""推演络绎法"，古代医家以五行为中心，以空间结构的五方、时间结构的五季、人体结构的五脏为基本框架，将自然界的各种事物或现象以及人体生命活动现象紧密地联系起来，以五行之间的运动变化规律，来说明人体内部自身以及人与自然环境之间的统一性，即"天人相应"的整体观念（表2-4）。

表2-4　事物属性五行归类表

自然界						五行	人体						
五味	五色	五化	五气	五方	五季		五脏	五腑	五体	五官	五志	五脉	五液
酸	青	生	风	东	春	木	肝	胆	筋	目	怒	弦	泪
苦	赤	长	暑	南	夏	火	心	小肠	脉	舌	喜	洪	汗
甘	黄	化	湿	中	长夏	土	脾	胃	肉	口	思	缓	涎
辛	白	收	燥	西	秋	金	肺	大肠	皮	鼻	悲	浮	涕
咸	黑	藏	寒	北	冬	水	肾	膀胱	骨	耳	恐	沉	唾

 课堂互动

请结合五行学说知识，应用取象比类法、推演络绎法从自然界，人体之间的联系去说明"天人相应"的观念。（可分小组讨论）

二、五行学说的基本内容

五行学说的内容，包括五行的相生、相克、制化、相乘与相侮。

（一）五行的正常关系

五行的相生、相克代表自然界事物或现象之间的正常关系（图2-6）。

1. 五行相生

（1）五行相生的含义：生，资生、促进、助长之意。五行相生，是指木、火、土、金、水之间存在着有序的资生、助长、促进的关系。

（2）五行相生的次序：木生火、火生土、土生金、金生水、水生木，依次资生，循环不尽。

在相生关系中，任何一行都有"生我"和"我生"两方面的关系。"生我"者为"母"，"我生"者为"子"，所以五行相生关系又称为"母子"关系。

（3）举例：以木为例，"生我"者为水，即水为木之母，"我生"者为火，即火为木之子。以火为例，"生我"者为母，即木为火之母，"我生"者为土，即土为火之子，依次类推。

2. 五行相克

（1）五行相克的含义：克，制约、克制之意。五行相克，是指木、火、土、金、水之间存在着有序的制约、克制的关系。

（2）五行相克的次序：木克土、土克水、水克火、火克金、金克木，这种克制关系也是循环无尽的。

在相克关系中，任何一行都有"克我"和"我克"两方面的关系。"克我"者为我"所不胜"，"我克"者为我"所胜"，所以五行相克关系又称为"所胜"与"所不胜"的关系。

（3）举例：以木为例，"克我"者为金，"我克"者为土，故金为木之"所不胜"，土为木之"所胜"。以火为例，"克我"者为水，"我克"者为金，故水为火之"所不胜"，金为火之"所胜"，依次类推。

在上述生克关系中，任何一行都有"生我"和"我生"，"克我"和"我克"四个方面的关系，以木为例，"生我"者为水，"我生"者为火，"克我"者为金，"我克"者为土。

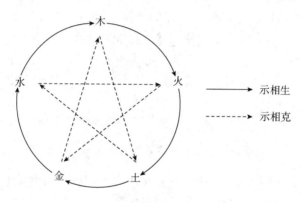

图 2－6 五行生克规律示意图

3. 五行制化

（1）五行制化的含义：制，制约、克制；化，化生、变化。五行制化，是指五行之间相生与相克关系的结合，就是说五行之间既相互资生又相互制约，从而维持着五行之间的协调和稳定。

（2）五行制化的规律：五行的相生相克是不可分割的两个方面，其规律是生中有克（化中有制），克中有生（制中有化）。

以木为例来说明：水生木，木生火，木既可受水的资生，自己又可资生火，对木而言，宛如收入与支出平衡一样。同时，水又克火，这样火也不会被过度资生。这种相生之中又有相克，相克之中又有相生的关系，维持了水、木、火三者之间的平衡。

（3）五行制化的意义：五行学说认为，正是由于这种有生有克的自我调控效应，才保证了五行之间动态的平衡协调，保证了万物的有序生化。对于自然界来说，即是维持其生态平衡；对于人体来说，则是维持着生理上的动态平衡，从而保证着生命活动的正常进行。

(二) 五行的异常关系

五行的相乘相侮代表着自然界事物或现象的平衡失调的异常关系。

1. 五行相克关系的异常

（1）五行相乘

①五行相乘的含义：乘，凌，欺负，以强欺弱的意思。五行相乘，是指五行中一行对其"所胜"一行的过度克制，即"过克"。

②五行相乘的次序：与相克次序相同，木乘土，土乘水，水乘火，火乘金，金乘木。

③形成的原因有"太过"和"不及"两种情况。

一行太过，则去乘所胜（我克）之行。即五行中某一行过于亢盛，对其所胜一行进行超过正常限度地克制，引起所胜一行的虚弱，从而导致五行之间的协调关系异常。

一行不及，则受所不胜（克我）之行的所乘。即五行中某一行过于虚弱，难以抵御其所不胜一行的正常限度地克制，使其本身更加虚弱。

如以木为例：木旺，则木乘土（称木亢乘土）；木虚，则金乘木（称木虚金乘）（图2-7）。

$$木（旺）（太过） \xrightarrow{\text{乘}} 土 \qquad\qquad 金 \xrightarrow{\text{乘}} 木（虚）（不及）$$

图2-7 五行相乘关系示意图（举例）

④相乘与相克的区别：相乘与相克虽然在次序上相同，但本质上是有区别的，相克是正常情况下五行之间的制约关系，相乘则是五行之间的异常制约现象。在人体，相克表示生理现象，相乘表示病理变化。

（2）五行相侮

①五行相侮的含义：侮，欺侮。五行相侮，是指五行中一行对其"所不胜"一行的反向克制，即"反克"。

②五行相侮的次序：与相克次序相反，土侮木，水侮土，火侮水，金侮火，木侮金。

③形成的原因有"太过"和"不及"两种情况。

一行太过，则去侮所不胜（克我）之行。指五行中某一行过于强盛，使原来克制它的一行不仅不能克制它，反而受到它的反向克制。

一行不及，则受所胜（我克）之行的所侮。指五行中某一行过于虚弱，不仅不能制约其所胜的一行，反而受到其所胜一行的反向克制。

如以木为例：木旺，则木侮金（称木亢侮金）；木虚，则土侮木（称木虚土侮）（图2-8）。

$$金 \xleftarrow{\quad 侮 \quad} \begin{matrix} 木（旺） \\ （太过） \end{matrix} \qquad\qquad \begin{matrix} （虚）木 \\ （不及） \end{matrix} \xleftarrow{\quad 侮 \quad} 土$$

图2-8 五行相侮关系示意图（举例）

④相侮与相乘的区别：两者均属五行之间异常相克现象，可同时发生，其主要区别是：相乘是按五行相克的次序出现的，属于过度克制；相侮则是与相克的次序相反而出现的，属于反向克制。

2. 五行相生关系的异常

（1）母病及子：指五行中某一行异常，累及其子行，导致母子两行都异常。例如水生木，水为母，木为子，如果水不足，不能生木，导致木也不足，最后母子皆不足。

（2）子病及母：指五行中某一行异常，影响其母行，导致子母两行都异常。例如水生木，水为母，木为子，如果木不足，会导致水对其持续资生，使水也不足，最后子母皆不足。

考点链接

下列五行生克关系哪项是错误的

A. 木克土 　　 B. 火生土 　　 C. 火克水 　　 D. 金生水 　　 E. 金克木

三、五行学说在中医学中的应用

五行学说在中医学中的应用，主要是以五行的特性来分析说明人体脏腑、经络等组织器官的功能特点及其相互关系；以五行的生克制化关系来分析脏腑、经络之间和各种生理功能之间的相互关系；以五行的乘侮关系和母子相及关系来说明脏腑病变的相互影响，从而指导诊断和治疗。五行学说的应用，强调了人体以及人与外界环境是一个统一整体的观念，使之更加系统化。

（一）说明脏腑的生理功能及其相互关系

1. 说明人体组织结构系统 中医学的五行学说以五脏为中心，将人体结构划分为五个系统，即五行配五脏的基础上，根据脏腑组织的性能、特点，将人体的组织结构分属于五行，以五脏（肝、心、脾、肺、肾）为中心，以五腑（胆、小肠、胃、大肠、膀胱）为配合，支配五体（筋、脉、肉、皮、骨），开窍于五官（目、舌、口、鼻、耳），外荣于体表组织（爪、面、唇、毛、发）等，形成了以五脏为中心的脏腑组织的结构系统，从而为藏象学说奠定了理论基础。

2. 说明脏腑的生理功能 五行学说将人体的内脏分别归属于五行，以五行的特性来说明五脏的部分生理功能。如木性可曲可直，有调顺、舒畅的特性，肝属木，故肝喜舒畅而恶抑郁，有疏泄的功能。火性温热，其性炎上，心属火，故心阳有温煦之功。土性载物，有生化万物的特性，脾属土，脾有消化水谷、运送精微物质、营养全身组织器官的功能，为气血生化之源。金性沉降、收敛，肺属金，故肺具有清肃之性，肺气主肃降。水性有滋润、下行的特性，肾属水，故肾有主水等功能。

3. 说明脏腑的相互关系

（1）以五行相生说明五脏之间的相互资生关系：五行配五脏，以五行相生关系来说明五脏之间在某些生理功能上的相互资生、促进的关系。

例如：肝血滋养心，为木生火；心阳温煦脾运，为火生土；脾气散精上归于肺，为土生金；肺气肃降水液下归于肾，为金生水；肾精滋养肝血，为水生木。

（2）以五行相克说明五脏之间的相互制约关系：五行配五脏，以五行相克关系来说明五脏之间在某些生理功能上的相互抑制、对立的关系。

例如：肝气条达，可以疏泄脾的壅滞，为木克土；脾运化水液，可以防止肾水泛滥，为土克水；肾阴（水）滋润，可以制约心火过亢，为水克火；心阳温煦，可以制约肺气肃降太过，为火克金；肺气肃降，可以制约肝气升发太过，为金克木。

（3）以五行的生克制化说明五脏之间的制化平衡关系：五行学说中五行的生克制化同样可用于五脏之间，五脏中的每一脏都具有"生我""我生"和"克我""我克"的生理联系，五脏之间的生克制化说明每脏在功能上都有他脏的资生而不至于虚弱，又因有他脏的制约，而不至于亢盛。如果本脏太亢盛，则有他脏制约，如果本脏过度虚弱，又可有他脏补之。

例如脾（土）虚弱，则有心（火）资生补充；如果脾（土）亢盛，则有肝（木）克制脾（土）。这种制化关系把五脏紧紧联系成一个整体，从而保障了人体内在的统一。

（4）人体与内外环境的统一：事物属性的五行归类除了将人体的脏腑组织结构分别归属于五行外，同时也将自然的有关事物或现象进行了归属。例如，人体的五脏、六腑、五体、五官等，反映自然界的五方、五季、五气、五味、五色等。这样就把人与自然环境统一起来，说明了人体内在脏腑的整体统一，而且也反映出人体与外界的协调统一。如夏应南方，南方生热，在天为热，在地为火，在体为脉，在脏为心，在色为赤，在窍为舌，在味为苦，在志为喜，这样将人体心系统和自然界的夏、火之气联系为一个整体，从而把人体内外环境统一起来，体现了"天人相应"的整体观念。

（二）说明脏腑的病理变化规律

由于人体是一个有机整体，内脏之间相互资生促进、对立制约，因而在病理上必然相互影响。本脏之病可以传给他脏，他脏之病也可以传给本脏，这种病理上的相互影响称为"传变"。以五行学说来说明五脏病变的传变，可以分为相生关系的传变和相克关系的传变。

1. 相生关系的传变 包括"母病及子"和"子病及母"两个方面。

（1）母病及子：是指疾病的传变从母脏传及子脏，即先有母脏的病变，后有子脏的病变，最后两脏同病。例如，脾属土，肺属金，土生金，故脾为肺之母，肺为脾之子，脾病及肺，就是母病及子，即临床常说的"土不生金"。临床上常见先有脾气不足继而累及于肺气不足，最后导致肺脾两虚证。

（2）子病及母：是指疾病的传变从子脏传及母脏，即先有子脏的病变，后有母脏的病变，最后两脏同病。如肝属木，心属火，木能生火，故肝为母脏，心为子脏，心病及肝就是子病及母。如心火亢盛，继而引动肝火亢盛，最后导致心肝火旺证，就是子病及母；又如先有心血不足，继而累及肝血亏虚，最后导致心肝血虚证。这种情况还可叫"子盗母气"。

2. 相克关系的传变 包括"相乘"和"相侮"两个方面。

（1）相乘：是指相克太过致病。引起五脏相乘的原因有太过和不及两种。

一是指由于某一脏过度亢盛（即太过），而去过度克制其所胜的那一脏。例如，以肝木与脾土之间的相克关系而言，肝木本能克制脾土（即木克土），由于肝气郁结或肝气上逆，影响脾胃的运化功能，而出现胸胁胀满、泛酸、脘腹胀痛、泄泻等表现时，称为"木旺乘土"（即肝气乘脾）。

二是指由于某一脏过度衰弱（即不及），不能耐受其所不胜的那一脏的正常克制，从而出现相对的过度克制。例如，以肝木与脾土之间的相克关系而言（即木克土），肝木本能克制脾土，由于脾胃自身过度虚弱，不能耐受肝木的正常克制，从而影响脾胃的运化功能，而出现头晕乏力、食欲不振、腹痛泄泻、胸胁胀满等表现时，称为"土虚木乘"（即脾虚肝乘）。

（2）相侮：是指反向克制致病。形成五脏相侮的原因也有太过和不及两种。

一是指由于某一脏过度亢盛（即太过），而去反方向的克制其所不胜的那一脏。例如，以肺金和肝木之间的相克关系而言，肺金本能克制肝木（即金克木），由于肝火旺盛，影响肺气清肃，肺金不仅无力制约肝木，反遭肝木的反向克制，而出现急躁易怒、面红目赤，甚至咳逆上气、咯血等症状时，称为"木火刑金"（即肝亢侮肺）。

二是指由于某一脏过度衰弱（即不及），导致其所胜的那一脏不但不被它克制，还反过来克制它的病理现象。例如，以脾土与肾水的相克关系而言，脾土本能克制肾水（即土克水），由于脾土虚弱，不能制约肾水，出现全身水肿等症状时，称为"土虚水侮"（脾虚肾侮）。

总之，五脏病变的相互影响，可用五行的相乘、相侮和母子相及的规律来说明。如肾脏有病，病传至肝，为母病及子；病传至肺，为子病及母；病传至心，为相乘传变；病传至脾，为相侮传变。其他四脏，以此类推。

（三）指导疾病的诊断

人体是一个有机整体，当内在脏腑有病时，人体内在脏腑功能活动及其相互关系的异常变化，可以反映到体表相应的组织器官，出现色泽、声音、形态、脉象等方面的异常变化。由于五脏与五官、五体、五色、五味等都以五行分类归属，而具有一定的联系，这种五脏系统的层次结构，为诊断和治疗奠定了理论基础。因此，在临床诊断疾病时就可以综合望、闻、问、切四诊所得的资料，根据脏腑组织的五行属性，及其生克乘侮的变化规律来推断病情。

1. 确定脏腑病变部位 从本脏所主之五色、五味、五脉来诊断本脏之病。

例如，面色青，喜食酸味，脉象弦，可以诊断为肝病。面色赤，口味苦，脉象洪，可以诊断为心火亢盛。面色黑，口味咸，脉象沉，可以诊断为肾病等。

2. 推断脏腑相兼病变 从他脏所主之色来推测五脏病的传变。

例如，脾虚的病人，面色本黄，若面见青色，为木来乘土。心脏病人面色本赤，若面见黑色，为水来乘火。肺病之人若面色本白，若面见赤色，为火来乘金等。

3. 推断病变的预后 中医诊断疾病很重视色诊与脉诊的结合运用，能在客观上大致反映出疾病的状况，可以从脉与色的生克关系来判断疾病的预后。

例如，肝病，面色青，脉象弦（肝，青色，弦脉均属于肝系统），称为色脉相符，为顺证，病情预后良好。如果肝病，面色青，脉象浮，则属相克之脉（浮脉属金，青色属木，金克木），为逆证，病情预后不好。如果肝病，面色青，脉象沉，则属相生之脉（沉脉属水，青色属木，水生木），为顺证，病情预后较好。实践说明，此种分析方法具有一定的参考价值。

（四）指导疾病的治疗

五行学说在治疗上的应用，体现于药物、针灸、精神等治疗方法之中，主要表现在以下几个方面。

1. 控制疾病的传变 运用五行母子相及和生克乘侮规律可以判断五脏疾病的发展趋势。即一脏发生疾病，可以波及他脏。如肝脏有病，可以影响到心、肺、脾、肾。他脏发生疾病也可传给本脏，如心、肺、脾、肾的病变也可以影响到肝。因此，在治疗时，除对所病之本脏进行处理外，还应考虑到其他有关脏腑的传变关系，根据五行的生克乘侮规律来调整其太过与不及，控制其传变，使其恢复正常的功能活动。例如，肝气太过亢盛，木旺必然乘土，此时就应考虑先健脾胃，以提前预防，防止肝病影响到脾，脾胃强盛了，则疾病不传变，身体更容易恢复健康。这就是应用五行生克乘侮规律认识到疾病传变规律，从而确定预防性治疗措施。

2. 确定治则治法

(1) 根据相生规律确定的治疗原则：其治疗原则是"虚则补其母"和"实则泻其子"（图 2 – 9）。

①补母：即"虚则补其母"，根据五行相生和五脏母子关系理论，五脏的虚证可补其母脏而达到治疗目的，称为虚则补其母，用于母子关系的虚证。

如以肾肝的母子相生关系为例，肾水不足，不能资生肝木，而导致肝也不足，由于肾属水，肝属木，水生木，故称为水不生木（或水不涵木）。在治疗此类疾病时，除了直接补充肝的不足，还可以补充肾的不足。因为肾为肝之母，所以补肾水可以生肝木（即滋水涵木法），帮助其尽快康复。

又如，以脾肺的母子相生关系为例，当肺气不足时，由于脾属土，肺属金，土生金，除需要用补益肺气的药物外，还可以用补益脾气的方法，通过"土生金"的作用，促使不足的肺气尽快恢复（即培土生金法）。

②泻子：即"实则泻其子"，根据五行相生和五脏母子关系理论，五脏的实证可泻其子脏而达到治疗目的，称为实则泻其子，用于母子关系的实证。

如以肝心的母子相生关系为例，肝火亢盛，升发太过，出现肝火上炎的实证，由于肝属木，心属火，木生火。治疗这种肝火上炎的实证，可以采用泻心法，泻心火有助于泻肝火（即肝火泻心法）。

（2）根据相生关系确定的常用治法：有滋水涵木法、益火补土法、培土生金法、金水相生法四种（图2-9）。

①滋水涵木法：滋水涵木法是指滋养肾阴以养肝阴的方法，又称滋肾养肝法、滋补肝肾法。适用于肾阴亏损而致的肝阴不足证，甚者肝阳偏亢之证。临床表现为眼干目涩、头目眩晕、耳鸣颧红、口干、五心烦热、腰膝酸软、男子遗精、女子月经不调、舌红苔少、脉细弦数。

②益火补土法：益火补土法是指温补肾阳而补脾阳的方法，又称温肾健脾法、温补脾肾法。适用于肾阳不足而致的脾阳不足证。临床表现为畏寒、四肢不温、食欲低下、腹胀、泄泻、水肿等。

这里必须说明，就五行生克关系而言，心属火，脾属土，火不生土应是心火不生脾土，故益火补土法本应是温心阳以暖脾土。但事实上，肾阳为人体阳气的根本，温煦脾土，主要是肾阳的作用，所以我们所说的"火不生土"，指的是肾阳不足而导致脾阳不足的病证，所以，益火补土法也就是温补肾阳而补脾阳的方法。

③培土生金法：培土生金法是指通过补脾气而达到补肺气的方法，又称补养脾肺法，适用于脾虚不能滋养肺脏的肺脾虚弱证。临床表现为久咳、痰多清稀，或痰少而黏、食欲减退、大便稀溏、四肢乏力、舌淡脉弱等。

④金水相生法：金水相生是指滋养肺肾之阴的一种方法，又称补肺滋肾法、滋养肺肾法。金水相生是肺肾同治的一种方法，适用于肺肾阴虚的病证。临床表现为咳嗽干咳、咳血、音哑、骨蒸潮热、口干、盗汗、腰酸腿软、身体消瘦、舌红苔少、脉细数等。

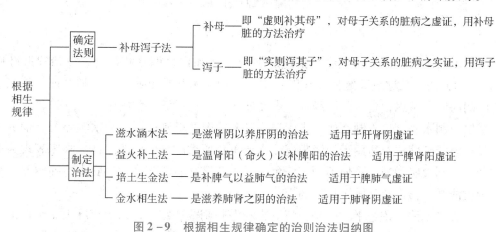

图2-9　根据相生规律确定的治则治法归纳图

（3）根据相克规律确定治疗原则：其治疗原则是"抑强扶弱"。

临床上由于相克规律的异常而出现的病理变化，无论相乘、相侮，总体来说可分为强弱两个方面，即克者属强，表现为功能亢进；被克者属弱，表现为功能衰退。因而治疗上可采取"抑强扶弱"的方法（图2-10）。

①抑强：用于相克太过，治疗的重点在于泻其有余，压制亢盛的强者。

例如，暴怒伤肝，导致肝气横逆，侵犯脾胃，出现肝气犯脾、肝气犯胃之证，属"木旺乘土"，治疗应该以疏肝、泻肝为主。

又如脾胃壅滞，影响肝气的条达，则属于"土盛侮木"，治疗应该以运脾和胃为主。总之，制约强者，则被克制的弱者的功能自然易于恢复。

②扶弱：用于相克不及，治疗的重点在于补其不足，扶持衰退的弱者。

例如，脾胃虚弱，肝气乘虚而入，更加克制脾土，出现肝脾不和之证，属"土虚木乘"。治疗应该以健脾益气为主。

又如，土本制水，但由于脾胃虚弱，不仅不能制水，反遭肾水反向克制，出现水湿泛滥的病证，属"土虚水侮"，治疗应该以健脾为主。总之，扶助弱者，加强其力量，可以恢复脏腑的正常功能。

（4）根据相克关系确定的常用治法：有抑木扶土法、培土制水法、佐金平木法、泻南补北法四种（图2-10）。

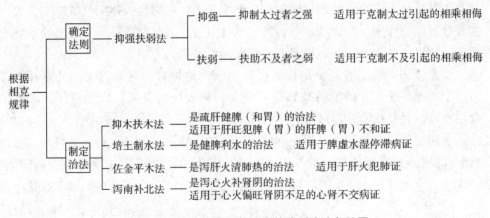

图2-10 根据相克规律确定的治则治法归纳图

①抑木扶土法：抑木扶土法是指疏肝和健脾（和胃）两法相结合，以治疗肝旺脾（胃）虚的方法，又称疏肝健脾（和胃）法。适用于木旺乘土或土虚木乘之证。临床表现为胸闷胁胀、不思饮食、腹胀肠鸣、大便便秘或大便稀溏、脘腹胀痛等。

②培土制水法：培土制水法是指用温运脾阳或温肾健脾药以治疗水湿停聚之证的方法，又称温肾健脾法。适用于脾肾阳虚，水湿不化所致的水肿停滞之证。临床表现为面浮肢肿、甚则腹胀如鼓、小便不利、面色白、畏寒肢冷、腰膝酸软、腹中冷痛腹胀、久泻、舌质淡胖、苔白滑、脉沉迟细弱等。

③佐金平木法：佐金平木法是指清肝火和滋肺阴两法结合，以治疗肝火犯肺证的方法，又称滋肺清肝法。适用于肝火偏盛，耗伤肺阴的肺热之证。临床表现为胁痛、口苦、咳嗽、痰中带血、急躁烦闷、脉弦数等。

④泻南补北法：泻南补北法是指泻心火与补肾水两法结合，以治疗心肾同病的方

法，又称泻火补水法、滋阴降火法。适用于心火偏亢、肾阴不足所致的心肾不交证。临床表现为腰膝酸软、心烦失眠、遗精等（因为心主火，火属南方；肾主水，水属北方，故称本法为泻南补北法）。

总之，运用五行生克规律来治疗，必须分清主次。或是治母为主，兼顾其子；或是治子为主，兼顾其母；或是抑强为主，扶弱为辅；或是扶弱为主，抑强为辅。但是又要从矛盾双方来考虑，不得顾此失彼。

案例分析

王某，男，40岁。咳逆上气，阵发性发作半年。每因情绪紧张、烦躁恼怒时发病。咳时胸胁胀痛，面色红赤，咽干口苦，痰少质黏，难以咯出，舌红苔薄黄少津，脉弦数。诊断为肝火犯肺证（木火刑金）。治法：清肝泻火，润肺止咳（佐金平木法）。请结合所学的五行生克规律认识其病证性质及其治法。

3. 指导脏腑用药　中药中不同的药物有不同的颜色与气味，以颜色分，有青、赤、黄、白、黑五色，以气味分，则有酸、苦、甘、辛、咸五味。药物的五色、五味与五脏的关系是以天然色味为基础，以其不同性能与归经为依据，按照五行归属来确定的。即：青色、酸味入肝，赤色、苦味入心，黄色、甘味入脾，白色、辛味入肺，黑色、咸味入肾。

例如，白芍、山茱萸，味酸入肝经，可以补肝之精血。丹参，色赤味苦入心经，可以活血安神。石膏，色白味辛入肺经，可以清泄肺热。白术，色黄味甘入脾经，可以补益脾气。玄参、生地，色黑味咸入肾经，可以滋养肾阴等。这种归类是脏腑选择用药的参考依据，临床脏腑用药除色、味外，还必须结合药物的四气和升降浮沉等理论综合分析，辨证应用。

4. 指导针灸取穴　在针灸学上，将手足十二经脉四肢末端的穴位分属于五行，即井、荥、输、经、合五种穴位分属于木、火、土、金、水，临床可根据不同的病情以五行生克乘侮规律进行选穴治疗。

5. 指导情志疾病的治疗　人的情志活动，属于五脏的功能活动范畴，而情志活动异常，又会损伤相应的五脏。由于五脏之间有着生克关系，所以情志活动之间也存在这种生克关系。正是由于在生理上，人的情志变化有着相互抑制的作用，而在病理上，情志与脏腑有着密切关系，故在临床上可以用情志的相互制约关系来达到治疗目的，即"以情胜情"。如悲为肺志，属金；怒为肝志，属木。金能克木，故悲能胜怒。恐为肾志，属水；喜为心志，属火。水能克火，故恐能胜喜。怒为肝志，属木；思为脾志，属土。木能克土，故怒能胜思。喜为心志，属火；忧为肺志，属金。火能克金，故喜能胜忧。思为脾志，属土；恐为肾志，属水。土能克水，故思能胜恐。

由此可见，临床上依据五行生克乘侮这一规律进行疾病的治疗，是五行学说在中医学中具体运用的重要方面。在临床上，既要正确掌握五行生克乘侮规律，又要根据具体病情灵活地进行辨证施治，不要机械地生搬硬套。

五行学说与整体护理

整体护理是以现代护理观为指导的护理程序框架，根据患者的身心、社会、文化需要提供患者最需要的护理。现代护理学已将整体护理的理念和护理程序的工作方法作为护士的工作指南。中医理论强调疾病的治疗"三分治，七分养"，养即护、调养、调护、护理。五行学说将生命活动与自然界有关事物或现象进行联系，形成人体内环境和外环境相统一的五行整体系统，借以说明护理对象是由身、心、社会、文化各方面共同组成的，其健康亦受各种因素的影响，因此，护理过程应满足人的生理、心理、社会等方面的整体需求。这些观点与整体护理观一致，可作为护士开展整体护理实践的基本理论框架。五行学说用于整体护理实践与临床，是传统中医理论与现代护理学相结合，给予护理对象情志护理、饮食护理、生活起居护理、服药护理等各个方面的指导，为其提供全面、动态、高质量的护理，使护理对象尽快达到最佳的健康状态。

【同步训练】

1. 阴阳的概念是
   A. 代表春夏和秋冬　B. 代表白昼和黑夜
   C. 相互对立的两个事物
   D. 相互关联的事物或现象对立双方属性的概括
   E. 代表水与火

2. 事物的运动状态中哪一项属于阴？
   A. 动　　　　　B. 兴奋　　　　C. 亢进　　　　D. 升　　　　E. 抑制

3. "寒极生热，热极生寒"可用阴阳学说的哪一观念来解释？
   A. 对立制约　　B. 互根互用　　C. 消长平衡　　D. 相互转化　　E. 交感互藏

4. 阴阳双方在消长变化的运动中，在一定范围内保持着动态平衡。称为
   A. 阴阳互根　　B. 阴阳平衡　　C. 阴阳对立　　D. 阴阳转化　　E. 阴阳交感

5. 属于阳中之阴的时间是
   A. 上午　　　　B. 下午　　　　C. 前半夜　　　D. 后半夜　　　E. 中午

6. 用阴阳学说说明人体的组织结构，不属于阳的是
   A. 六腑　　　　B. 背部　　　　C. 腹部
   D. 上部　　　　E. 四肢的外侧

7. 阴阳偏胜的治疗原则是
   A. 损其有余　　B. 补其不足　　C. 虚则补之　　D. 清热泻火　　E. 温热散寒

8. 属于阳的药味是

    A. 酸   B. 咸   C. 辛   D. 苦   E. 以上都是

9. 阴阳学说认为，疾病发生的根本原因是

    A. 阴阳偏胜   B. 阴阳偏衰   C. 阴阳互损   D. 阴阳失调   E. 阴阳平衡

10. 某些急性热病，在持续高热的情况下，突然出现体温下降，四脚厥冷，脉微欲绝等征象，这种现象用阴阳学说解释就是

    A. 阴阳的相互转化   B. 阴阳的互根互用

    C. 阴阳的消长平衡   D. 阴阳的对立制约

    E. 阴阳偏胜

11. 五行学说中"金"的特性

    A. 炎上   B. 稼穑   C. 从革   D. 曲直   E. 润下

12. 下列属于母子关系的是

    A. 水和火   B. 土和金   C. 金和木   D. 木和土   E. 火和金

13. 下列事物的五行归属，哪一项是不对的？

    A. 木—肝、春、东   B. 土—脾、夏、南

    C. 金—肺、秋、西   D. 水—肾、冬、北

    E. 火—心、夏、南

14. 根据五行的相生规律，肝之"母"是

    A. 心   B. 肺   C. 脾   D. 肾   E. 肝

15. "喜"这种情志活动归属于五行中的

    A. 木   B. 火   C. 土   D. 金   E. 水

16. 根据五行的相生规律，脾之"子"是

    A. 心   B. 肝   C. 脾   D. 肾   E. 肺

17. 在五行学说中，五季中的"长夏"应归属于

    A. 木   B. 火   C. 土   D. 金   E. 水

18. "见肝之病，知肝传脾"是指

    A. 木乘土   B. 木克土   C. 土侮木   D. 母病及子   E. 子病及母

19. 根据相生规律确定的治疗原则

    A. 虚则补其母   B. 实则泻其子

    C. 抑强   D. 扶弱

    E. 虚则补其母，实则泻其子

20. 根据五行相生规律，对由于思虑过度致病的病人采用精神疗法时，可用哪种情志活动达到治疗目的？

    A. 喜   B. 怒   C. 惊   D. 恐   E. 思

（刘苏 郝庆芝）

第三章 藏象学说

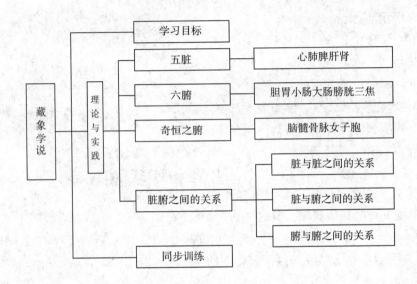

1. 掌握五脏的生理功能
2. 知道六腑的生理功能
3. 了解奇恒之腑的生理功能
4. 认识五脏与形体官窍的生理联系
5. 能分析脏与脏、腑与腑和脏腑之间的关系

藏象，首见于《素问·六节藏象论》。藏，是指藏于人体内的内脏，包括五脏、六腑和奇恒之腑；象，其含义有二，一是指脏腑的解剖形态；二指脏腑的生理病理表现于外的征象。藏象即体内的脏腑器官及其表现于外的生理功能和病理现象。藏象学说，就是通过对机体生理、病理现象的观察，研究人体各个脏腑的生理功能、病理变化及其相互关系的学说。它是中医学理论体系的核心部分，贯穿于中医学的各个方面，在中医理论体系中占有十分重要的地位。

藏象学说以脏腑为基础，是一种独特的生理病理学理论体系，具有以下三个方面的特点。

1. 藏象学说是阴阳五行学说指导下的五脏中心论 受阴阳学说的影响将脏腑分为阴和阳，脏为阴，腑为阳。一脏一腑配一阴一阳，并由经络相互络属而成表里关系。五脏各有外候与形体官窍相联系。如肝与胆互为表里，足厥阴肝经与足少阳胆经的经脉相络属。肝开窍于目，主筋，其华在爪，在志为怒等。

2. 藏象学说以"象"来考证"脏"的功能情况 运用司外揣内的方法，研究证实体内的脏腑变化。如面色红润，语言流利，思维敏捷，舌淡红，脉和缓有力，反映心气血充盈；面色无华，精神欠佳，心悸气短，失眠多梦，舌淡，脉细弱，则反映心气血亏虚等。

3. 藏象学说是解剖、生理、病理学的统一体 藏象学说中的脏腑既具有现代解剖学概念，更具有西医学中的生理、病理学涵意。如肾不仅是现代解剖学意义上的"肾"，重要的是突出肾具有藏精、主生长发育与生殖、主纳气与主骨等生理功能以及病理变化等。

人体脏腑按其形态结构和功能特点分为五脏、六腑和奇恒之腑三大类。五脏即心、肺、肝、脾、肾；六腑即胆、胃、小肠、大肠、膀胱、三焦；奇恒之腑即脑、髓、骨、脉、胆、女子胞。五脏的形态结构属实体性器官，其共同生理功能是"藏精气"，即化生和贮藏精、气、血、津液等精微物质，具有"藏精气而不泻，满而不能实"的功能特点；六腑的形态结构属中空的管腔器官，其共同的生理功能是主"传化物"，即受纳和腐熟水谷，传化和排泄糟粕，具有"传化物而不藏，实而不能满"的功能特点；奇恒之腑的形态结构多为中空，与腑相似，但其功能多主藏精气，与腑有别而类于脏，故称之为奇恒之腑。

藏象学说的特点是以五脏为中心的整体观，主要体现在以五脏为中心的人体自身的整体性及五脏与自然环境的统一性两个方面。藏象学说认为，人体以五脏为中心，通过经络系统的络属，将六腑、五体、五官、九窍、四肢百骸等全身脏腑形体官窍联结成一个有机整体，以解释脏腑之间的生理联系和病理影响；另一方面，藏象学说应用五行理论将自然界的五时、五方、五气、五化等与人体五大功能系统联系起来，构成了人体内外环境相应的统一体，以解释自然环境变化对人体生理、病理的影响。

中、西医的脏腑概念既有联系也有区别。中、西医内脏的名称大多相同，且多数解剖部位、形态结构一致，但中医学一个脏腑的功能可以包括西医学几个脏器的功能，而西医学一个脏器的功能可分散在中医学多个脏腑的功能之中。所以，中、西内脏名虽同而实异，中医学的"脏腑"，不仅是一个解剖学概念，而更重要的是一个生理学、病理学概念。

第一节 五 脏

五脏，即心、肝、脾、肺、肾的合称。五脏功能各有其专司，且通过经络与六腑、形体、官窍相联系，构成了五个特殊的功能系统，在这个系统中，心起着主宰作用。

一、心

心位于胸中，两肺之间，外有心包卫护。心在五行属火，阴阳属性为"阳中之阳"。心为血之主、神之舍、脉之宗，起着主宰机体生命活动的作用，《黄帝内经》称心为"君主之官"。

（一）心的生理功能

1. 心主血脉　心主血脉包括主血和主脉两个方面。血，即血液。脉，即脉管，为血之府。心与血脉相连，血液运行于脉中，心、脉、血三者构成一个相对独立的系统，这个系统的生理功能都由心所主，都有赖于心脏的正常搏动。心脏搏动时，血液运行于各条血脉之中，周流全身，循环不息，以满足全身脏腑组织器官对营养物质的需要。心脏的正常搏动，有赖于心气，心气充沛，才能维持正常的心力、心率和心律。另外，血液能否正常运行，取决于三个条件：心气是否充沛；脉管是否通利；血液是否充盈。脉管的通畅是血液正常运行的保证；血量的充足是血液正常运行的重要条件；心脏的正常搏动（心气充沛）是血液正常运行的动力，对血液的正常运行起主导作用。

心主血脉功能是否正常，可以从面色、舌色、脉象及胸部感觉四个方面反映出来。心主血脉功能正常，则面色红润，舌色淡红荣润，脉象缓和有力，胸部舒畅。若心火亢盛，则面赤，舌红，舌尖起芒刺或碎烂疼痛，脉数，心中烦热；若心血亏虚，则面色无华，舌色淡白，脉细无力，心悸心慌；若心脉瘀阻，则面色灰暗，舌色青紫或见瘀斑，脉涩或结代，心前区憋闷和刺痛。

2. 心主神志　又称心藏神，是指心有统帅全身脏腑、经络、形体、官窍的生理活动和主司精神、意识、思维、情志等心理活动的功能。故《素问·灵兰秘典论》说："心者，君主之官也，神明出焉。"

神有广义和狭义之分，广义的神是指生命活动的主宰和一切外在的表现；狭义的神是指人的精神、意识、思维及情感活动等。心所藏之神，既包括主宰人体生命活动的广义之神，又包括精神、意识、思维活动等狭义之神。人体各脏腑经络、形体官窍的生理功能，必须在心神的主宰和调节下，分工合作并协调统一，才能共同完成人体正常的生命活动；人的精神、意识、思维活动，也是在心神的主导下，由五脏共同协作完成的。心主神志的功能正常，人体各脏腑的功能及精神活动才能正常；心主神志的功能失常，则脏腑功能紊乱，心神不宁，疾病由此而生，甚至危及性命。

心主神志与心主血脉密切联系，相互影响。血是神志的物质基础，心主血脉的功能正常，心神才能得以濡养，心主神志的功能才能正常发挥；心主血脉异常，则人的精神、意识、思维活动就会出现异常。同时，心主神志也会影响心主血脉的功能。如愤怒、焦虑、紧张等心神变化，可导致心胸不适以及面色、脉象的改变等。

（二）心的生理特性

心包络：简称心包，亦名膻中，是包在心脏外面的包膜，具有保护心脏的作用。古人认为，心为人身之君主，是五脏六腑之大主，不得受邪，所以，如果外邪侵心，则心包络当先受病，故心包有"代心受邪"之功用。

1. 心为五脏六腑之大主　《灵枢·邪客》曰："心者，五脏六腑之大主也"。心具有主血脉和主神志的生理功能，对各脏腑的功能活动有统领和调节作用。所以，心的生理功能正常，则血脉通畅，神志清醒，脏腑协调；反之，血脉异常，心神不宁，脏腑失调。

2. 心为火脏、恶热　心属上焦之脏，居阳位，在五行中属火，与夏季阳热之气对应，故有"心为火脏"之说。因为心的阳热之气能推动血液的运行，温煦机体，濡养周身，所以古人把心比做是身体之"日"。心属火，对暑、热之邪有易感受性，故有"心恶热""火热易扰心神"之说。

（三）心与形体官窍的联系

1. 心合小肠　心与小肠相表里，以经脉相互络属。

2. 心开窍于舌，其华在面　舌为心之外候，又称"舌为心之苗"。其华在面，是指心的光华、荣华可在面部表现出来。心气血旺盛，血脉充盈，面色红润有光泽；心血不足，则面色枯槁无华。

3. 心在体合脉　心与血脉相连，心主一身之血脉。

4. 心在志为喜　心的功能与情志中的"喜"有关，喜为心之志，过度的"喜"则伤心。

5. 心在液为汗　即汗为心之液。汗液，是津液通过阳气的蒸发后，由汗孔排出的液体。汗出有两种情况：一是散热性出汗，汗为津所化生，津与血同源，血为心所主；二是与心神活动有关的出汗，如精神紧张性汗出。因此说"汗为心之液"。

心为"五脏六腑之大主"的理论基础是：

A. 心主血脉　　B. 心主神明　　C. 心开窍于舌　　D. 心其华在面

E. 以上均不是

二、肺

肺位于胸腔之内，膈膜之上，左右各一，上连气道，并通过口鼻与外界直接相通。

关于肺的部位与形态，古代医家早有描述。《灵枢·九针论》说："肺者，五脏六腑之盖也。"《类经图翼》对肺的描述更为详尽："肺叶白莹，谓为华盖，以复诸脏，虚如蜂窠，下无透窍，吸之则满，呼之则虚。"以上描述，与现代解剖学基本一致。肺在五行属金，阴阳属性为"阳中之阴"。肺在五脏中位置最高，居于诸脏之上，故有"华盖"之称。肺与心同居胸中，位高近君，犹如宰相，故《黄帝内经》称之为"相傅之官"。

（一）肺的生理功能

1. 主气，司呼吸 主，即主持、管理之意。肺主气，即指全身的气均由肺来主持和管理。肺主气包括主呼吸之气与主一身之气两个方面。肺主呼吸之气是指肺与呼吸功能有关，肺既是主司呼吸运动的器官，又是气体交换的场所。通过肺的呼吸功能，从自然界吸入清气，又把体内的浊气排出体外，从而保证了新陈代谢的顺利进行。肺主一身之气，是指肺有主持、调节全身各脏腑经络之气的作用。此功能主要体现在两个方面：其一是气的生成，特别是宗气的生成。宗气是由肺从自然界吸入的清气与脾胃化生的水谷精微相结合，积于胸中而成。因此，肺的呼吸功能正常与否，直接影响到宗气的生成。而宗气通过心脉布散到全身也要靠肺气的协助。所以肺通过宗气的生成与布散，起到主持一身之气的作用。其二，肺主一身之气还体现在对全身的气机具有调节作用。

肺主气的功能正常，气道通畅，呼吸就会正常自如。若肺有了病变，不但影响到呼吸运动，而且也会影响到一身之气的生理功能。例如，肺气壅塞，则呼吸急促、胸闷、咳嗽、喘息；如肺气不足，则呼吸微弱，气短不能接续，语音低微。此外，如果影响到宗气的生成和布散，失去对其他脏腑器官的调节作用，则会出现全身性的气虚表现，如疲倦、乏力、气短、自汗等。

2. 主宣发与肃降 "宣发"，即宣通、布散之意，指肺气向上升宣和向外围布散的作用；"肃降"，即清肃、洁净、下降之意，指肺气的向内、向下清肃通降作用。宣发与肃降是肺气升降出入运动的具体表现形式，肺的任何生理功能都是通过这两种运动来完成的。

肺的宣发作用，主要体现在三个方面：一是呼出体内浊气；二是将脾所转输的水谷精微和津液，向上、向外布散；三是宣发卫气，使卫气外达肌表，发挥温养肌腠、调节腠理开阖、促进汗液排泄的作用。若肺失宣发，即可出现咳嗽、吐痰、喘促、胸闷、呼吸困难，以及鼻塞、喷嚏和无汗等症状。肺的肃降作用，也体现在三个方面：一是吸入自然界的清气；二是将脾转输的水谷精微和津液向下、向内布散；三是肃清呼吸道异物，保持其清洁。若肺的肃降功能失职，则可出现呼吸短促或表浅、胸闷、咳喘、咳痰、咯血等病理现象。

肺气的宣发和肃降功能是肺的生理功能相辅相成的两个方面。在生理情况下，两者相互依存、相互配合、相互制约，宣发和肃降协调平衡，则呼吸均匀通畅，津液才能正常地输布、代谢和排泄。在病理情况下，它们相互影响，没有正常的宣发，就没有正常的肃降；没有正常的肃降，也就不可能有正常的宣发。如果两者失调，出现"肺气失宣"或肺失肃降"的病变，则见胸闷、咳嗽、喘息等症状。

3. 通调水道 "水道"，即指体内水液运行、排泄的道路。"通调水道"是指肺的宣发和肃降对体内水液输布、运行和排泄的疏通和调节作用。此功能主要体现在两个方面：一是肺主宣发，调节汗液的排泄；肺主宣发，将水谷精微和津液宣散于周身，并通过汗孔，以汗的方式排泄于体外。二是肺气肃降，是将水液向下输送，经肾和膀胱的气化作用，生成尿液，排出体外，使水道维持通畅。水道的通行畅达，流通无阻，是维持水液代谢平衡的重要条件。

考点链接

肺的宣发作用可体现于

A. 吸入清气　　B. 向下布散精微　　C. 布散卫气　　D. 清理呼吸道异物　　E. 使血液会聚于肺

因此，有"肺主行水""肺为水之上源"的说法。如果肺气宣降失常，通调水道功能失调，水液易停聚而生痰、成饮，甚则水泛为肿。对此，临床上多采用宣降肺气、疏通水道以利水的方法治疗。

4. 肺朝百脉 全身之脉称为百脉。肺朝百脉，是指全身的血液都通过百脉会聚于肺，经肺的呼吸作用，进行体内外气体的交换，然后再通过肺气的宣降作用，将富含清气的血液通过百脉输送到全身。

（二）肺的生理特性

1. 肺为"华盖""娇脏" 肺位于胸腔，居五脏之高位，并通过口鼻与外界相通，可以直接感受外来邪气的侵袭，引起肺卫失宣和肺窍不利等病变，初起可见恶寒发热、咳喘、鼻塞等症。娇，即娇嫩之意。肺为清虚之体，性喜清润，不耐寒热，不容异物。肺主皮毛，通过口鼻与外界相通，自然界寒、热、燥、湿等邪气，常易侵犯到肺。

2. 肺为相傅，主治节 肺的治节作用，概括起来，主要体现于四个方面：一是肺主呼吸；二是肺有节律地呼吸运动，协调全身气机升降运动，使脏腑功能活动有节；三是辅佐心，推动和调节血液的运行；四是通过肺的宣发与肃降，治理和调节津液的输布、运行与排泄。

3. 肺与秋气相应，燥易伤肺 肺气通于秋，与秋季气候清肃、空气明润相应。病理上，秋季气候干燥，容易伤害肺津，引起口鼻干燥、干咳少痰、痰少而黏的肺燥证。

（三）肺与形体官窍的整体联系

1. 肺合大肠 肺与大肠通过经脉相互络属，构成表里关系。

2. 在体合皮，其华在毛 肺与皮毛的相合关系主要体现在以下两个方面：一是肺通过宣发作用，输布津液于皮毛，从而滋润、温养皮毛；二是皮毛与肺配合，协调肺的呼吸作用。两者在病理方面，也常相互影响。例如，外界邪气伤人，常先从皮毛而入，首先影响到肺的生理功能，出现恶寒、发热、鼻塞、咳嗽等症状；反之若肺气虚弱，宣发功能失职，精津布散障碍，则肌肤苍白、憔悴，皮毛枯槁。

3. 在窍为鼻、上系于喉 鼻、喉是肺之门户，为气体出入之通道。而鼻的功能主要依赖肺气的作用，肺气调和，则鼻窍通畅，呼吸通利，嗅觉灵敏；相反，邪气犯肺，肺气失宣，可见鼻塞、流涕、不闻香臭，或咽喉疼痛等。

4. 在志为忧（悲） 忧愁和悲伤，均属非良性刺激的情绪反应，它对于人体的主要影响，是使气不断地消耗。由于肺主气，所以悲忧易于伤肺。反之，在肺气虚时，机体对外来非良性刺激的耐受性就下降，而易于产生悲忧的情绪变化。

5. 在液为涕 涕是由鼻黏膜分泌的黏液，并有润泽鼻窍的功能。鼻为肺窍，正常情况下，鼻涕濡润鼻窍而不外流。若肺寒，则鼻流清涕；肺热，则涕黄浊；肺燥，则鼻干。

三、脾

脾位于中焦，在膈之下，脾与胃以膜相连。脾在五行属土，阴阳属性为"阴中之至阴"。人出生之后，生命活动的维持、生长发育的营养供给以及精、气、血、津液的化生，均依赖于脾胃运化的水谷精微，故《黄帝内经》中称脾为"仓廪之官""后天之本""气血生化之源"。历代医家在提到脾的形态时，有如下比喻：脾"扁似马蹄"，又有描述脾"形如刀镰""脾者，其色赤紫，其形如牛舌，其质如肉""形如犬舌，状如鸡冠"。其中所提到的"扁似马蹄"指的是现代解剖学中的脾，而提到的"刀镰""犬舌""鸡冠"则指的是现代解剖学中的胰，由此可知，藏象学说中所说的"脾"就其解剖学而言就是现代解剖学中的脾和胰；就其生理病理而言，又远非脾和胰所能概括。

（一）脾的生理功能

1. 主运化 运，即转运、输送；化，即消化、吸收。脾主运化，是指脾具有把饮食水谷转化为水谷精微（即谷精）和津液（即水精），并将水谷精微和津液吸收、转输到全身各脏腑组织的生理功能。脾的运化功能可分为运化水谷和运化水湿两个方面。

（1）运化水谷：水谷，泛指各种饮食物。运化水谷是指脾对饮食物的消化、吸收的作用，以及输布水谷精微以营养全身的功能。饮食入胃，经小肠的进一步消化吸收，脾的转输作用，将水谷化为精微，上输于肺，并经肺输布全身。而水谷精微是人体出生之后生长、发育和维持生命活动所必需的物质基础，也是化生气血的物质来源。因此，若脾气健运，则营养充足，脏腑功能旺盛，身体强健。若脾失健运，消化吸收功能失常，则见腹胀、便溏、食欲不振、消瘦、倦怠乏力以及气血生化不足等病理表现。

（2）运化水液：是指脾对水液具有吸收、转输和布散的作用，是人体水液代谢过程中的一个重要环节。水入于胃，经脾的转输上输于肺，在肺的宣发肃降作用下，输送至全身。因此，若脾运化水液的功能正常，则水液正常输布，否则，就会导致水湿停留，产生痰、饮、水湿等病理产物，而见腹泻、便溏、水肿的病理表现。正如《素问·至真要大论》所说："诸湿肿满，皆属于脾"。

2. 脾主升 脾主升，是指脾气运动以上升、升举为健。脾主升的作用主要体现在两个方面。

一是升清，"清"指水谷精微，"升清"指脾具有将水谷精微等营养物质，吸收并上输于心、肺、头目，再通过心肺的作用化生气血，以营养全身。因此，脾的升清功能正常，则各脏腑组织器官能得到足够的营养，功能活动才能强健。若脾气不能升清，则水谷不能运化，气血生化无源，可出现神疲乏力、眩晕、泄泻等症状。

二是升举内脏，维持内脏位置的相对恒定，以防止其下垂。中医学认为，脏腑之所以能固定于一定的部位，全赖脾气主升的生理作用。若脾气不升，反而下陷，则可出现胃、肾、子宫等内脏的位置下移或脱肛等，此称为"中气下陷"。

3. 主统血 统，是统摄、控制的意思。脾主统血是指脾能统摄、控制血液，使之正常地在脉内循行而不溢出脉外。脾统血的机制，实际上是气的固摄作用。因此，脾气充盛，气血生化有源，且能约束血液，使之行于脉管之内。若脾气虚衰，统摄无权，则血溢脉外，可见各种出血病证，如便血、尿血、崩漏、肌衄等，即"脾不统血"证。

（二）脾的生理特性

1. 喜燥而恶湿 脾为太阴湿土之脏，胃为阳明燥土之腑。脾喜燥恶湿，与胃喜润恶燥相对而言。脾主运化水液，而湿邪侵犯人体，最易伤害脾阳。脾阳虚衰，不仅可引起湿浊内困，还易引起外湿侵袭。故治脾当顺其喜燥恶湿之性。

2. 脾气主升 脾位于人体中焦，是人体气机升降运动的枢纽。脾气的运动特点是以上升为主。若脾气升，则运化健旺；反之，脾气不升，则运化失司。脾的升清是与胃的降浊相对而言的。脾气升则健，胃气降则和。脾气升则水谷精微得以布散至全身，胃气降则糟粕得以下泄。脾气主升与胃气主降构成了升清与降浊的一对矛盾，两者相反相成，共同完成对饮食物的消化吸收以及水谷精微的向上输布和糟粕的向下排泄。

3. 脾与长夏相应 春夏属阳，秋冬属阴，而长夏季节居于夏秋之交，为阴之始。长夏季节，湿气当令，而脾为至阴之脏，故脾气旺于长夏，脾病则在长夏季节可以好转，但长夏湿气过盛，又容易损伤脾脏。

（三）脾与形体官窍的整体联系

1. 脾合胃 脾与胃同属中焦，以膜相连，以经脉相互络属，构成表里关系。

2. 在体合肉、主四肢 《黄帝内经·素问》说："脾主身之肌肉"，因此，脾主肉是指脾能维持肌肉的正常功能。脾主运化水谷精微和津液，以化生气血，并将其输送、布散到全身各处的肌肉，使肌肉发达丰满，壮实有力。若脾的运化功能失职，肌肉失去滋养，则肌肉逐渐消瘦，甚则痿软松弛。四肢也需要脾气输送水谷精微，以维持其正常生理活动。脾气健运，营养物质充足，则四肢肌肉丰满，活动有力；若脾虚，运化功能失职，四肢肌肉失养，则肌肉痿软，四肢无力，甚至萎废不用。

3. 开窍于口，其华在唇 脾开窍于口，是指人的饮食、口味等与脾的生理功能有关。若脾气健运，则食欲旺盛、口味正常；反之，若脾有病变，则容易出现食欲的改变和口味的异常，如食欲不振、口淡乏味等。口唇由肌肉组成，因脾主肌肉，因此，口唇的色泽不但是全身气血盛衰的反映，又与脾运化功能是否正常有密切的关系。脾运化正常，气血旺盛，则口唇红润，有光泽。若脾虚不运，气血不足，则口唇淡白无华，甚则萎黄不泽。

4. 在志为思　《黄帝内经·素问》说："思则气结"。脾气郁滞，则不思饮食，脘腹胀闷，影响运化、升清和化生气血的功能，则头目眩晕、烦闷、健忘、手足无力等。

5. 在液为涎　涎有助于食物的吞咽和消化。在正常情况下，涎液上行于口，但不溢于口外。若脾胃不和，则往往导致涎液分泌急剧增加，而发生口涎自出等现象，故说"脾在液为涎"。

考点链接

脾开窍于
A. 鼻　　B. 耳　　C. 口　　D. 目　　E. 舌

四、肝

肝位于腹腔，膈膜之下，右胁之内，左右两叶，其色紫赤，下附有胆。肝在五行属木，阴阳属性为"阴中之阳"。《黄帝内经》称之为"将军之官"。肝为魂之处，血之藏，筋之宗，主动、升。《素问·刺禁论》有"肝生于左，肺藏于右"之说，指的是肝和肺的生理功能特点，肝体居右，其气自左而升；肺居膈上，其气自右而降。

（一）肝的生理功能

1. 主疏泄　疏，即疏通、调节；泄，即开泄、发散。肝主疏泄，是指肝通过疏通、开泄作用，使全身脏腑的功能活动保持正常和协调平衡。肝的疏泄功能具体体现在以下几个方面。

（1）调畅气机：气机，即气的升、降、出、入运动。机体的脏腑、经络、器官等的活动，全赖于气的升、降、出、入运动。肝的生理特点是主升、动，这对于气机的疏通、畅达，是一个重要的因素。肝的疏泄功能，对气的升、降、出、入之间的平衡协调，起着调节作用。因此，肝的疏泄功能正常，则气机调畅，气血和调，经络通利，脏腑组织器官的活动正常；如果肝的疏泄功能异常，则可出现两个方面的病理现象：一是肝的疏泄功能减退，即是肝失疏泄，则气机不畅，气机郁结，从而出现胸胁、两乳或少腹等局部的胀痛不适等病理现象；二是肝的升发太过，从而形成肝气上逆的病理变化，出现头目胀痛、面红目赤、易怒等病理表现。正如《素问·生气通天论》曰："阳气者，大怒则形气绝，而血菀于上，使人薄厥"。气升太过，血随气逆，则吐血、咳血，甚至猝然昏不知人。

（2）调节情志：情志即人面对不同的外界事物所反映的不同的情绪变化。情志活动，虽由心所主，但亦与肝的疏泄功能密切相关。肝的疏泄功能正常，则气机调畅，气血和调，心情开朗；肝的疏泄功能太过，则情志亢奋，急躁易怒，失眠多梦；肝的疏泄功能减退，则情志抑郁不舒，闷闷不乐，太息，多愁善虑，寡言少欢。

（3）促进脾胃消化：主要体现在两个方面。

一是胆汁的分泌。胆汁为肝之余气凝聚而形成，藏于胆中，再注入于小肠，促进食物消化。胆汁的形成、分泌与排泄均与肝的疏泄功能密不可分。肝的疏泄正常，则胆汁能正常地分泌和排泄，有助于脾胃的消化；肝气郁结，则可影响胆汁的分泌和排泄，而出现胁下胀满、疼痛、口苦、纳食不化，甚则黄疸等症。

二是维持脾胃气机的正常升降。脾与胃同居中焦，脾主升，胃主降，只有脾升、胃降协调，饮食的消化过程才能正常。肝调畅气机，保证气机的升降正常。因此，肝的疏泄功能正常，则脾胃正常升降，促进脾胃正常的消化；若肝的疏泄功能异常，既可出现脾气不升的腹胀、便溏之证；又可出现胃不降浊的嗳气呕恶、脘痞纳呆之证。

（4）调理性功能：精室为男子藏精之所，精液的正常排泄，是肝肾两脏共同作用的结果。肝的疏泄与肾的闭藏功能协调平衡，则精室开阖有度，精液排泄有节，从而保证了男性生殖功能的正常。肝失疏泄，则排精过度或不畅，从而影响男性的生殖功能。女子的经、带、胎、产与冲任两脉关系密切，冲为血海，任主胞胎，冲任两脉与足厥阴肝经相通，隶属于肝，所以肝主疏泄，调畅气机，又可调理冲任两脉的生理活动。肝的疏泄功能正常，冲任两脉通利流畅，则月经周期正常、经行通畅，女性具有正常的孕育功能；若肝失疏泄，则月经周期紊乱、经行不畅，甚至影响生育功能。

2. 主藏血　肝藏血是指肝具有贮藏血液、调节血量、防止出血的作用。

（1）贮藏血液：肝有"血库"之称，能够贮藏一定的血液，以供人体活动所需，发挥其濡养脏腑组织的作用。故《素问·五脏生成》篇云："肝受血而能视，足受血而能步，掌受血而能握，指受血而能摄"。肝血亏虚，目失所养，则两目干涩，头晕眼花，甚至夜盲；血不舍魂，则失眠多梦，或梦游；血不养筋，则肢体麻木，手足拘挛，屈伸不利；血海空虚，胞宫失养，则月经后期、量少色淡，甚或闭经等。肝的藏血功能失常，不能统摄血液，血不循经而妄行，即"肝不藏血"，临床可见吐血、衄血，以及月经过多，甚或崩漏等。

（2）调节血量：《素问·五脏生成》篇云："故人卧血归于肝"，当机体处于安静休息，或睡眠状态时，机体所需血量减少，部分血液回流入肝，贮藏起来；而当人体在工作，或剧烈活动时，机体所需血量增加，血液则由肝输送到经脉，以供全身各组织器官所需。

（二）肝的生理特性

1. 肝为刚脏，体阴而用阳　"刚"，即刚强躁急之意。《黄帝内经》中称肝为"将军"，用将军的刚强躁急、好动不静的性格来形容肝的生理特性。"体阴"从两个方面理解，一是肝脏的位置，属阴脏；二是肝藏血，血属阴，肝脏必须依赖阴血的滋养才能发挥其正常的生理功能；"用阳"一是指其具有升发、疏泄的功能，主升主动，属阳；

二是从肝的病理变化上看，肝阳易亢，肝风易动。肝病常表现为肝阳上亢、肝风内动的病机，症见眩晕、面赤、肢体麻木、易怒、抽搐、震颤、角弓反张等，按阴阳属性亦属阳。同时，肝以气为用属阳，以血为本属阴，阳主动，阴主静，因而称"肝体阴而用阳"。这是对肝脏体与用，亦即其生理、病理特性的高度概括，也就是肝的体用观。所以又有"肝气、肝阳常有余，肝阴、肝血常不足"的说法。

2. 肝喜条达而恶抑郁 肝属木，应自然界春生之气，宜保持柔和、舒畅、升发、条达，既不抑郁也不亢奋的冲和之象，才能维持正常的疏泄功能。而暴怒或抑郁的精神状态、低沉的情绪，最易影响肝的疏泄功能。

3. 肝与春气相应 春季万物复苏，欣欣向荣，有利于肝气升发、调畅。肝的病变，在春季，得自然界少阳之气滋助，可逐渐好转。但如果自然界春季风气太盛，则可对肝产生不利的影响。

（三）肝与形体官窍的整体联系

1. 肝合胆 胆附于肝，经脉相互络属，构成表里关系。

2. 在体合筋 筋，即筋膜，筋膜是联结关节、肌肉，专司运动的组织。肝血充足，筋膜得以充分的濡养，则肢体强健有力，活动灵活自如。若肝血不足，筋膜失其濡养，筋膜之活动功能减退，可见肢体关节活动不灵，肢体麻木或屈伸不利，甚至手足震颤、四肢抽搐等肝风内动之证。

3. 其华在爪 爪，包括指甲和趾甲。"爪为筋之余"。肝血的盛衰，常反映于爪甲。肝的阴血充足，筋膜得养，则爪甲坚韧，光泽红润，富有华色。若肝血不足，爪甲失其滋养，则爪甲淡白，软薄，或枯而色夭，容易变形、脆裂。

4. 开窍于目 肝的经脉上联于目系，目的视力主要依赖于肝血的滋养。肝血不足则视物昏花，或夜盲；肝阴亏耗，则双目干涩，视力减退；肝火上炎，可见目赤肿痛；肝阳上亢，可见目眩；肝风内动，可见两目斜视、目睛上吊；肝胆湿热，可出现巩膜黄染等。

5. 在志为怒 怒为肝之志，怒伤肝。怒志活动以肝血为基础，与肝之疏泄升发功能密切相关。外界事物引起的精神刺激，特别是怒，可引起肝疏泄功能异常，气机不畅，见胸胁胀满，头胀头晕目眩等症，所以有"肝喜条达而恶郁"及"暴怒伤肝"的理论。后世章潢《图书编·养肝法》言："肝属木，藏血，魂所居焉，人之七情，惟怒为甚……善养肝脏者，莫切于戒暴怒"。

6. 在液为泪 肝开窍于目，泪从目出，故泪为肝之液。泪能濡润眼睛，保护眼睛，但不外溢。泪的过多或过少都是病态，如肝阴不足，泪液分泌减少，则两目干涩；肝经风热，可见目眵与眼泪增多。

五、肾

肾位于腰部，在脊柱两旁，左右各一，故称："腰者，肾之府"。肾在五行属水，阴阳属性为"阴中之阴"。由于肾藏先天之精，为脏腑阴阳之本，生命之源，故被称为

"先天之本"。

（一）肾的生理功能

1. 主藏精　是指肾对精气有闭藏、贮存的作用。肾中所藏之精，按其来源可分为"先天之精"和"后天之精"。先天之精，禀受于父母，与生俱来，是构成胚胎的原始物质，为生命的基础，所以称为"先天之精"；"后天之精"指出生以后，来源于摄入的饮食物，通过脾胃运化功能而生成的水谷之精气，以及脏腑生理活动中化生的精气通过代谢平衡后的剩余部分，藏之于肾。先天之精和后天之精合藏于肾，融合为一，不可分离，统称为"肾精"。先天之精和后天之精之间相互促进、相互资生，先天之精依赖后天之精的不断培育和充养，后天之精又需要先天之精的活力资助，方可不断化生，即所谓"先天生后天，后天养先天"。

肾中所藏之精具有以下生理功能：

（1）促进生长发育：人体的整个生长、发育、衰老、死亡的过程，均和肾中精气的盛衰存在着极其密切的内在联系。人从幼年开始，肾中精气开始充盛，人体生长、发育迅速，生机活泼，在七八岁时，由于肾中精气的逐渐充盛，出现了齿更发长的生理变化。到了青壮年，肾中精气更加充盛，不仅具备了生殖能力，而且身体强壮，筋骨坚强，精神饱满，牙齿坚固，头发黑亮，处于人生中身体最强壮的时期。进入老年，由于肾中精气开始衰减，形体逐渐衰老，不仅生殖机能丧失，而且头发斑白，牙齿动摇，弯腰驼背，步履不稳，耳聋失聪，面憔无华。

因此，当肾中精气不足时，往往出现生长发育方面的异常。如在幼年时期，可致生长、发育迟缓，智力低下，或"五迟""五软"；在成年时期，则可未老先衰，表现为发脱齿摇，头晕耳鸣，记忆力减退，性功能衰弱。

（2）促进生殖繁衍：《素问·上古天真论》说：女子"二七而天癸至，任脉通，太冲脉盛，月事以时下，故有子……七七，任脉虚，太冲脉衰少，天癸竭，地道不通，故形坏而无子"，丈夫"二八，肾气盛，天癸至，精气溢泻，阴阳和，故能有子……八八，天癸竭，精少……"。人在出生以后，随着肾的精气逐渐充盛，发育到青春期，体内就产生了一种促进生殖机能成熟的物质，称之为"天癸"。"天癸"到来，女子月经按时来潮，男子出现泄精，机体性功能逐渐发育成熟，因而具备了生殖能力；壮年时期，肾中精气充盛至极，此时筋骨坚强，头发黑亮，身体壮实，精力充沛，各种功能活动处于盛壮状态，人的生殖机能也处于最旺盛时期；此后，随着肾中精气的逐渐衰少，机体出现发脱齿落，面容憔悴，形体衰老的状态，天癸的生成亦随之逐渐减少，乃至耗竭，于是，生殖机能逐渐衰退，最后丧失生殖机能而进入老年期。由此可见，人体的生殖机能，主要通过天癸发挥作用，而天癸的盛衰主要依赖于肾中精气的盛衰。所以，当肾中精气衰减时，就会导致性功能和生殖机能的异常。而对于性功能和生殖机能的病变，也往往采用填补肾精的方法治疗。

（3）促进血液生成：肾藏精，精生髓，髓可生血，肾精能化而为血，参与血液的生成，故有"血液之源在于肾"之说。在临床治疗血虚时，常从补肾入手。

2. 主水液代谢 "肾者，水脏，主津液"，是指肾脏具有主持和调节人体水液代谢的生理机能。人体水液代谢的调节，虽然与肺、脾、肝、肾等多个脏腑有关，但起主导作用的是肾，肾对水液代谢的调节作用，贯穿水液代谢过程的始终。具体表现在以下三个方面。

（1）升清降浊：肾位于下焦，接纳肺下输而来的水液，在肾中阳气的蒸腾气化后，分为清者和浊者，然后将清者重新上输于肺，再布散于周身，将浊者下注于膀胱，生成尿液排出体外。

（2）司膀胱开阖：开，使尿液顺利排出体外；阖，则使水液保留于体内，无论是开还是阖均赖肾的气化作用来调节。膀胱的主要功能是贮尿、排尿，这都与肾的气化作用密切相关。

（3）推动和调节全身的水液代谢过程：肾阳为一身阳气的根本，是各脏腑功能活动的强大动力，只有在肾中阳气的温煦和蒸化作用下，肺通调水道，脾运化水湿，膀胱适度开阖，方能各司其职，协调一致，维持水液代谢的平衡。若肾有病变，往往会影响水液代谢，出现尿少、水肿等病理表现；若肾阳不足，失去温化蒸腾作用，则表现为小便清长或尿量明显增多等症。

3. 主纳气 纳，即固摄、受纳的意思。肾主纳气，是指肾具有摄纳肺所吸入自然界清气，并使之下归于肾，从而助肺保持呼吸深度，防止呼吸表浅的作用。人体的呼吸运动，虽由肺所主，但肺吸入之清气，必须下归于肾，由肾为之摄纳，呼吸才能通畅、均匀，并保持一定的深度。正常的呼吸运动是肺肾之间相互协调的结果。如果肾的纳气功能减退，摄纳无权，即可出现呼吸表浅，动则气喘，呼多吸少之"肾不纳气"证。

案例分析

钱某，女，48岁，症见神疲耳鸣，腰膝酸软，夜尿频多，白带清稀，舌淡苔白，脉沉弱。

（二）肾的生理特性

1. 肾主封藏，为固摄之本 《素问·六气藏象论》说："肾者，主蛰，封藏之本，精之处也"。在五脏之中，肾的位置最下，而在生理功能方面主藏精。肾精宜藏，最忌耗泄损伤。所以以潜藏蛰伏之意比喻肾的生理特性。肾的封藏、固摄机能失职，就会引起阴精过度耗损妄泄病症，表现为遗精、带下、滑胎、尿多、尿失禁、大便滑脱等。

2. 肾主一身之阴阳 肾阴是一身阴液的本源，对机体各脏腑组织器官起着滋润、濡养作用。肾阳是一身阳气的根本，对机体各脏腑组织器官起着温煦和推动作用。肾之阴阳是人体各脏腑阴阳的根本。生理状态下，肾阴、肾阳相互制约、相互依存，以维持着人体阴阳的平衡。如果肾阴不足，失于滋养，则虚火内生，可见五心烦热、潮热盗汗、口燥咽干、男子遗精、女子梦交；肾阳不足，推动和温煦作用衰减，则可出现精神疲惫、形寒肢冷、小便不利或小便频数，男子阳痿早泄、女子宫冷不孕等。

3. 肾与冬气相应 在五脏之中，肾属阴中之阴，而冬季阴气最盛，故肾与冬气相通应。表现在病理方面，肾的病变，在自然界之气的资助下，在冬季易于好转。如果冬季气候变化过于剧烈，对肾也容易产生损害。

（三）肾与形体官窍的整体联系

1. 肾合膀胱 肾下通于膀胱，经脉相互络属，构成表里关系。

2. 肾主骨、生髓、通于脑，齿为骨之余 肾藏精，精生髓，髓藏于骨，脑为髓之海，因此，脑、骨与肾关系密切。而"齿为骨之余"，故"肾主齿"。

3. 其华在发 头发的营养来源于血，所以有"发为血之余"的说法。发的营养虽然来源于血，但其根本源于肾中精气，肾藏精，精能化血而充养头发。因此，发的生长与脱落、荣润与枯槁，随着肾中精气盛衰的变化而变化。

4. 开窍于耳及二阴 耳是听觉器官，只有肾精充足，才能使听觉灵敏；若肾精不足，则可引起耳的听力减退，甚或耳聋。二阴，包括前阴和后阴。前阴，指外生殖器，有排尿和生殖功能。肾气虚时，会出现小便清长、尿频、少尿、尿闭等症状。后阴，即肛门，主要排泄大便。肾气不固时可见久泄滑脱。

5. 在志为恐 恐是一种恐惧、害怕的情志活动，属于对人体生理活动的一种不良刺激。恐惧常致肾的气机逆乱，封藏失职，而见二便失禁，或遗精滑泄等。

6. 肾在液为唾 唾为肾精所化，咽下后又有滋养肾精之功。如多唾或久唾，易耗伤肾精。古代就有叩齿生唾，待津唾满口后，慢慢咽下以养肾精的养生之道。

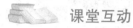 **课堂互动**

五脏有哪些生理特性？与人体官窍有哪些联系？通过这些联系，你能采用以表知里的方法，观察五脏的功能是否正常吗？

第二节　六　　腑

一、胆

胆，居六腑之首，又为奇恒之腑。胆属阳属木，与肝互为表里，《内经》称之为"中正之官"。胆与肝相连，附于肝之短叶间，肝与胆又通过经脉相互络属，其形若悬瓠，呈囊状，西医学称之为"胆囊"。胆内贮藏胆汁，是一种清净、味苦而呈黄绿色的"精汁"，亦称"清汁"，故称胆为"中精之府""清净之府"。

（一）胆的生理功能

1. 贮藏和排泄胆汁 《难经·四十二难》说："胆在肝之短叶间，重三两二铢，盛精汁三合"，是说胆有贮存胆汁的功能。《东医宝鉴》说："肝之余气，溢入于胆，聚而成精"。贮藏于胆的胆汁，一方面由肝之余气生成，一方面肝通过其疏泄作用使之排泄，注入肠中，以促进饮食物的消化。因此，若肝胆的功能失常，胆的分泌与排泄就会受阻，相应地，就会影响到脾胃的消化功能，则厌食、腹胀、泄泻等。若湿热蕴结肝胆，以致肝失疏泄，胆汁外溢，浸渍肌肤，则发为黄疸，以目黄、身黄、小便黄为特征。

2. 胆主决断 《素问·灵兰秘典论》说："胆者，中正之官，决断出焉。"所谓中正，即处事不偏不倚，刚正果断之意。胆主决断，是指胆有判断事物、做出决定措施的功能。胆在精神意识思维活动过程中，具有判断事物、做出决定的作用。胆的决断功能，对于消除某些精神刺激（如大惊卒恐等）的不良影响，以调节和控制气血的正常运行，维持脏腑相互之间的协调关系，有着重要的作用。自然环境、社会因素的变化，特别是剧烈的精神刺激，会影响脏腑气血的正常活动。胆气强壮之人，虽受突然刺激而有所影响，但其影响程度较轻，恢复较快；胆气虚弱之人，易表现为胆怯易惊、善恐、失眠、多梦等精神情志的异常。这反映了胆有维持精神及脏腑气血活动相对稳定的功能。

（二）胆的生理特性

胆气主升：实为胆的升发条达之性，与肝喜条达而恶抑郁有相同的意义。"胆气主升"，其意有二：一为胆具有主管升发阳气的作用，二为胆具有条达舒畅之性。胆气升发疏泄正常，则脏腑之气机升降出入正常，从而维持其正常的生理功能。故曰："胆者，少阳春升之气，春气升则万物化安，故胆气春升，则余脏从之。胆气不升，则飧泄、肠澼不一而起矣"（《脾胃论·脾胃虚实传变论》）。

二、胃

胃属阳属土，与脾相表里，《黄帝内经》称之为"水谷之海""太仓"。胃位于膈下，腹腔上部，上接食道，下通小肠。胃腔称为胃脘，分上、中、下三部：胃的上部为上脘，包括贲门；下部为下脘，包括幽门；上下脘之间名为中脘。贲门上接食道，幽门下接小肠，为饮食物出入胃腑的通道。其主要功能是受纳腐熟水谷。

知识链接

何为"七冲门"？

七冲门是饮食消化吸收排泄的七个门户。即"唇为飞门，齿为户门，会厌为吸门，胃为贲门，太仓下口为幽门，大肠、小肠为阑门，下极为魄门（即肛门），故曰七冲门也。"

（一）胃的生理功能

1. 主受纳水谷 受纳，即接受和容纳；水谷，即饮食物。胃主受纳是指胃接受和容纳水谷的作用。饮食入口，经过食道，容纳并暂存于胃。胃之所以能主动摄纳，是依赖于胃气的作用，胃气主通降，使饮食下行，食下则胃空，胃空则能受饮食，故使人产生食欲。胃主受纳功能是胃主腐熟功能的基础，也是整个消化功能的基础。若胃有病变，就会影响胃的受纳功能，而出现纳差、厌食、胃脘胀闷等症状。

2. 主腐熟水谷 腐熟是饮食物经过胃的初步消化，形成食糜的过程，《灵枢·营卫生会》所谓之"中焦如沤"，就形象地描绘了胃中腐熟水谷之状。胃接受由口摄入的饮食物并使其在胃中短暂停留，进行初步消化，依靠胃的腐熟作用，将水谷变成食糜，食糜传入小肠后，在脾的运化作用下，精微物质被吸收，化生气血，营养全身。故称胃为"水谷气血之海"。如果胃的腐熟功能失常，就出现胃脘疼痛、嗳腐食臭等食滞胃脘之候。

胃主受纳和腐熟水谷的功能，必须和脾的运化功能相配合，才能顺利完成。"胃司受纳，脾司运化，一纳一运"（《景岳全书·饮食》），才能使水谷化为精微，以化生气血津液，供养全身，故脾胃合称为后天之本，气血生化之源。

（二）胃的生理特性

1. 人以胃气为本 胃气泛指以胃肠为主的消化功能，人体的胃气可以反映在食欲、舌苔、脉象和面色等方面。一般食欲如常，舌苔正常，面色荣润，脉象从容和缓，不快不慢，称之为有胃气。临床上，往往以胃气之有无作为判断预后吉凶的重要依据，即有胃气则生，无胃气则死。应做到"勿伤胃气"，否则胃气一败，百药难施。

2. 胃主通降 胃主通降是指胃气宜通畅、下降的特性。饮食物入胃，经过胃的腐熟，初步进行消化之后，必须下行入小肠，再经过小肠的分清泌浊，其浊者下移于大肠，然后变为大便排出体外，从而保证了胃肠虚实更替的状态。故《素问·五脏别论》曰："水谷入口，则胃实而肠虚；食下，则肠实而胃虚"；《灵枢·平人绝谷》曰："胃满则肠虚，肠满则胃虚，更虚更满，故气得上下"，这都是在胃的通降作用下完成的。所以，脾宜升则健，胃宜降则和，脾升胃降，彼此协调，共同完成饮食物的消化吸收。

胃之通降是降浊，降浊是受纳的前提条件。所以，胃失通降，可以出现纳呆脘闷、胃脘胀满或疼痛、大便秘结等胃失和降之证，或恶心、呕吐、呃逆、嗳气等胃气上逆之候。脾胃居中，为人体气机升降的枢纽。

3. 喜润恶燥 喜润恶燥是指胃喜于滋润恶于燥烈之性。胃为燥土，赖水以济燥，故喜润恶燥。胃的喜润恶燥主要体现在两个方面：一是胃气下降必赖胃阴的濡养；所以，在治疗胃病时，要注意保护胃阴。二是胃之喜润恶燥与脾之喜燥恶湿，阴阳互济，从而保证了脾升胃降的动态平衡。

案例分析

> 孙某，男，21岁，两天前与同学聚餐后出现脘腹胀满疼痛，嗳气酸腐，矢气臭如败卵，大便酸腐臭秽，苔厚腻，脉滑。

三、小肠

小肠属阳属火，与心相表里，《黄帝内经》称之为"受盛之官"。小肠居于腹中，上接幽门，与胃相通，下连阑门，与大肠相连。小肠主受盛化物和泌别清浊，为机体对饮食物进行消化、吸收，并输布其精微，下传其糟粕的重要脏器。

（一）小肠的生理功能

1. 主受盛化物　受盛，即接受，小肠作为容器能够盛物之意；化物，即消化食物、化生精微之意。小肠的受盛化物功能主要表现在两个方面：一是小肠受盛了由胃下移而来的初步消化的食物，起到容器的作用，即受盛作用；二指经胃初步消化的饮食物，在小肠内必须停留一定的时间，由小肠对其进一步消化和吸收，将水谷化为可以被机体利用的营养物质，精微由此而出，糟粕由此下输于大肠，即"化物"作用。在病理上，小肠受盛功能失调，传化停止则气机失于通调，滞而为痛，表现为腹部疼痛等。化物功能失常，可以导致消化、吸收障碍，表现为腹胀、腹泻、大便溏薄等。

2. 主泌别清浊　泌即分泌，别即分别；清即精微物质，浊即代谢产物。所谓泌别清浊，是指小肠接受胃初步消化的饮食物，在进一步消化的同时，将水谷精微和代谢产物各归其道。分清，就是将饮食物中的精微进行吸收，再通过脾之升清散精的作用，上输于肺，通过肺的宣发肃降输布全身，供给营养。别浊，体现为两个方面：一是将饮食物的残渣糟粕，传送到大肠，形成粪便，经肛门排出体外；二是将剩余的水分经肾的气化作用渗入膀胱，形成尿液，经尿道排出体外。因为小肠在泌别清浊过程中，参与了人体的水液代谢，故有"小肠主液"之说。

小肠分清别浊的功能正常，则水液和糟粕各走其道而二便正常。若小肠功能失调，清浊不分，水液归于糟粕，即可出现水谷混杂、便溏、泄泻等。因"小肠主液"，故小肠分清别浊功能失常不仅影响大便，而且也影响小便，可表现为小便短少。所以，泄泻初期常用"利小便即所以实大便"的方法治疗。

（二）小肠的生理特性

升清降浊：小肠化物而泌别清浊，将水谷化为精微和糟粕，精微赖脾之升而输布全身，糟粕靠小肠之通降而下传入大肠。升降相因，清浊分别，小肠受盛化物功能正常。否则，升降紊乱，清浊不分，则现呕吐、腹胀、泄泻等症。

四、大肠

大肠属阳属金，与肺相表里，《黄帝内经》称之为"传导之官"。大肠居于下腹中，其上口在阑门处与小肠相接，其下端紧接肛门。其主要功能是传化糟粕。

（一）大肠的生理功能

1. 传导糟粕　传，即传送。大肠接受经过小肠泌别清浊后所剩下的食物残渣，再吸收其中多余的水液，形成粪便，经肛门排出体外。大肠发生病变，传导失常，可见泄泻或便秘。若湿热蕴结于大肠，气血壅滞，可见腹痛、里急后重、下痢脓血等。

2. 主津　大肠接受由小肠下注的食物残渣和剩余水分之后，将其中的部分水液重新吸收，使残渣糟粕形成粪便而排出体外。大肠重新吸收水分，参与调节体内水液代谢的功能，称之为"大肠主津"，所以大肠的病变多与津液有关。如大肠实热，消铄水分，肠液干枯，肠道失润，会出现大便秘结不通之症；大肠虚寒，无力吸收水分，则水谷杂下，出现肠鸣、腹痛、泄泻等症。

（二）大肠的生理特性

通降为用：六腑以通为用，以降为顺，尤以大肠为最。大肠在脏腑功能活动中，始终处于不断地接受小肠下移的饮食残渣并形成粪便而排泄糟粕，表现实而不能满的状态，故以降为顺，以通为用。所以通降下行为大肠的重要生理特性。若大肠通降失常，则糟粕内结，肠道壅塞不通，就会出现腹胀、腹痛、便秘等症。治疗大肠疾病，应以"通降"为大法。

 课堂互动

> 大肠的传导作用与谁关系密切
> A. 肺的肃降　B. 脾的升清　C. 心气的推动　D. 肝的疏泄　E. 肾的藏精

五、膀胱

膀胱属阳属水，与肾相表里，《黄帝内经》称之为"州都之官"，又称净腑、水府、玉海、脬、尿胞。膀胱位于下腹部，在脏腑中，位置居于最下处。其主要功能是主贮存及排泄尿液。

（一）膀胱的生理功能

1. 贮存尿液　在人体津液代谢过程中，水液通过肺、脾、肾三脏的作用，布散全身，发挥濡润机体的作用。其被人体利用之后，即是"津液之余"者，下归于肾。经肾的气化作用，升清降浊，清者回流体内，浊者下输于膀胱，变成尿液。所以《诸病源候论》说："津液之余者，入胞脬则为小便""小便者，水液之余也"，说明尿为津液所化。小便与津液常常相互影响，如果津液缺乏，则小便短少；反之，小便过多也会丧失津液。

2. 排泄小便　尿液贮存于膀胱，达到一定容量时，通过膀胱的气化作用，则尿液可及时地排出体外。膀胱气化失司，可以出现尿液排泄异常。如膀胱气化不利，可引起小便不利或癃闭；膀胱失其约束，又可见尿频、尿失禁、遗尿等。

（二）膀胱的生理特性

肾主膀胱开阖：膀胱为人体水液汇聚之所，膀胱的贮尿和排尿功能，全赖于肾的固摄和气化功能。所谓膀胱气化，实际上，属于肾的气化作用。若肾气的固摄和气化功能失常，则膀胱的气化失司，开阖失权，可出现小便不利或癃闭，以及尿频、尿急、遗尿、小便不禁等，故《素问·宣明五气篇》曰："膀胱不利为癃，不约为遗尿"。所以，膀胱的病变多与肾有关，临床治疗小便异常，常从肾治之。

六、三焦

三焦，是藏象学说中的一个特有名称，《内经》称之为"决渎之官"。三焦是上焦、中焦、下焦的合称，为六腑之一。一般认为它是分布于胸腹腔的一个大腑，惟三焦最大，无与匹配，故有"孤府"之称。正如张景岳所说："三焦者，确有一腑，盖脏腑之外，躯壳之内，包罗诸脏，一腔之大腑也"（《类经·藏象类》）。

对三焦解剖形态的认识，历史上有"有名无形"和"有名有形"之争。即使是有形论者，对三焦实质的争论，至今尚无统一看法。但对三焦生理功能的认识，基本上还是一致的。关于三焦的形态，作为一个学术问题，可以进一步探讨，但是，这一问题对藏象学说本身来说并不是主要的。因为脏腑概念与解剖学的脏器概念不同，中医学将三焦单独列为一腑，并非仅仅是根据解剖形态而言，更重要的是指根据生理病理现象的联系而建立起来的一个功能系统。

三焦的划分，膈以上为上焦，包括心与肺；横膈以下到脐为中焦，包括脾与胃；脐以下至二阴为下焦，包括肝、肾、大小肠、膀胱、女子胞等。其中肝脏，按其部位来说，应划归中焦，但因它与肾关系密切，故将肝和肾一同划归下焦。三焦的功能实际上是五脏六腑全部功能的总体。

（一）三焦的生理功能

1. 通行元气　"三焦者，人之三元之气也……总领五脏六腑营卫经络，内外上下左右之气也。三焦通，则内外上下皆通也。其于周身灌体，和调内外，营左养右，导上宣下，莫大于此者也"（《中藏经》）。元气是人体最根本的气，根源于肾，由先天之精所化，赖后天之精以养，为人体脏腑阴阳之本，生命活动的原动力。元气通过三焦而输布到五脏六腑，充沛于全身，以激发、推动各个脏腑组织的功能活动。所以说，三焦是元气运行的通道。而三焦通行元气的功能，关系到整个人体的气化作用。

2. 运行水液　"三焦者，决渎之官，水道出焉"（《素问·灵兰秘典论》）。三焦能调控体内整个水液代谢过程，在水液代谢过程中起着重要作用。人体水液代谢是由多个脏腑参与、共同完成的一个复杂的生理过程。三焦运行水液的功能，实际上是对肺、脾、肾等脏腑参与水液代谢功能的总括：其中，上焦之肺，为水之上源，以宣发肃降而通调水道；中焦之脾胃，运化并输布津液于肺；下焦之肾、膀胱，蒸腾气化，使水液上归于脾肺，再参与体内代谢，形成尿液排出体外。三焦为水液生成敷布、升降出入的道路。

3. 运行水谷　三焦具有运行水谷，协助输布精微，排泄废物的作用。其中，"上焦升发，宣五谷味，熏肤，充肌，泽毛"（《灵枢·决气》），有输布精微之功；中焦"泌糟粕，蒸津液，化其精微，上注于肺脉"（《灵枢·营卫生会》），有消化吸收和转输之用；下焦则"成糟粕而俱下入大肠，循下焦而渗入膀胱"（《灵枢·营卫生会》），有排泄粪便和尿液的作用。三焦运化水谷协助消化吸收的功能，是对各个脏腑完成饮食消化吸收与排泄功能的概括。

（二）三焦的生理特性

1. 上焦如雾，上焦主纳　雾，是形容轻清的水谷精气弥漫的状态。上焦主宣发卫气，敷布精微的作用。上焦接受来自中焦脾胃的水谷精微，通过心肺的宣发敷布，布散于全身，发挥其营养滋润作用，若雾露之溉，故称"上焦如雾"。因上焦接纳精微而布散，故称"上焦主纳"。

2. 中焦如沤，中焦主化　沤，是形容水谷腐熟成为乳糜的状态。指脾胃运化水谷，化生气血的作用。胃受纳腐熟水谷，由脾之运化而形成水谷精微，以此化生气血，并通过脾的升清转输作用，将水谷精微上输于心肺以濡养周身。脾胃有腐熟水谷、运化精微的生理功能，故喻之为"中焦如沤"。因中焦运化水谷精微，故称"中焦主化"。

3. 下焦如渎，下焦主出　渎，即沟渠、水道之意。指肾、膀胱、大小肠等脏腑有分别清浊、排泄废物的作用。下焦将饮食物的残渣糟粕传送到大肠，变成粪便，从肛门排出体外，并将体内剩余的水液，通过肾和膀胱的气化作用变成尿液，从尿道排出体外。这种生理过程具有向下疏通、向外排泄之势，故称"下焦如渎"。因下焦疏通二便，排泄废物，故又称"下焦主出"。

三焦为"五脏六腑之总司"（《类经附翼》），它关系到饮食水谷受纳、消化吸收与输布排泄的全部气化过程，所以三焦是通行元气、运行水液、运行水谷的通道，是人体脏腑生理功能的综合。

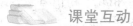 课堂互动

　　通过六腑各自的生理功能来说明饮食物进入机体的整个消化、吸收、排泄的过程，以及津液的输布过程。

案例分析

　　赵某，男，56岁，头晕目眩，耳鸣，惊悸不宁，烦躁不寐，口苦呕恶，胸闷太息，舌苔黄腻，脉弦滑。

第三节　奇恒之腑

奇恒之腑，即脑、髓、骨、脉、胆、女子胞。其共同特点是它们同是一类相对密闭的组织器官，却不与水谷直接接触，即似腑非腑；但具有类似于五脏贮藏精气的作用，即似脏非脏。奇恒之腑，除胆属六腑外，都没有和五脏的表里配属关系。

一、脑

脑又名髓海，深藏于头部，居颅腔之中，内为脑髓，是精髓和神明汇集发出之处，又称为元神之府。《灵枢·海论》说："脑为髓之海"，《素问·五藏生成》说："诸髓

者，皆属于脑。"

（一）脑的生理功能

1. 主宰生命活动　"脑为元神之府"（《本草纲目》），是生命的枢机，主宰人体的生命活动。元神存则生命在，元神败则生命逝。

2. 主精神意识　人的精神活动，包括思维意识和情志活动等，都是客观外界事物反映于脑的结果。脑主精神意识的功能正常，则精神饱满，意识清楚，思维灵敏，记忆力强，语言清晰，情志正常。反之，就会出现精神思维及情志方面的异常。

3. 主感觉运动　眼、耳、口、鼻、舌等五脏外窍，皆位于头面，与脑相通。人的视、听、言、动等，皆与脑有密切关系。

总之，脑髓充则神全，神全则气行，气行则有生机、感觉和运动。"脑者人身之大主，又曰元神之府""人身能知觉运动，及能记忆古今，应对万物者，无非脑之权也""脑气筋入五官脏腑，以司视听言动"。

（二）脑的生理联系

1. 脑与五脏的关系　精神活动虽由脑与心主司，但尚有"五神脏"之说，即精神活动分由五脏主司。如《素问·宣明五气》说："心藏神，肺藏魄，肝藏魂，脾藏意，肾藏志。"神虽分藏于五脏，但总由脑所主的元神和心所主的神来调节和控制。

2. 脑与肾精的关系　脑由精髓汇集而成，与脊髓相通，而髓由精化，精由肾藏，故脑与肾的关系密切。肾精充盈，则脑髓充满，故脑能正常发挥其各种功能。

二、髓

髓是分布于骨腔内的一种膏脂样物质。由于髓所在的部位不同，名称也不相同。充于骨腔内的称骨髓，居于脊椎管内的称脊髓，藏于脑内的称脑髓，脊髓与脑髓上下相通，故合称为脑脊髓。髓由肾精所化生，即肾藏精，精生髓。所以，先天之精或后天之精都与髓的生成有密切关系。

（一）髓的生理功能

1. 充养脑　脑为髓之海，髓充盈于脑中，以维持脑的正常生理功能。若肾精不足，不能生髓充脑，可以导致髓海空虚，出现头晕耳鸣、两眼昏花、健忘等症。

2. 滋养骨骼　髓藏骨中，滋养骨骼。骨骼得到骨髓的充养，则生长发育正常，保持其坚刚之性；若骨髓不充，骨骼失养，小儿则骨骼发育不良，身材矮小；成人则骨骼脆弱，容易发生骨折。

3. 化生血液　肾藏精，精生髓，髓生血。因此，在临床上对于某些血液系统疾病，其根本在于肾虚，故运用补肾阴、填肾精的方法治疗，可取得一定效果，这也是以髓能化生血液为理论依据的。

（二）髓的生理联系

骨髓、脑髓、脊髓均为肾中精气所化生，因此，肾中精气的盛衰，直接影响到髓的生成。髓的疾病，在治疗时应从肾着手。

三、骨

骨，指人体的骨骼，是构成人体的支架。骨具有贮藏骨髓、支持形体和保护内脏的功能，与肾的关系最为密切。

（一）骨的生理功能

1. 贮藏骨髓 "骨者，髓之府"（《素问·脉要精微论》）。骨为髓府，髓藏骨中，所以说骨有贮藏骨髓的作用。

2. 支持形体 骨具坚刚之性，为人身之支架，能支持形体，保护脏腑，故云："骨为干"（《灵枢·经脉》）。人体以骨骼为主干，骨支撑身形，使人体维持一定的形态，并防卫外力对内脏的损伤，从而发挥保护作用。

3. 主管运动 骨是人体运动系统的重要组成部分。肌肉和筋的收缩弛张，促使关节屈伸或旋转，从而表现为躯体的运动。在运动过程中，骨及由骨组成的关节起到了支点和支撑并具体实施动作等重要作用。所以一切运动都离不开骨。

（二）骨的生理联系

1. 肾主骨 因为肾藏精，精生髓，而髓又能养骨，所以骨骼的生理功能与肾精有密切关系。肾精充足，则骨髓充盈，骨骼得到骨髓的滋养，才能强劲坚固。肾精具有促进骨骼的生长、发育、修复的作用，故称"肾主骨"。如果肾精虚少，骨髓空虚，就会出现骨骼软弱无力，甚至骨骼发育障碍。所以小儿囟门迟闭、骨软无力，以及老年人的骨质脆弱、易于骨折等均与肾精不足有关。

齿为骨之余，齿与骨同出一源，也是由肾精所充养，故曰："齿者，肾之标，骨之本也"（《杂病源流犀烛》）。牙齿的生长、脱落与肾精的盛衰有密切关系。所以，小儿牙齿生长迟缓，成人牙齿松动或早期脱落，都是肾精不足的表现，常用补益肾精的方法治疗。

2. 督脉与骨 脊即脊椎，由颈椎、胸椎、腰椎、骶骨和尾骨组成。脊内有督脉，"督脉者，起于下极之俞，并于脊里，上至风府，入属于脑"（《难经·二十八难》）。故"督脉为病，脊强反折"（《素问·骨空论》），"督脉之为病，脊强而厥"（《难经·二十九难》）。所以，奇经之督脉与骨有密切关系。

四、脉

脉即脉管，又称血脉、血府，为气血运行的通道。脉是相对密闭的管道系统，它遍布全身，无处不到，环周不休，外而肌肤皮毛，内而脏腑体腔，形成一个密布全身上下内外的网络。脉与心、肺有着密切的联系，三者相互为用，既分工又合作，共同完成气血的运行。

（一）脉的生理功能

1. 运行气血　气血在人体的脉中运行不息，而循环贯注周身。

2. 约束血行　脉可以约束血液，使血液在脉中正常运行而不溢出脉外。若因火热炽盛、外力所伤或气虚不固而损伤脉道，则会出现各种出血症状。"壅遏营气，令无所避，是谓脉"（《灵枢·决气》）。

（二）脉的生理联系

1. 心主脉　心主脉的机制有二：一是因为心与脉在结构上直接相连，息息相通，即"心之合脉也"之意。二是脉中的血液循环往复，运行不息，主要依靠心气的推动。因此，心不仅主血，而且也主脉。全身的血和脉均由心所主，故曰："心主身之血脉"（《素问·痿论》）。所以，心的功能正常，则血脉流畅；心的功能异常，则血行障碍。如心气不足，鼓动乏力，则脉象虚弱；心气不足，血脉不充，则脉来细小；心脉瘀阻，血运不畅，则紫绀，胁下痞块，脉律不整。

2. 反映五脏的功能　脉为气血运行的通道，人体各脏腑组织与血脉息息相通。脉与心密切相连。心脏推动血液在脉管中流动时产生的搏动，谓之脉搏，脉象是脉动应指的形象。脉象的形成，不仅与血、心、脉有关，而且与全身脏腑机能活动也有密切关系。因此，人体气血之多少，脏腑功能之盛衰，均可通过脉象反映出来。所以，通过切脉来推断病理变化，可以诊断疾病。

3. 肺、肝、脾与脉　肺朝百脉；肝主藏血，调节血量，防止出血；脾主统血，使血液不溢于脉外。所以，脉的生理功能与肺、肝、脾等亦有密切关系。若肺、脾、肝的功能失常，则可导致脉络损伤，使血液不循常道，而形成出血、血瘀之候。

五、女子胞

女子胞，又名胞宫、胞脏、子宫、子脏等。为奇恒之腑之一。位于小腹部，居膀胱之后，直肠之前，下口与阴道相连。外形如倒置的梨。女子胞具有主持月经和孕育胎儿的作用。从现代生理学来看，它应包括妇女整个内生殖器官。

（一）女子胞的生理功能

1. 主月经　月经来源于女子胞。女子十四岁左右，肾中精气充盛，产生天癸，冲任二脉通，女子胞发育成熟，月经按时来潮。到了四十九岁，肾中精气渐衰，天癸竭，冲任不通，则绝经。月经的产生，是脏腑气血作用于胞宫的结果。胞宫的功能正常与否直接影响月经的来潮，所以胞宫有主持月经的作用。

2. 主孕育胎儿　胞宫是女性孕产的器官。女子在发育成熟后，月经应时来潮，便有受孕生殖的能力。此时，两性交媾，两精相合，就构成了胎孕。"阴阳交媾，胎孕乃凝，所藏之处，名曰子宫"（《类经·藏象类》）。受孕之后，月经停止来潮，脏腑经络气血皆下注于冲任，到达胞宫以养胎。

（二）女子胞的生理联系

1. 女子胞与脏腑 女子以血为本，经水为血所化，而血来源于脏腑。在五脏之中，女子胞与肝、脾、肾的关系尤为密切。

（1）女子胞与脾：脾主运化，主生血统血，为气血生化之源。血者水谷之精气，和调于五脏，洒陈于六腑，女子则上为乳汁，下为月经。女子胞与脾的关系，主要表现在经血的化生与经血的固摄两个方面。脾气健旺，化源充足，统摄有权，则经血藏泄正常。

（2）女子胞与肝："女子以肝为先天"（《临证指南医案》），肝主疏泄而藏血，为全身气血调节之枢。女子胞的主要生理作用在于血的藏与泄。肝为血海，主藏血，为妇女经血之本。肝血充足，藏血功能正常，肝血下注血海，则冲脉盛满，血海充盈。肝主疏泄，调畅气机，肝气条达，疏泄正常，则气机调畅而任脉通，太冲脉盛，月事以时下。因此，肝与女子胞的关系主要体现在月经方面。除此之外，女子的经、孕、胎、产、乳无不依赖于肝之藏血和疏泄功能。

（3）女子胞与肾：肾为先天之本，主藏精，生髓。肾中精气的盛衰，主宰着人体的生长发育和生殖能力。肾与女子胞的关系主要体现在天癸的至竭和月经、孕育方面。"天癸者，阴精也，盖男女之精皆主肾水，故皆可称为天癸也"（《素问》）。因此，女子到了青春期，肾精充盈，在天癸的作用下，胞宫发育成熟，月经应时来潮，就有了生育能力，为孕育胎儿准备了条件。反之，进入老年，由于肾精衰少，天癸由少而至衰竭，于是月经闭止，生育能力也随之丧失。

2. 女子胞与经络 女子胞与冲、任、督、带，以及十二经脉，均有密切关系。其中，以冲、任、督、带为最。

（1）女子胞与冲脉：冲脉上渗诸阳，下灌三阴，与十二经脉相通，为十二经脉之海。冲脉又为五脏六腑之海。"冲脉者，五脏六腑之海也"（《灵枢·逆顺肥瘦》）。脏腑经络之气血皆下注冲脉，故称冲为血海。因为冲为血海，蓄溢阴血，胞宫才能泄溢经血，孕育胎儿，完成其生理功能。

（2）女子胞与任脉：任有妊养之义。任脉为阴脉之海，蓄积阴血，为人体妊养之本。任脉通畅，月经正常。月经如常，方能孕育胎儿。因一身之阴血经任脉聚于胞宫，妊养胎儿，故称"任主胞胎"。任脉气血通盛是女子胞主持月经、孕育胎儿的生理基础。冲为血海，任主胞胎，二者相资，方能有子。所以，胞宫的作用与冲任二脉的关系更加密切。

（3）女子胞与督脉：督脉为"阳脉之海"，督脉与任脉，同起于胞中，一行于身后，一行于身前，交会于龈交，其经气循环往复，沟通阴阳，调摄气血，以维持胞宫正常的经、孕、产的生理活动。

（4）女子胞与带脉："带脉下系于胞宫，中束人身，居身之中央"（《血证论·崩带》）。既可约束、统摄冲任督三经的气血，又可固摄胞胎。

（5）女子胞与十二经脉：女子胞直接或间接与十二经脉相通，禀受脏腑之气血，泄而为经血，藏而育胎胞，从而完成其生理功能。十二经脉的气血通过冲脉、任脉、督脉灌注于胞宫之中，而为经血之源，胎孕之本。

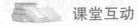 **课堂互动**

奇恒之腑各有何功能，它们与五脏六腑又有何联系？

第四节　脏腑之间的关系

一、脏与脏之间的关系

人体是由脏腑、经络、形体和官窍所构成的一个有机整体，在这个整体中，各脏腑的功能活动不是孤立的，而是在生理上存在着相互制约、相互依存和相互为用的关系，在病理上又往往按一定的规律相互影响、相互传变。

（一）心与肺的关系

心肺同居上焦。心肺在上，心主血，肺主气；心主行血，肺主呼吸。这就决定了心与肺之间的关系，实际上就是气血相互依存、相互为用的关系。

心主血脉；肺朝百脉，肺关乎宗气之生成，贯通心脉，两者相互配合，保证气血的正常运行，维持机体各脏腑组织的新陈代谢。气属阳，血属阴，血的运行虽为心所主，但必须依赖肺气的推动；而只有正常的血液运行，才能维持肺主气功能的正常进行。心与肺，血与气，是相互依存的。气行则血行，血至气亦至。所以，若血无气的推动，则血失统帅而瘀滞不行；气无血的运载，则气无所依附而涣散不收。

心与肺在病理上主要表现为：若肺气不足，宗气形成不足，则宗气"贯心脉以行气血"的能力下降，影响心主行血的功能，从而出现胸闷、唇青、舌紫等心血瘀阻病症。反之，若心气不足，心阳不振，血行不畅，也会影响肺主宣发和肃降的功能，从而出现咳嗽、气促等肺气上逆之证。

（二）心与脾的关系

心主血而行血，脾主生血又统血，心与脾的关系主要表现为以下几个方面。

1. 血液的生成方面　心主血脉，脾主运化为气血生化之源。心血赖脾气转输的水谷精微以化生，而脾的运化功能又有赖于心血的不断滋养和心阳的推动，并在心神的统帅下维持其正常的生理活动。故曰："脾之所以能运行水谷者，气也。气虚则凝滞而不行，得心火以温之，乃健运而不息，是为心火生脾土"（《医碥》）。脾气健运，化源充足，则心血充盈；心血旺盛，脾得濡养，则脾气健运。

2. 血液运行方面　血液在脉内循行，既赖心气的推动，又靠脾气的统摄，方能循经运行而不溢于脉外。

心与脾在病理上主要表现为：若心气不足，行血无力，或脾气虚损，化生无源或统摄无权，均可导致血液运行失常的病理变化。而血液的生成和运行功能失调，以及运化无权等，形成心脾两虚之候，可见心悸、失眠、食少、肢倦、面色无华等症状。

（三）心与肝的关系

心主血，肝藏血；心主神志，肝主疏泄，调节精神情志。所以，心与肝的关系，主要是主血和藏血，主神明与调畅情志两个方面。

1. 神志方面　心主神志，肝主疏泄。人的精神、意识和思维活动，虽然主要由心主宰，但与肝的疏泄功能亦密切相关。血液是神志活动的物质基础。心血充足，肝有所藏，则肝之疏泄正常，气机调畅，气血和平，精神愉快。肝血旺盛，制约肝阳，使之勿亢，则疏泄正常，使气血运行无阻，心血亦能充盛，心得血养，神志活动正常。由于心与肝均依赖血液的濡养滋润，阴血充足，两者功能协调，才能精神饱满，情志舒畅。

2. 血液方面　心主血，心是一身血液运行的枢纽；肝藏血，肝是贮藏和调节血液的重要脏腑。两者相互配合，共同维持血液的运行。所以说"肝藏血，心行之"。全身血液充盈，肝有所藏，才能发挥其贮藏血液和调节血量的作用，以适应机体活动的需要，心亦有所主。心血充足，肝血亦旺，肝所藏之阴血，具有濡养肝体制约肝阳的作用。所以肝血充足，肝体得养，则肝之疏泄功能正常，使气血疏通，血液不致瘀滞，有助于心主血脉功能的正常进行。

心与肝在病理上主要表现为：阴血不足和神志不安两个方面，表现为心肝血虚和心肝火旺之候等。

（四）心与肾的关系

心居胸中，属阳，在五行属火；肾在腹中，属阴，在五行属水。心肾之间相互依存、相互制约的关系，称之为心肾相交，又称水火相济。心肾这种关系遭到破坏，形成了病理状态，称之为心肾不交。

心与肾之间，在生理状态下，是以阴阳、水火、精血的动态平衡为其重要条件的。体现在以下三个方面。

1. 水火既济　从阴阳、水火的升降理论来说，在上者宜降，在下者宜升，升已而降，降已而升。心位居于上而属阳，主火，其性主动；肾位居于下而属阴，主水，其性主静。心火必须下降于肾，与肾阳共同温煦肾阴，使肾水不寒。肾水必须上济于心，与心阴共同涵养心阳，使心火不亢。肾无心之火则水寒，心无肾之水则火炽。这称为水火既济、心肾相交的关系。

2. 精血互生　心主血，肾藏精，精和血都是维持人体生命活动的必要物质。精血之间相互资生，相互转化，血可以化而为精，精亦可化而为血。

3. 精神互用　心主神志，肾藏精、生髓，通于脑。精是神的物质基础，神是精的外在表现。

心与肾在病理上主要表现为：若心火不能下降于肾而独亢于上，肾水不能上济于心而独亏于下，心肾阴阳水火关系失去协调平衡，临床表现为心悸、怔忡、心烦、失眠、腰膝酸软等症，称之为"水火失济""心肾不交"。

（五）肺与脾的关系

脾主运化，为气血生化之源；肺司呼吸，主一身之气。脾主运化，为肺行其津液；肺主行水，通调水道。所以，脾和肺的关系主要表现在气的生成和津液的代谢两个方面。

1. 气的生成方面　脾主运化，为气血生化之源，但脾所化生的水谷之气，必须依赖肺气的宣降才能敷布全身。肺在生理活动中所需要的气，又要靠脾运化的水谷精微来充养，故脾能助肺益气。因此，肺气的盛衰在很大程度上取决于脾气的强弱，故有"肺为主气之枢，脾为生气之源"之说。

2. 水液代谢方面　肺主行水而通调水道，脾主运化水湿，为调节水液代谢的重要脏器。人体的津液由脾上输于肺，通过肺的宣发和肃降而布散至周身及下输膀胱。脾之运化水湿赖肺气宣降的协助，而肺之宣降靠脾之运化以资助。脾肺两脏互相配合，共同参与水液代谢过程。

肺与脾在病理上主要表现为：气的生成不足和水液代谢失常两个方面，常表现为脾肺两虚、痰湿阻肺之候等。

（六）肺与肝的关系

肝主升发，肺主肃降，肝升肺降，气机调畅，气血流行，脏腑安和，所以肝和肺的关系主要体现于气机升降和气血运行两个方面。

1. 气机升降　"肝生于左，肺藏于右"（《素问·刺禁论》）。肺居膈上，其气肃降；肝居膈下，其气升发。肝从左而升，肺从右而降，"左右者阴阳之道路也"（《素问·阴阳应象大论》）。肝从左升为阳道，肺从右降为阴道，肝升才能肺降，肺降才能肝升，升降得宜，出入交替，则气机舒展。

2. 气血运行　肝肺的气机升降，实际上也是气血的升降。肝藏血，调节全身之血；肺主气，治理调节一身之气。肺调节全身之气的功能又需要得到血的濡养，肝向周身各处输送血液又必须依赖于气的推动。总之，全身气血的运行，虽赖心所主，但又须肺主治节及肝主疏泄和藏血作用的制约，故两脏对气血的运行也有一定的调节作用。

肝与肺在病理上主要表现为：气机升降失常和气血运行不畅两方面，如肝火犯肺等。

（七）肺与肾的关系

肺属金，肾属水，金生水，故肺肾关系称之为金水相生，又名肺肾相生。肺为水上之源，肾为主水之脏；肺主呼气，肾主纳气。所以肺与肾的关系，主要表现在水液代谢和呼吸运动两个方面。

1. 水液代谢方面　肺为水之上源，肾为主水之脏。肺主行水而通调水道，水液只有经过肺的宣发和肃降，才能使津液中的精微布散到全身各个组织器官中，而浊液下归于肾。下归于肾之水液，通过肾的气化，使清者升腾，通过三焦回流体内；浊者变成尿液而输入膀胱，从尿道排出体外。肺肾两脏密切配合，共同参与对水液代谢的调节。但是，两者在调节水液代谢过程中，肾主水液的功能居于重要地位。所以说："其本在肾，其标在肺"。

2. 呼吸方面　肺司呼吸，肾主纳气。人体的呼吸运动，虽然由肺所主，但需要肾的纳气作用来协助。只有肾气充盛，吸入之气才能经过肺之肃降，而下纳于肾。肺肾相互配合，共同完成呼吸的生理活动。所以说："肺为气之主，肾为气之根"。

3. 阴液方面　肺与肾之间的阴液也是互相资生的。肺属金，肾属水，金能生水，肺阴充足，输精于肾，使肾阴充盛，保证肾的功能旺盛。水能润金，肾阴为一身阴液之根本，肾阴充足，循经上润于肺，保证肺气清宁，宣降正常。故曰："肺气之衰旺，全恃肾水充足，不使虚火炼金，则长保清宁之体"（《医医偶录》）。

肺与肾在病理上主要表现为：呼吸异常、水液代谢失调和阴液亏损等方面，出现肺肾阴虚和肺肾气虚等肺肾两虚之候，往往须肺肾同治而获效。故又有"肺肾同源""金水同源"之说。

（八）肝与脾的关系

肝主疏泄，脾主运化；肝藏血，脾生血统血。因此，肝与脾的关系主要表现为疏泄与运化、藏血与统血两个方面。

1. 血液方面　血液的运行，虽由心所主，但与肝、脾有密切的关系。肝主藏血，脾主生血统血。脾之运化，赖肝之疏泄，而肝藏之血，又赖脾之化生。脾气健运，血液的化源充足，则生血统血机能旺盛。脾能生血统血，则肝有所藏，肝血充足，方能根据人体生理活动的需要来调节血液。此外，肝血充足，则疏泄正常，气机调畅，使气血运行无阻。所以肝脾相互协作，共同维持血液的生成和运行。

2. 消化方面　肝主疏泄，分泌胆汁，输入肠道，帮助脾胃对饮食物的消化。所以，脾得肝之疏泄，运化功能健旺。脾主运化，为气血化生之源。脾气健运，水谷精微充足，才能不断地输送和滋养于肝，肝才能得以发挥正常的作用。

肝与脾在病理上主要表现为：饮食水谷的消化吸收和血液的生成运行方面，这种关系往往通过肝与脾之间的病理传变反映出来。或为肝病及脾，肝木乘脾而肝脾不调，肝胃不和；或为脾病传肝，土反侮木，而土壅木郁。

（九）肝与肾的关系

肝藏血，肾藏精；肝主疏泄，肾主闭藏。肝肾之间的关系称之为肝肾同源，又称乙癸同源。肝与肾的关系主要表现在精与血之间相互资生和相互转化的关系。

1. 藏泄互用　肝主疏泄，肾主封藏，两者之间存在着相互为用、相互制约、相互调节的关系。肝之疏泄与肾之闭藏是相反相成的。肝气疏泄可使肾气闭藏而开阖有度，肾气封藏又可制约肝之疏泄太过，也可助其疏泄不及。这种关系主要表现在女子月经生理和男子排精功能方面。

知识链接

"乙癸同源"，是指古人用五行学说把方位、天干与五脏相配合而言的。在方位上，肝属东方，肾属北方；在天干配属上，肝属乙木，肾属癸水；同时因为肝和胆、肾和膀胱是分别相表里的脏腑，而在天干配属上，胆属甲，膀胱属壬，所以有"肝属东方甲乙木，肾属北方壬癸水"之说。由此，中医习惯上就把"肝肾同源"称为"乙癸同源"。

2. 精血互生 肝藏血，肾藏精，精血相互资生。在正常生理状态下，肝血依赖肾精的滋养。肾精又依赖肝血的不断补充，肝血与肾精相互资生、相互转化。精与血都化源于脾胃消化吸收的水谷精微，故称"精血同源"。

3. 阴液互养 肝在五行属木，肾在五行属水，水能生木。肝主疏泄和藏血，体阴用阳。肾阴能涵养肝阴，使肝阳不致上亢，肝阴又可资助肾阴的再生。在肝阴和肾阴之间，肾阴是主要的，只有肾阴充足，才能维持肝阴与肝阳之间的动态平衡。就五行学说而言，水为母，木为子，这种母子相生关系，称为水能涵木。

肝与肾病理上主要表现为：阴阳失调、精血失调和藏泄失司等方面。临床上，肝或肾不足，或相火过旺，常常肝肾同治，或用滋水涵木，或补肝养肾，或泻肝肾之火的方法，都是以肝肾同源理论为依据的。

（十）脾与肾的关系

脾为后天之本，肾为先天之本，脾与肾在生理上的关系主要反映在先天、后天相互资生和水液代谢方面。

1. 先天、后天相互资生 脾主运化水谷精微，化生气血，为后天之本；肾藏精，为先天之本。"先天为后天之根"（《医述》）。脾的运化，必须得肾阳的温煦蒸化，始能健运。"脾为后天，肾为先天，脾非先天之气不能化，肾非后天之气不能生"（《傅青主女科·妊娠》）。肾精又赖脾运化水谷精微的不断补充，才能充盛。这充分说明了先天温养后天，后天补养先天的辩证关系。

2. 水液代谢方面 脾主运化水湿，须有肾阳的温煦作用；肾主水，司开阖，使水液的吸收和排泄正常。但这种开阖作用，又赖脾气的制约，即所谓"土能制水"。脾肾两脏相互协作，共同完成水液的新陈代谢。

脾与肾病理上主要表现为：如肾阳不足，不能温煦脾阳，致脾阳不振或脾阳久虚，进而损及肾阳，引起肾阳亦虚，二者最终均可导致脾肾阳虚。临床上主要表现在消化机能失调和水液代谢紊乱方面。

二、腑与腑之间的关系

胆、胃、大肠、小肠、膀胱、三焦六腑的生理功能虽然不同，但其共同的生理特点是"传化物"。它们都是化水谷、行津液的器官，主要体现在饮食物的消化、吸收、排泄过程中的相互联系和密切配合。饮食入胃，经胃的腐熟后形成食糜，下传于小肠；通过小肠的进一步消化，以及胆汁的助消化作用，泌别清浊，其水谷精微被吸收，经脾的转输，以营养全身；其糟粕下传于大肠，经大肠的传化作用，使之变化形成粪便而排出体外；其剩余的水液，渗入膀胱，形成尿液而排出体外；三焦是元气和津液运行的道路，与消化、吸收、排泄功能均有关。由此可见，人体对饮食物的消化、吸收和排泄，是由六腑分工合作，共同完成的。

在生理上，六腑以传化水谷为主，泻而不藏，以通为顺，只有六腑保持通畅，饮食物才能得以正常地消化吸收和排泄。由于六腑传化水谷，需要不断地受纳排空，虚实更替，故有"六腑以通为用"之说。

六腑在病理上相互影响，如胃有实热，津液被灼，必致大便燥结，大肠传导不利；而大肠传导失常，肠燥便秘也可引起胃失和降，胃气上逆，出现嗳气、呕恶等症。又如胆火炽盛，常可犯胃，可现呕吐苦水等胃失和降之证；而脾胃湿热，熏蒸于胆，胆汁外溢，可见口苦、黄疸等。

三、脏与腑之间的关系

脏与腑的关系主要表现为脏腑通过经络的相互络属形成阴阳表里配合关系。脏属阴，腑属阳；脏为里，腑为表。一脏一腑，一阴一阳，一表一里，相互配合，形成了脏与腑之间的密切联系。脏腑表里关系，不仅说明它们在生理上的相互联系，而且也决定了它们在病理上的相互影响，脏病及腑、腑病及脏、脏腑同病等。

一脏一腑的表里配合关系，其根据有四：一是经脉络属，即属脏的经脉络于所合之腑。属腑的经脉络于所合之脏。二是结构相连，如胆附肝叶之间，脾与胃以膜相连，肾与膀胱之间有"系"（输尿管）相通。三是气化相通，脏行气于腑，脏腑之间通过经络和营卫气血的正常运行而保持生理活动的协调。六腑传化水谷的功能，受五脏之气的配合才能完成。如胃的纳谷需脾气的运化，膀胱的排尿赖肾的气化作用等。四是病理相关，如肺热壅盛，肺失肃降，可致大肠传导失职而大便秘结等；反之，大肠热结，腑气不通，亦可影响肺气宣降，导致胸闷、喘促等。五脏不平，六腑闭塞；反之，六腑闭塞，五脏亦病。

（一）心与小肠的关系

心为脏，属阴；小肠为腑，属阳。心主血脉，为血液循环的动力；小肠为受盛之府，承受由胃腑下移的饮食物进一步消化，分清别浊。心阳下移于小肠，则小肠受盛化物，分别清浊的功能得以正常地进行。小肠在分别清浊过程中，将清者吸收，通过脾气升清而上输肺，化赤为血，使心血不断得到补充。

病理上，若心有实火，可移热于小肠，引起尿少、尿赤、尿痛等症。反之，小肠有实热，亦可循经上炎于心，可见心烦、舌红、口舌生疮等症。

（二）肺与大肠的关系

肺为脏，属阴，大肠为腑，属阳。肺主气，主行水，大肠主传导，主津，故肺与大肠的关系主要表现在传导和呼吸方面。

1. 传导方面 大肠的传导功能，有赖于肺气的清肃下降。肺气清肃下降，大肠之气亦随之而降，以发挥其传导功能，使大便排出通畅。此外，肺主行水、通调水道，与大肠主津、重新吸收剩余水分的作用相互协作，参与了水液代谢的调节，使大肠既无水湿停留之患，又无津枯液竭之害，从而保证了大便的正常排泄。

2. 呼吸方面 肺司呼吸，肺气以清肃下降为顺。大肠为六腑之一，六腑以通为用，其气以通降为贵。肺与大肠之气化相通，故肺气降则大肠之气亦降，大肠通畅则肺气亦宣通。

病理上，若肺气壅塞，清肃失职，津液不能下达，可致大便干结或便秘；肺气虚弱，推动无力，则可见大便艰涩难行。反之，大肠实热，腑气不通，则可影响肺之肃降，从而产生胸闷、气短等症。

（三）脾与胃的关系

脾为脏，属阴，胃为腑，属阳。脾与胃在五行属土，位居中焦，以膜相连，经络互相联络而构成脏腑表里配合关系。脾胃为后天之本，在饮食物的受纳、消化、吸收和输布的生理过程中起主要作用。脾与胃之间的关系，具体表现在纳与运、升与降、燥与湿几个方面。

1. 升降相因 脾胃居中，为气机上下升降之枢纽。脾的运化功能，不仅包括消化水谷，而且还包括吸收和输布水谷精微。脾的这种生理作用，主要是向上输送到肺，并借助肺的作用以供养全身。所以说："脾气主升"。胃主受纳腐熟，以通降为顺。胃将受纳的饮食物初步消化后，向下传送到小肠，并通过大肠使糟粕浊秽排出体外，从而保持肠胃虚实更替的生理状态，所以说："胃气主降"。"纳食主胃，运化主脾，脾宜升则健，胃宜降则和"（《临证指南医案》）。故脾胃健旺，升降相因，是胃主受纳、脾主运化的正常生理状态。

2. 纳运相得 胃的受纳和腐熟，为脾之运化奠定基础；脾主运化，消化水谷，转输精微，为胃纳食提供能源。两者密切合作，才能完成消化饮食、输布精微，发挥供养全身之用。"胃司受纳，脾主运化，一运一纳，化生精气"（《景岳全书·脾胃》）。

3. 燥湿相济 脾为阴脏，以阳气用事，脾阳健则能运化，故喜燥而恶湿。胃为阳腑，赖阴液滋润，胃阴足则能受纳腐熟，故喜润而恶燥。故曰："太阴湿土，得阳始运，阳明燥土，得阴自安。以脾喜刚燥，胃喜柔润故也"（《临证指南医案》）。燥湿相济，脾胃功能正常，饮食水谷才能消化吸收。胃津充足，才能受纳腐熟水谷，为脾之运化吸收水谷精微提供条件。脾不为湿困，才能健运不息，从而保证胃的受纳和腐熟功能不断地进行。由此可见，胃润与脾燥的特性是相互为用、相互协调的。

在病理上，两者的病变常相互影响，临床上出现脾胃同病。

（四）肝与胆的关系

肝为脏，属阴，胆为腑，属阳。肝位于右胁，胆附于肝叶之间。肝与胆在五行均属木，经脉又互相络属，构成脏腑表里肝与胆在生理上的关系，主要表现在消化功能和精神情志活动方面。

1. 消化功能方面 肝主疏泄，分泌胆汁；胆附于肝，贮藏、排泄胆汁。两者合作使胆汁疏泄到肠道，以帮助脾胃消化食物。所以，肝的疏泄功能正常，胆才能贮藏排泄胆汁，胆之疏泄正常，胆汁排泄无阻，肝才能发挥正常的疏泄作用。

2. 精神情志方面 肝主疏泄，调节精神情志；胆主决断，与人之勇怯有关。肝胆两者相互配合，相互为用，人的精神意识思维活动才能正常进行。故曰："胆附于肝，相为表里，肝气虽强，非胆不断，肝胆相济，勇敢乃成"（《类经·藏象类》）。

在病理上，若肝气郁滞，疏泄失职，可影响胆汁疏利排泄；胆腑湿热，可影响肝之疏泄。

（五）肾与膀胱的关系

肾为脏，属阴，膀胱为腑，属阳。肾为水脏，膀胱为水腑，在五行同属水。两者密切相连，又有经络互相络属，构成脏腑表里相合的关系。

肾司开阖，为主水之脏，主津液，开窍于二阴，膀胱贮存尿液，排泄小便；而为水腑。膀胱的气化功能，取决于肾气的盛衰，肾气司开阖以控制尿液的排泄。肾气充足，固摄有权，则尿液能够正常地生成，并下注于膀胱贮存之而不漏泄，膀胱开阖有度，则尿液能够正常地贮存和排泄。肾与膀胱密切合作，共同维持体内水液代谢。

在病理上，主要表现在水液代谢和膀胱的贮尿和排尿功能失调方面。如肾阳虚衰，气化无权，影响膀胱气化，则出现小便不利、癃闭，或尿频、尿多、小便失禁等症。

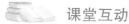 课堂互动

> 脏与脏、腑与腑和脏腑之间有何种联系？你能通过它们之间的联系对临床疾病进行辨证吗？

【同步训练】

1. 藏象的含义是
   A. 五脏六腑的形象
   B. 内在组织器官的形象
   C. 五脏六腑和奇恒之府
   D. 藏于内的脏腑器官表现于外的生理病理现象

    E. 以五脏为中心的整体观

2. 具有"传化物而不藏"生理特点的是

    A. 五脏   B. 六腑   C. 脏腑   D. 奇恒之腑   E. 三焦

3. 具有"藏精气而不泻"特点的是

    A. 五脏   B. 六腑   C. 脏腑   D. 奇恒之腑   E. 三焦

4. 下列哪项为人体这个有机整体的中心

    A. 神   B. 气血津液   C. 六腑   D. 五脏   E. 脑

5. 根据七情分属五脏的理论，下列情志中属心所主的是

    A. 喜   B. 怒   C. 悲   D. 惊   E. 恐

6. 被称为"君主之官"的是

    A. 肺   B. 脾   C. 心   D. 肝   E. 肾

7. 下列哪项与心主血脉的功能关系不大

    A. 面部   B. 舌色   C. 皮肤   D. 脉象   E. 胸部感觉

8. "五脏六腑之大主"是

    A. 肾   B. 肝   C. 心   D. 脾   E. 肺

9. 肺的肃降作用可体现于

    A. 呼出浊气   B. 向下布散精微

    C. 布散卫气   D. 向上输布水谷精微

    E. 使血液会聚于肺

10. 神志活动最主要的物质基础是

    A. 气   B. 血液   C. 津液   D. 精   E. 髓

11. 与血生成关系最为密切的是

    A. 肝   B. 心   C. 脾   D. 肺   E. 肾

12. 与小肠相表里的是

    A. 肺   B. 脾   C. 肝   D. 心   E. 肾

13. 具有"华盖"之称的是

    A. 心   B. 肺   C. 脾   D. 肝   E. 肾

14. 肺的生理功能不包括

    A. 主气   B. 朝百脉   C. 宣发和肃降   D. 在液为汗   E. 通调水道

15. 脾为气血生化之源的生理基础是

    A. 脾的统血   B. 脾的升清   C. 脾的运化

    D. 脾为后天之本   E. 以上都不是

16. 肺其华在

    A. 毛   B. 面   C. 唇   D. 爪   E. 筋

17. 被称为"气血生化之源"的是

    A. 心   B. 肺   C. 肾   D. 肝   E. 脾

18. 脾气的运动特点是

　　A. 入　　　　　　B. 出　　　　　C. 升　　　　　D. 降　　　　　E. 动

19. 当人体休息时，大量血液归于
　　A. 肺　　　　　　B. 肝　　　　　C. 心　　　　　D. 脾　　　　　E. 肾

20. 既属六腑，又为奇恒之腑的是
　　A. 胃　　　　　　B. 胆　　　　　C. 小肠　　　　D. 大肠　　　　E. 三焦

21. 被称为"水谷之海"的是
　　A. 胃　　　　　　B. 小肠　　　　C. 大肠　　　　D. 脾　　　　　E. 胆

22. 胃的生理功能是
　　A. 受盛化物　　　B. 泌别清浊　　C. 受纳腐熟水谷
　　D. 传导糟粕　　　E. 主水液代谢

23. 大肠的生理功能是
　　A. 传导糟粕　　　B. 运化水谷　　C. 腐熟水谷　　　D. 受盛化物　　　E. 主藏精

24. 膀胱的贮尿、排尿功能全赖于
　　A. 心主血　　　　　　　　　　　B. 肺的通调水道作用
　　C. 脾的运化作用　　　　　　　　D. 肝的疏泄作用
　　E. 肾的气化作用

25. 被称为"孤府"的是
　　A. 胆　　　　　　B. 三焦　　　　C. 膀胱　　　　D. 小肠　　　　E. 胃

26. 被称为"水火既济"的是
　　A. 心与肝　　　　B. 心与肺　　　C. 肝与肾　　　D. 心与肾　　　E. 脾与胃

27. 下列不属表里关系的脏腑是
　　A. 心包与三焦　　B. 心与小肠　　C. 肺与大肠　　D. 脾与胃　　　E. 肾与膀胱

28. 爪甲的荣枯，主要取决于
　　A. 肝血　　　　　B. 肾精　　　　C. 心气　　　　D. 肺津　　　　E. 心血

29. 牙齿的生长与脱落，与下列哪项关系最为密切
　　A. 脾　　　　　　B. 肝　　　　　C. 肾　　　　　D. 肺　　　　　E. 心

30. 五脏之中主升清的是
　　A. 心　　　　　　B. 肺　　　　　C. 脾　　　　　D. 肝　　　　　E. 肾

31. 津液的生成与何项无关
　　A. 脾　　　　　　B. 胃　　　　　C. 小肠　　　　D. 大肠　　　　E. 肝

32. 推动血液在脉中运行的是
　　A. 心　　　　　　B. 肺　　　　　C. 肝　　　　　D. 脾　　　　　E. 肾

33. 下列不属于奇恒之腑的是
　　A. 脉　　　　　　B. 筋　　　　　C. 髓　　　　　D. 骨　　　　　E. 胆

34. 与呼吸功能关系最密切的是
　　A. 肺与肝　　　　B. 肺与心　　　C. 肺与肾　　　D. 肝与肾　　　E. 肾与心

35. 有"喜燥恶湿"生理特性的是

A. 肺　　　　　B. 脾　　　　　C. 肝　　　　　D. 心　　　　　E. 肾

36. 与情志抑郁最为相关的是

　　A. 心神不足　　B. 髓海空虚　　C. 肝气郁结　　D. 肝升太过　　E. 肝血不足

37. 肾的生理特性是

　　A. 娇脏　　　　B. 刚脏　　　　C. 体阴用阳　　D. 喜燥恶湿　　E. 主封藏

38. 全身元气和水液运行的通道是

　　A. 肾　　　　　B. 小肠　　　　C. 肝　　　　　D. 三焦　　　　E. 心

39. 脾主

　　A. 肉　　　　　B. 筋　　　　　C. 皮　　　　　D. 脉　　　　　E. 骨

40. 促进性功能成熟的物质是

　　A. 血液　　　　B. 天癸　　　　C. 肾精　　　　D. 肾气　　　　E. 肾阳

41. 胃的生理特征是

　　A. 主封藏　　　B. 喜清肃　　　C. 喜燥恶湿　　D. 喜润恶燥　　E. 喜条达

42. 哪项不属"肾气不固"的临床表现

　　A. 小便失禁　　B. 早泄　　　　C. 水肿

　　D. 滑精　　　　E. 带下清稀而多

43. 以下何种说法是错误的

　　A. 胃为"水谷之海"　　　　　　B. 思为心之志

　　C. 腰为肾府　　　　　　　　　　D. 恐为肾之志

　　E. 爪为筋之余

44. 人的视觉功能，与下列哪项关系最为密切

　　A. 心主血脉的功能　　　　　　　B. 肺主气的功能

　　C. 脾主运化的功能　　　　　　　D. 肝藏血的功能

　　E. 肾藏精的功能

45. "利小便即所以实大便"治法的依据是

　　A. 脾运化水液　　B. 肺通调水道　　C. 大肠传化糟粕

　　D. 小肠泌别清浊　　　　　　　　E. 膀胱贮尿、排尿

（刘　轩　王凤丽　刘爱军）

第四章 精气血津液

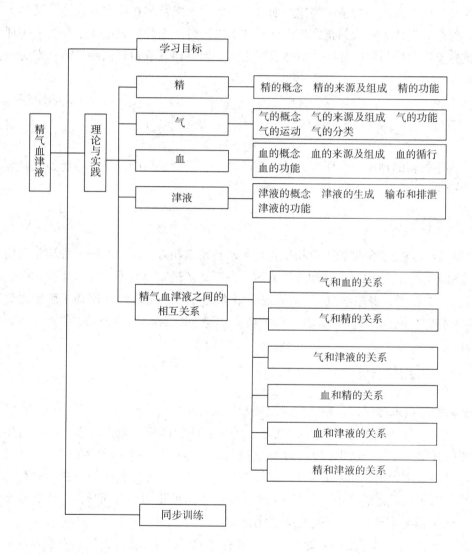

学习目标

1. 了解精、气、血、津液各自的来源与组成。

2. 掌握精、气、血、津液各自的生理功能。

3. 认识精、气、血、津液之间的相互关系。

精、气、血、津液在人体生命活动中占有极其重要的位置。《灵枢·本藏》说："人之血气精神者，所以奉生而周于性命者也。"中医学有关精、气、血、津液的理论，早在《黄帝内经》中已有较全面、系统的论述。这一系统理论的形成和发展，不仅受到古代哲学思想中朴素的唯物论的影响，而且与藏象学说的形成和发展有着更为密切的关联。

精、气、血、津液是人体脏腑经络、形体官窍进行生理活动的物质基础，是构成人体和维持人体生命活动的基本物质。而这些物质的生成及其在体内的代谢，又都依赖于脏腑、经络、形体、官窍的正常生理活动才得以进行。因此，无论在生理还是病理状况下，这些基本物质与脏腑经络、形体官窍之间，始终存在着相互依赖、相互影响的密切关系。

第一节　精

中医学的精的理论，是研究人体之精的概念、代谢、功能及其与脏腑、气血等相互关系的学说。

一、精的概念

精，是由禀受于父母的生命物质与后天水谷精微相融合而形成的一种精华物质，是人体生命的本原，是构成人体和维持人体生命活动的最基本物质。如《素问·金匮真言论》说："夫精者，身之本也。"精一般呈液态贮藏于脏腑之中或流动于脏腑之间，如《灵枢·本神》说："是故五脏者，主藏精。"《素问·经脉别论》说："食气入胃，散精于肝。"

二、精的来源及组成

从精的生成来源而言，精有先天之精和后天之精之分。

1. 先天之精　先天之精禀受于父母，是构成胚胎的原始物质。古人通过对生殖繁衍过程的观察和体验，认识到男女生殖之精的结合能产生一个新的生命个体。《灵枢·天年》认为人之始生，"以母为基，以父为楯"。可见，父母遗传的生命物质是与生俱来的精，谓之先天之精，如《灵枢·决气》说："两神相搏，合而成形，常先身生，是谓精。"《灵枢·本神》说："生之来，谓之精。"

2. 后天之精　后天之精来源于水谷，又称"水谷之精"。古人通过对饮食水谷消化吸收乃至糟粕排泄过程的观察，认识到人体必须吸收饮食物中的精华物质才得以维持生命。脾气升运，变饮食水谷为水谷之精，是人出生后赖以维持生命活动的精微物质，故称为"后天之精"。水谷之精以与津液相合的液态形式由脾气转输全身各脏腑形体官窍，如《素问·厥论》说："脾主为胃行其津液者也。"《素问·玉机真脏论》说："脾为孤脏，中央土以灌四傍。"

人体之精的来源，以先天之精为本，并得到后天之精的不断充养，而且先后天之精相互促进，相互辅助，如此，人体之精才能逐渐充盛。故无论是先天之精还是后天之精的匮乏，均可导致精虚不足的病理变化。

三、精的功能

精主闭藏而静谧于内，其性属阴。精除了具有繁衍生命的重要作用外，还具有濡养、化血、化气等功能。

（一）生殖

由先天之精与后天之精合化而生成的生殖之精，具有繁衍生命的作用。由于具有遗传功能的先天之精主要藏于肾，并且五脏六腑之精都可资助藏于肾的先天之精，故生殖之精实由肾精化生。

先、后天之精的相辅相成使肾精逐渐充实，化生的肾气也逐渐充盛。充盛的肾气促进和维持了人体的生长发育，形体发育成熟到一定年龄产生"天癸"，使人体具备生殖机能，有利于繁衍后代。在生殖过程中，父母将生命物质通过生殖之精遗传给后代。因此，肾精不仅产生生殖之精，而且化生肾气以促进生殖。这个遗传物质，即是新生命的"先天之精"。因此，精是生命的本源。

（二）濡养

精能滋润濡养人体各脏腑形体官窍。先天之精与后天之精充盛，则脏腑之精充盈，肾精也充盛，因而全身脏腑组织官窍得到精的充养，各种生理机能得以正常发挥。若先天禀赋不足，或后天之精化生有碍，则肾精亏虚，五脏之精也衰，失去濡养作用，脏腑组织官窍得不到精的濡养和支持，其功能不能正常发挥，甚至衰败。如肾精有损，则见生长发育迟缓或未老先衰；肺精不足，则见呼吸障碍、皮肤失润无泽；肝精不足，肝血不充，筋脉失养，则见拘挛、抽搐等。

肾是藏精的主要脏器，肾精可以生髓，髓充养骨骼，使骨骼健壮，牙齿坚固；髓充养于脑，则脑的生理功能得以充分发挥。如若肾精亏虚，不能生髓，则骨骼失养、牙齿脱落松动；髓海不足，则头昏神疲，智力减退。

（三）化血

精可以转化为血，是血液生成的来源之一。《张氏医通·诸血门》说："精不泄，归精于肝而化清血。"肾精充盈，则肝有所养，血有所充。故精足则血旺，精亏则血虚。

（四）化气

精可以化生为气。《素问·阴阳应象大论》说："精化为气。"先天之精可以化生先天之气（元气），水谷之精可以化生谷气，再加上肺吸入的自然界清气，综合而成一身之气。气不断地推动和调控人体的新陈代谢，维系生命活动。因此，精是生命之本源，是构成人体的最基本物质。

先、后天之精分藏于脏腑之中，则为脏腑之精；一身之气分布于脏腑之中，则为脏腑之气。先、后天之精充盛，则其化生的一身之气必然充足；各脏腑之精充足，则化生的脏腑之气自然充沛。各脏腑之气推动和调控着各脏腑的功能，共同维持着机体的生理活动。

精化成气，气有保卫机体、抵御外邪入侵的能力。《素问·金匮真言论》说："故藏于精者，春不病温。"可见精足则正气旺盛，抗病力强，不易受病邪侵袭。

总之，脏腑之精充盈，肾精充盛，则化气充足，机体生命活动旺盛，身体健康，生殖功能正常，抗御外邪，祛病延年。若脏腑之精亏虚，肾精衰少，则化气不足，机体正气虚衰，抗病和生殖能力下降。

第二节　气

一、气的概念

气是人体内活力很强、运行不息的物质，是构成人体和维持生命活动的基本物质之一。气运行不息，推动和调控着人体的新陈代谢，维系着人体的生命活动。气的运动停止，则意味着生命的终止。

中医学的气客观存在于人体中，是在体内不断升降出入运动的精微物质，既是构成人体的基本物质，又对生命活动起着推动和调控作用。

二、气的来源与组成

人体之气来源于先天之精气、水谷之精气和自然界的清气，三者结合而成。气的生成有赖于全身各脏腑组织的综合作用，其中与肺、脾胃、肾等脏腑的关系尤为密切。

来源于父母的先天之精化生先天之精气，成为人体之气的根本。先天之精气是人体生命活动的原动力，《灵枢·刺节真邪》称之为"真气"，说："真气者，所受于天，与谷气并而充身者也。"《难经》称之为"原气"或"元气"。

来源于饮食物的水谷精微，被人体吸收后化生水谷之气，简称为"谷气"，布散全身后成为人体之气的主要部分。《灵枢·营卫生会》说："人受气于谷，谷入于胃，以传于肺，五脏六腑皆以受气。"另外，水谷精微化生的血和津液，也可作为化气之源。

来源于自然界的清气需要依靠肺的呼吸功能和肾的纳气功能才能吸入体内。《素问·阴阳应象大论》说："天气通于肺。"清气参与气的生成，并且不断吐故纳新，促进人体代谢活动，因而是生成人体之气的重要来源，清气随呼吸运动源源进入体内，不可间断。

三、气的功能

气对于人体具有十分重要的作用，它既是构成人体的基本物质之一，又是推动和调控脏腑功能活动的动力，从而起到维系生命活动的作用。因此，《难经·八难》说："气者，人之根本也。"《类经·摄生类》说："人之有生，全赖此气。"人体之气的功能可归纳为以下几个方面。

（一）推动和调控作用

气是活力很强的精微物质，能激发和促进人体的生长发育及各脏腑经络的生理功能。因此，人体的生长发育、脏腑经络的生理活动、精血津液的生成及运行输布等都要依靠气的推动作用。例如，元气能够促进人体的生长、发育、生殖机能和各脏腑组织的功能活动。如果元气不足，推动和激发力量减弱，就会导致人体的生长发育迟缓、生殖机能衰退，出现早衰；引起人体脏腑经络生理活动的减弱；还会出现血液和津液的运行迟缓，输布、排泄障碍等病理变化。

总之，气的推动作用一方面表现在气能推动和激发人体所有脏腑经络进行正常的生理活动，另一方面表现在气以自身的运动来推动精、血和津液等有形物质的代谢。说明了气的推动作用是人体生命活动的基本保证。

人体内部各种功能活动之间要取得协调平衡，气的调控作用是十分重要的。气一方面发挥推动、兴奋、升发的作用，另一方面也发挥宁静、抑制、肃降的作用。若以"气分阴阳"，前者属气中阳性成分的作用，后者属气中阴性成分的作用。阴阳二气的功能协调则维持着生命活动的稳定有序，既无太过，也无不及。《证治准绳·杂病·诸气门》说："一气之中而有阴阳，寒热升降动静备于其间。"《医原·阴阳互根论》又说："阴阳互根，本是一气，特因升降而为二耳。"人体生长发育及生殖功能的稳定、脏腑经络功能的协调、精血津液的生成及运行输布有序，既有赖于阳气的推动、激发等促进作用，又离不开阴气的宁静、抑制等调控作用，是阴阳二气的推动与调控作用相反相成的结果。若阴气的宁静、抑制等作用减弱，阳气的推动、激发作用过亢，脏腑功能亢奋，则可出现精血津液的代谢加快，消耗过多，可见遗精、多汗、出血、烦躁、失眠等症。

案例分析

杨某，神疲乏力，少气懒言，自汗，活动时诸症加重，舌淡苔白，脉虚无力。

试分析，患者精气血津液哪一方面出现了问题？

（二）温煦与凉润作用

气的温煦作用，是指气可以通过气化产生热量，使人体温暖，消除寒冷。气的温煦作用对人体有重要的生理意义：①使人体维持相对恒定的体温；②有助于各脏腑、经络、形体、官窍进行正常的生理活动；③有助于精血津液的正常的循行和输布，即所谓"得温而行，得寒而凝"。

发挥温煦作用的气是人身之阳气，如《医碥·气》说："阳气者，温暖之气也。"若阳气不足，产热过少，则可见虚寒性病变，表现为畏寒喜暖、四肢不温、体温低下，脏腑生理活动减弱，精血津液代谢减弱、运行迟缓等。正如《诸病源候论·冷气候》所说："夫脏气虚，则内生寒也。"

发挥凉润作用的气是人身之阴气。阴气具有寒凉、柔润、制热的特性。体温的恒定、脏腑机能的稳定发挥及精血津液有序的运行、输布、代谢，虽都与阳气的温煦作用密切相关，但都离不开阴气的凉润作用，是阴阳二气温煦与凉润的作用对立统一的结果。若阴气的凉润作用减退，可出现低热、盗汗、五心烦热、脉细数等脏腑机能亢奋、精血津液代谢加快的虚热性病变。

（三）防御作用

气既能护卫肌表，防御外邪入侵，同时也可以驱除侵入人体内的病邪。因此，气的防御作用十分重要。《素问·遗篇·刺法论》说："正气存内，邪不可干。"说明气的防御功能正常，则邪气不易入侵。《医旨绪余·宗气营气卫气》说："卫气者，为言护卫周身，温分肉，肥腠理，不使外邪侵犯也。"若气的防御作用低下，势必不能抗邪，邪气易于入侵而发生疾病，故《素问·评热病论》说："邪之所凑，其气必虚。"当邪气入侵人体某一部位时，机体正气就会聚集于该处，发挥抗御邪气、驱邪外出的作用。因此，气的防御功能正常，则邪气不易入侵；或虽有邪气侵入，也不易发病；即使发病，也易于治愈。气的防御功能决定着疾病的发生、发展和转归。

（四）固摄作用

固摄作用，是指气对于体内血、津液、精等液态物质的固护、统摄和控制作用，从而防止这些物质无故流失，保证它们在体内发挥正常的生理功能。具体来说，气的固摄作用表现为：①统摄血液，使其在脉中正常运行，防止其溢出脉外；②固摄汗液、尿液、唾液、胃液、肠液，控制其分泌量、排泄量和有规律地排泄，防止其过多排出及无故流失；③固摄精液，防止其妄加排泄。若气的固摄作用减弱，则有可能导致体内液态物质的大量丢失。如气不摄血，可以引起各种出血；气不摄津，可以引起自汗、多尿、小便失禁、流涎、呕吐清水、泄泻等；气不固精，可以引起遗精、滑精、早泄等病症。

（五）气化作用

气的运动而产生的各种变化称为气化。气化是在气的作用下，脏腑的功能活动，精气血津液等不同物质之间的相互化生，以及物质与功能之间的转化，包括了体内物质的新陈代谢，以及物质转化和能量转化等过程。总之，人体的生命活动全靠气化作用，气化是生命活动的本质所在。如果气化作用失常，则能影响整个物质代谢过程，会影响饮食物的消化吸收；气、血、津液的生成、输布；汗液、尿液和粪便的排泄等，从而形成各种病变。

四、气的运动

气有运动的特性，气以其运行不息而激发和调控机体的新陈代谢，推动人体的生命进程。气的运动止息，机体新陈代谢的气化过程因而停止，则标志着生命过程的终止。

（一）气运动的概念

气的运动称为气机。人体之气是不断运动着的活力很强的极细微物质，它流行全身，内至五脏六腑，外达筋骨皮毛，发挥其生理功能，推动和激发人体的各种生理活动。

（二）气运动的意义

气机的升降出入，对于人体的生命活动至关重要。如先天之气、水谷之气和吸入的清气，都必须经过升降出入才能布散全身，发挥其生理功能。而精、血、津液也必须通过气的运动才能在体内不断地运行流动，以濡养全身。人体脏腑、经络、形体、官窍的生理活动必须依靠气的运动才得以完成，脏腑、经络、形体、官窍之间的相互联系和协调也必须通过气的运动才得以实现。也就是说，人体整个生命活动都离不开气的升降出入运动。同时，人与自然环境之间的联系和适应，也离不开气的升降出入运动。如人吸入清气，呼出浊气，摄入食物和水液，排出粪便及尿液、汗液等都是气运动的体现。故气的升降出入运动是人体生命活动的根本，气的升降出入运动一旦停息，也就意味着生命活动的终止。

（三）气运动的形式

气的运动形式，因气的种类与功能的不同而有所不同，可以归纳为升、降、出、入四种基本形式。所谓升，是指气自下而上的运行；降，是指气自上而下的运行；出，是指气由内向外的运行；入，是指气自外向内的运行。例如呼吸，呼出浊气是出，吸入清气是入。呼气是由肺向上经喉、鼻而排出体外，既是出，又是升；吸气是气流向下经鼻、喉而内入肺，既是入，也是降。

人体之气运动的升与降、出与入是对立统一的矛盾运动，广泛存在于机体内部。虽然从某个脏腑的局部生理特点来看，有所侧重，如肝、脾主升，肺、胃主降等，但是从整个机体的生理活动来看，升与降、出与入之间必须协调平衡。只有这样，才有人体之气的正常运动，各脏腑才能发挥正常生理功能。因此，气机升降出入的协调平衡是保证生命活动正常进行的一个重要环节。一方面，气必须有通畅无阻的运动；另一方面，气的升降出入运动之间必须平衡协调。具备这两点，气的运动才是正常的，这种正常状态称之为"气机调畅"。

（四）气运动的规律

人体的脏腑、经络、形体、官窍，都是气升降出入的场所。气的升降出入运动，也只有在脏腑、经络、形体、官窍的生理活动中才能得到具体体现。脏腑之气的运动规律，有其独特之处，体现了脏腑生理活动的特性，也表现了脏腑之气运动的不同趋势。以五脏而分述之，心肺位置在上，在上者宜降；肝肾位置在下，在下者宜升；脾胃位置居中，通连上下，为升降转输的枢纽。以六腑而总论之，六腑传化物而不藏，以通为用，以降为顺。其在饮食水谷的消化吸收过程中，也有着吸取水谷精微和津液，参与全身代谢的作用，总体是降，但降中寓升。以脏腑之间关系而论之，如肺主出气、肾主纳气；肝主升发、肺主肃降；脾主升清、胃主降浊以及心肾相交等，都说明了脏与脏、脏与腑之间处于升降的统一体中。以某一脏腑而论，其本身也是升与降的统一体，如肺之宣发肃降、小肠的分清别浊等。

总之，脏腑的气机升降运动，在生理状态下，体现了升中有降、降中有升的特点和对立统一、协调平衡的规律。

（五）气运动的失常

气的升降出入运动协调平衡，通常称之为"气机调畅"，若气的升降出入之间失去协调平衡，称为"气机失调"。由于气的运动形式是多种多样的，所以气机失调也有多种表现。如气的运行受阻而不畅通时，称为"气机不畅"；气的运行受阻较甚，局部阻滞不通时，称为"气滞"；气的上升太过或下降不及时，称为"气逆"；气的上升不及或下降太过时，称为"气陷"；气的外出太过而不能内守时，称为"气脱"；气不能外达而郁结闭塞于内时，称为"气闭"。因此，掌握气运动失常的状态和机制，将有利于确立"气机失调"病变的治疗法则。

五、气的分类

人体之气，由先天之精和水谷之精所化之气，加之吸入的自然界清气，经过脾、胃、肺、肾等脏腑生理功能的综合作用而生成，分布于全身，无处不到。由于气的生成、来源、分布部位及功能特点的不同，人体之气又有着各自不同的名称。从生成来源而言之，以先天之精化生者为元气，由水谷之精化生者为谷气。人体之气从其分布部位而言之，行于脉中为营气，行于脉外为卫气；谷气与自然界清气相聚于胸中者为宗气。

（一）元气

元气，是人体最基本、最重要的气，是人体生命活动的原动力。元气，《难经》又称"原气"。《黄帝内经》虽无"元气"或"原气"之称，但有"真气"之说。元气、原气、真气，三者都是指先天之气。

1. 生成与分布 元气主要由肾藏的先天之精所化生，通过三焦而流行于全身。元气的生成来源是肾中所藏的先天之精，先天之精化生的元气生于命门，《难经·三十六难》说："命门者……原气之所系也。"肾中先天之精禀受于父母的生殖之精，胚胎时期即已存在，出生之后，必须得到脾胃化生的水谷之精的滋养补充，方能化生充足的元气。因此，元气充盛与否，不仅与来源于父母的先天之精有关，而且与脾胃运化功能、饮食营养及化生的后天之精是否充盛有关。若因先天之精不足而导致元气虚弱者，也可以通过后天的培育补充而使元气充实。如《景岳全书·论脾胃》说："故人之自生至老，凡先天之有不足者，但得后天培养之力，则补天之功，亦可居其强半，此脾胃之气所关于人生者不小。"

元气发于肾，以三焦为通路，循行全身，内而五脏六腑，外而肌肤腠理，无处不到，发挥其生理功能，成为人体最根本、最重要的气。《难经·六十六难》说："三焦者，原气之别使也，主通行三气，经历于五脏六腑。"

2. 生理功能　元气的生理功能主要体现在以下两个方面。

一是推动和调节人体的生长发育和生殖机能。元气推动人体生长发育和生殖机能的生理作用，与肾气的功能类似。由于肾精的主体成分是先天之精，肾精所化生的肾气也主要是先天之气，因而元气与肾气的构成和功能基本相同。元气的盛衰变化体现于机体生、长、壮、老、已的自然规律。人从幼年开始，肾精以先天之精为基础，得到后天之精的补充而渐渐充盛，化生元气，促进生长发育。经过一段时期，从婴幼儿成长到青壮年，此时由于肾精充盛到一定程度，化生充足的元气，使机体发育，形体壮实，筋骨强健，同时具备了生殖能力。到了老年，由于生理和病理性消耗，肾精渐衰，化生元气渐渐减少，形体出现衰老之象，生殖机能也随之衰退，直至元气衰亡，生命终止。因此，元气不足则易于出现生长发育迟缓、生殖机能低下及未老先衰的病理改变。

二是推动和调控各脏腑、经络、形体、官窍的生理活动。元气藏于神，根于命门，是生命活动的原动力。元气以三焦为通道，布散全身，全面地促进和调控全身各脏腑经络形体官窍的生理活动。例如，它既能使心神兴奋，又能使心神宁静；既能发挥推动、兴奋、化气、温煦等属于"阳"的功能，又能发挥宁静、抑制、成形、凉润等属于"阴"的功能。因此，元气可分为元阴、元阳，影响一身之阴阳。元气发于命门，故《景岳全书·传忠录下》说："命门为元气之根，为水火之宅，五脏之阴气非此不能滋，五脏之阳气非此不能发。"同时，命门之水火、元气之阴阳之间的协调平衡才能保持脏腑功能处于"阴平阳秘"的健康状态。总之，机体的一切生命活动都是在元气推动和调控下进行的，元气是生命活动的原动力，元气亏少或元阴元阳失衡，都会产生较为严重的病变。

（二）宗气

宗气是由谷气与自然界清气相结合而积聚于胸中的气，属后天之气的范畴。宗气的生成直接关系到一身之气的盛衰。宗气在胸中积聚之处，《灵枢·五味》称为"气海"，又名为膻中。

1. 生成与分布　宗气的生成有两个来源，一是脾胃运化的水谷之精所化生的水谷之气，一是肺从自然界中吸入的清气，二者相结合生成宗气。因此，脾的运化转输功能和肺主气、司呼吸的功能是否正常，对宗气的生成和盛衰有着直接的关系。

宗气聚于胸中，通过上出息道（呼吸道）、贯注心脉及沿三焦下行的方式布散全身。《灵枢·邪客》说："宗气积于胸中，出于喉咙，以贯心脉，而行呼吸。"宗气一方面上出于肺，循喉咙而走息道，推动呼吸；一方面贯注心脉，推动血行。三焦为诸气运行的通道，宗气还可沿三焦向下运行于脐下丹田。此外，《灵枢·刺节真邪》中还指出宗气可由气海向下注入气街（注入足阳明经脉的腹股沟部位），再下行于足。

2. 生理功能 宗气的生理功能主要有司呼吸、行气血和资先天三个方面。一是助肺司呼吸。宗气上走息道，推动肺的呼吸。因此，凡呼吸、语言、发声的强弱皆与宗气有关。宗气充盛则呼吸徐缓而均匀，语言清晰，声音洪亮。反之，则呼吸短促微弱，语言不清，发声低微。二是助心行血。宗气贯注于心脉之中，促进心脏推动血液运行。因此，凡气血的运行、心搏的强弱及节律等皆与宗气有关。宗气充盛则脉律一致而有力；反之，则脉来躁急，节律不规则，或微弱无力。《素问·平人气象论》说："胃之大络，名曰虚里，贯膈络肺，出于左乳下，其动应衣（手），脉宗气也。"古人常以虚里（相当于心尖搏动的部位）搏动情况来测知宗气的盛衰。若其搏动正常，则宗气充盛；若其搏动躁急，引衣而动，则宗气大虚；若其搏动消失，是宗气亡绝之象。三是资助元气。宗气以三焦为通道，自下而上运行，蓄积于脐下丹田，以资助先天元气。

（三）营气

营气是行于脉中而具有营养作用的气。由于营气在脉中，是血液的重要组成部分，营与血关系密切，可分不可离，故常常将"营血"并称。营气与卫气从性质、功能和分布进行比较，卫属阳，营属阴，所以又常将营气称为"营阴"。

1. 生成与分布 营气来源于脾胃运化的水谷精微。水谷之精化为水谷之气，其中由精华部分化生为营气，并进入脉中运行全身。《素问·痹论》说："营者，水谷之精气也。和调于五脏，洒陈于六腑，乃能入于脉也。故循脉上下，贯五脏，络六腑也。"可见，营气由水谷之精所化生，进入脉中，循脉运行全身，内入脏腑，外达肢节，终而复始，营周不休。

2. 生理功能 营气的主要生理功能表现在化生血液和营养全身两个方面。营气注于脉中，化为血液。营气与津液调和，共注脉中，化成血液，并保持血液量的恒定。正如《灵枢·邪客》所说："营气者，泌其津液，注之于脉，化以为血。"营气循血脉流注于全身，五脏六腑、四肢百骸都得到营气的滋养。如《灵枢·营卫生会》说："此所受气者，泌糟粕，蒸津液，化其精微，上注于肺脉，乃化而为血，以奉生身，莫贵于此，故独得行于经隧，命曰营气。"营气的化生血液和营养全身的生理作用是互相关联的，若营气亏少，则会引起血液亏虚，全身脏腑组织因得不到足够营养而导致生理功能减退。

（四）卫气

卫气是行于脉外而具有保卫作用的气。因其有卫护人体，避免外邪入侵的作用，故称之为卫气。卫气与营气相对而言属于阳，故又称之为"卫阳"。

1. 生成与分布 卫气来源于脾胃运化的水谷精微。水谷之精化为水谷之气，其中慓悍滑利部分化生为卫气。《素问·痹论》说："卫者，水谷之悍气也。其气慓疾滑利，不能入于脉也。故循皮肤之中，分肉之间，熏于肓膜，散于胸腹。"因此，卫气由水谷之精化生，运行于脉外，不受脉道的约束，外至皮肤肌腠，内至胸腹脏腑，布散全身。

2. 生理功能　卫气有防御外邪、温养全身和调控腠理的生理功能。

（1）护卫肌表，防御外邪入侵：卫气布达于肌表，起着保卫作用，抵抗外来的邪气，使之不能入侵人体。《医旨绪余·宗气营气卫气》说："卫气者，为言护卫周身……不使外邪侵犯也。"因此，卫气充盛，则肌表坚固，抵御外邪能力强，人体不易感受外邪；若卫气虚弱，则人体常常易于感受外邪而发病。

（2）温养全身的作用：卫气充斥于全身，内至脏腑，外达肌肤，对脏腑、肌肉、皮毛发挥温养作用，从而保证了脏腑组织的生理活动得以正常进行。卫气充足，温养机体，则可维持人体体温的相对恒定。若卫气虚亏，则温煦之力减弱，易致风寒湿等阴邪乘虚侵袭肌表，出现阴盛的寒性病变；若卫气在局部运动受阻，郁积不散，则可出现阳盛的热性病变。正如《读医随笔·气血精神论》所说："卫气者，热气也。凡肌肉之所以能温，水谷之所以能化者，卫气之功用也。虚则病寒，实则病热。"

（3）控制腠理的开阖：卫气能够调节控制腠理的开阖，促使汗液有节制地排泄。卫气的这一调控作用，既有气能固摄的一面，又有气能推动的一面。通过汗液的正常排泄，使机体维持相对恒定的体温，从而保证了机体内外环境之间的协调平衡。《景岳全书·杂证谟·汗证》说："汗发于阴而出于阳。此其根本则由阴中之营气，而其启闭则由阳中之卫气。"因此，当卫气虚弱时，其调控腠理功能失职，可以出现无汗、多汗或自汗等病理现象。

营气与卫气，既有联系又有区别。营气与卫气都来源于水谷之精微，均由脾胃所化生。两者虽然来源相同，但两者在性质、分布、功能上均有一定区别。营气性质精纯，富有营养，而卫气性质慓疾滑利，易于流行；营气行于脉中，而卫气行于脉外；营气有化生血液和营养全身的功能，而卫气有防卫、温养和调控腠理的功能；营属阴，而卫属阳。可见，营卫调和才能维持正常的体温和汗液分泌，人体才能有旺盛的抗邪力量和脏腑的正常生理活动。若营卫二者失和，则可能出现恶寒发热、无汗或汗多，"昼不精夜不瞑"，以及抗病能力低下而易于感冒等。

第三节　血

一、血的概念

血是循行于脉中而富有营养的红色液态物质，是构成人体和维持人体生命活动的基本物质之一。《素问·调经论》说："人之所有者，血与气耳。"

脉是血运行的管道，具有阻遏血溢出脉外的功能，故有"血府"之称。血循行于脉中而运行至周身，内至脏腑，外达肢节，周而复始，发挥其营养和滋润作用。

二、血的来源与组成

水谷精微和肾精是血液化生的基础，它们在脾、胃、心、肺、肝、肾等脏腑的共同作用下，经过一系列气化过程，而得以化生为血。

水谷之精是血生成的基本物质。《灵枢·决气》曰："中焦受气取汁，变化而赤，是谓血。"即是说明中焦脾胃受纳运化饮食水谷，吸取其中的精微物质，变化而成为红色的血。因此，水谷之精是化生血的主要物质基础。

肾精也是化生血的基本物质。《诸病源候论·虚劳精血出候》说："肾藏精，精者，血之所成也。"由于精与血之间存在着相互资生和相互转化的关系，因而肾精充足，则可化为肝血。如《张氏医通·诸血门》说："精不泄，归精于肝而化清血。"

因此，血以水谷之精以及肾精为其化生之源。

三、血的循行

血运行于脉管之中，流布全身，循环不已，运行不息，发挥其营养全身的生理功能。但血的正常运行受多种因素的影响，同时也是多个脏腑功能共同作用的结果。

（一）影响血运行的因素

血属阴而主静，血的运行需要推行的动力，这种动力主要依赖于气的推动作用和温煦作用。明·虞抟《医学正传·气血》说："血非气不运。"血运行于脉道之中，而不致溢出脉外，需要得到一定的统摄，这种统摄作用主要依赖于气的固摄作用。清·沈明宗《金匮要略编注·下血》说："五脏六腑之血，全赖脾气统摄。"因此，气的推动与固摄作用是保证血正常运行的主要因素。

血行脉中，脉为"血府"。《灵枢·决气》称脉管具有"壅遏营气，令无所避"的功能，因此，脉道的完好无损与通畅无阻也是保证血正常运行的重要因素。

血的质量，也可影响血自身的运行。若血虚少或黏稠，可致血行不畅。

（二）血正常运行的条件

血的正常运行，必须具备三个条件：一是血充盈；二是脉管系统完整和通畅；三是全身脏腑的功能正常，相互协调平衡。尤其以心、肺、肝、脾四脏的功能最为重要。

心主血脉，心气推动血在脉中运行全身。心脏、脉管和血构成了一个相对独立的系统。心气的充足与推动功能的正常与否在血行中起着主导作用。

肺朝百脉、主治节，辅助心脏主管全身血脉。肺气宣发与肃降，调节全身的气机，随着气的升降而推动血行至全身。尤其是宗气贯心脉而行血气的功能，更突出了肺气在血行中的推动和促进作用。

肝主疏泄，调畅气机，是保证血行通畅的一个重要环节。肝有贮藏血液和调节血量的功能，可以根据人体各个部位的生理需要，在肝气疏泄功能的协调下，调节脉道中循环的血量，维持血液循环及流量的平衡，同时，肝藏血的功能也可以防止血溢脉外，避免出血的发生。

脾主统血，脾气健旺则能控摄血在脉中运行，防止血溢脉外。

由上可见，心气的推动、肺气的宣发肃降、肝气的疏泄是推动和促进血行的重要因素，脾气的统摄及肝气的藏血是固摄控制血行的重要因素。而心、肝、脾、肺等脏的生理功能的相互协调与密切配合，共同保证了血的正常运行。其中任何一脏的生理功能失调，都可以引起血行失常的病变。故《温病条辨·治血论》说："故善治血者，不求之有形之血，而求之无形之气。"

四、血的功能

血主要具有濡养和化神两个方面的功能。

（一）濡养

血由水谷精微所化生，含有人体所需的丰富的营养物质。血在脉中循行，内至五脏六腑，外达皮肉筋骨，不断地对全身各脏腑组织器官起着濡养和滋润作用，以维持各脏腑组织器官发挥生理功能，保证了人体生命活动的正常进行。《难经·二十二难》将血的这一重要功能概括为"血主濡之"。《素问·五藏生成》指出："肝受血而能视，足受血而能步，掌受血而能握，指受血而能摄。"说明全身各个脏腑组织器官的生理功能得到血的濡养才能发挥正常的作用。

血的濡养作用可反映在面色、肌肉、皮肤、毛发、感觉和运动等方面。血量充盈，濡养功能正常，则面色红润，肌肉壮实，皮肤和毛发润泽，感觉灵敏，运动自如。若血量亏少，濡养功能减弱，则可出现面色萎黄，肌肉瘦削，肌肤干涩，毛发不荣，肢体麻木或运动无力等。

（二）化神

血是机体精神活动的主要物质基础，《素问·八正神明论》说："血气者，人之神，不可不谨养。"《灵枢·平人绝谷》说："血脉和利，精神乃居。"说明人体的精神活动必须得到血的营养，才能产生充沛而舒畅的精神情志活动。血气充盛，血脉调和，则精神充沛，神志清晰，感觉灵敏，思维敏捷。反之，血亏耗，血行异常，则可出现不同程度的精神情志方面的病证，如精神疲惫、健忘、失眠、多梦、烦躁、惊悸，甚至神志恍惚、谵妄、昏迷等。

总之，血在人体生命活动中起着极其重要的作用。《景岳全书·血证》中说："凡为七窍之灵，为四肢之用，为筋骨之和柔，为肌肉之丰盛，以至滋脏腑，安神魂，润颜色，充营卫，津液得以通行，二阴得以调畅，凡形质所在，无非血之用也。是以人有此形，惟赖此血，故血衰则形萎，血败则形坏，而百骸表里之属，凡血亏之处，则必随所在而各见其偏废之病。"这是对血的功能及其重要性的较全面的概括。

第四节　津　　液

一、津液的概念

津液，是机体一切正常水液的总称，包括各脏腑形体官窍的内在液体及其正常的分泌物。津液是构成人体和维持生命活动的基本物质之一。

津液所包括的内容非常广泛，机体内除了藏于脏腑中的精和运行于脉管内的血之外，其他所有正常的液体都属于津液。因此，津液既是构成人体的基本物质，也是维持人体生命活动的基本物质之一。

津液是津和液的总称。由于津和液两者之间在性状、分布和功能上有所不同，所以从概念上应将两者加以区别。一般来说，质地较清稀，流动性较大，布散于体表皮肤、肌肉和孔窍，并能渗入血脉之内，起滋润作用的，称为津；质地较浓稠，流动性较小，灌注于骨节、脏腑、脑、髓等，起濡养作用的，称为液。《类经·藏象类》曰："津液本为同类，然亦有阴阳之分。盖津者，液之清者也；液者，津之浊者也。津为汗而走腠理，故为阳；液注骨而补脑髓，故属阴。"

一般情况下，由于津液两者同属一类物质，且可以互补转化，故津和液常同时并称，不作严格区分。

二、津液的生成、输布与排泄

津液在体内的代谢，是一个包括生成、输布和排泄等一系列生理活动的复杂过程。这一过程涉及多个脏腑的生理功能，是多个脏腑相互协调配合的结果。《素问·经脉别论》曰："饮入于胃，游溢精气，上输于脾，脾气散精，上归于肺，通调水道，下输膀胱，水精四布，五经并行。"

（一）津液的生成

津液来源于饮食水谷，通过脾胃的运化及有关脏腑的生理功能而生成。胃主受纳腐熟，"游溢精气"而吸收饮食水谷的部分精微；小肠泌别清浊，将水谷精微和水液大量吸收后并将食物残渣下送大肠；大肠主津，在传导过程中吸收食物残渣中的水液，促使糟粕成形为粪便；胃、小肠、大肠所吸收的水谷精微及水液，均上输于脾，通过脾气的转输作用布散到全身。这就是"饮入于胃，游溢精气，上输于脾，脾气散精"的津液生成过程。可见，津液的生成主要与脾、胃、小肠、大肠等脏腑的生理活动有关。若脾气的运化及胃肠的吸收功能虚亏或失调，都会影响津液的生成，导致津液不足的病变。

（二）津液的输布

津液的输布主要是依靠脾、肺、肾、肝和三焦等脏腑生理功能的协调配合来完成的。

1. 脾气散精 脾对津液的输布作用是通过散精作用来完成的。《内经》说："脾气散精。"一方面，脾将津液上输于肺，通过肺的宣发肃降，再得以将津液布散全身。另一方面，脾也可以将津液直接向四周布散至全身各脏腑。若脾失健运，津液输布代谢障碍，水液停聚，或为痰饮，或为水肿，胀满痞塞。故《素问·至真要大论》说："诸湿肿满，皆属于脾。"

2. 肺主行水 肺主宣发肃降，通调水道。肺接受脾转输来的津液，一方面通过宣发，将津液向身体外周体表和上部布散，发挥津液的营养和滋润作用。另一方面通过肃降，将津液向身体下部和内部脏腑输布，并将脏腑代谢后产生的浊液向肾和膀胱输送，故称"肺为水之上源"。肺气的宣发与肃降，对水液的输布通道有疏通和调节作用，体现了"肺主行水"的生理功能。如若肺气宣发肃降失常，则水液输布道路失去通畅，津液运行障碍，水停气道而发为痰饮，甚则水泛为肿。

3. 肾主津液 肾为水脏，对津液的输布、代谢起着主宰作用。《素问·逆调论》说："肾者水脏，主津液。"一方面是指肾气对人体整个水液输布代谢具有推动和调控作用。从胃肠道吸收水谷精微，到脾气运化水液，肺气宣降津液，肝气疏利津行，三焦决渎通利，乃至津液的排泄等，都离不开肾阳的温煦蒸腾的激发作用与肾阴的凉润制热的调控作用。如果肾气虚亏，对津液输布的推动与调控作用出现异常，势必影响津液的正常输布。另一方面，肾脏本身也是参与津液输布的一个重要环节。由脏腑代谢产生的浊液，通过肺气的肃降作用向下输送到肾和膀胱，经过肾气的蒸化作用，将其中的清者重新吸收而参与全身水液代谢，将其浊者化为尿液排泄。这一升清降浊作用对维持整个水液输布代谢的平衡协调有着重要意义。

4. 肝主疏泄 肝主疏泄，调畅气机，气行则水行，保持了水道的畅通，促进了津液输布的通畅。若肝失疏泄，气机郁结，往往影响津液的输布，而致水液停滞，产生痰饮、水肿以及痰气互结的梅核气、瘿瘤、鼓胀等病证。

5. 三焦决渎 三焦为水液和诸气运行的通路。三焦的通利保证了诸多脏腑输布津液的道路通畅，于是津液才能升降出入，在体内正常地流注布散。若三焦水道不利，也会导致水液停聚，发为多种病证。

综上所述，津液在体内的输布主要依赖于肾气的蒸化和调控、脾气的运化、肺气的宣降、肝气的疏泄和三焦的通利。津液的正常输布是多个脏腑生理功能密切协调、相互配合的结果，是人体生理活动的综合体现。

（三）津液的排泄

津液的排泄主要是通过排出尿液和汗液来完成。除此之外，呼气和粪便也将带走一些水分。因此，津液的排泄主要与肾、肺、脾的生理功能有关。由于尿液是津液排泄的最主要途径，因此，肾脏的生理功能在津液排泄中的地位最为重要。

1. 尿液 尿液的形成与脾、肺、肾等脏腑的生理功能密切相关。脾气散精，将津液上输于肺；肺气肃降，通调水道，将津液下输于肾和膀胱；肾为水脏，肾气的蒸化作用，将脏腑代谢产生的下输到肾或膀胱的浊液分为清浊两个部分，清者重新吸收布散至全身，浊者则成为尿液。所以，尿液的产生依赖于肾气的蒸化功能。尿液贮存于膀胱，当贮存的尿液达到一定量时，则在肾气的推动激发作用下排出体外；而在贮存的过程中，尿液不会随时排出，又有赖于肾气的固摄作用，所以，尿液的排泄也依赖于肾气的推动、激发功能。由此可见，尿液的生成和排泄均依靠于肾气的蒸化等作用，肾在维持人体津液代谢平衡中起着至为关键的作用。若肾气的蒸化作用失常，则可引起尿少、尿闭、水肿等津液排泄障碍的病变，正如《素问·水热穴论》所说："肾者，胃之关也，关门不利，故聚水而从其类也。上下溢于皮肤，故为胕肿。"

2. 汗液、呼吸　肺气宣发，将津液外输于体表皮毛，津液在气的蒸腾激发作用下，形成汗液由汗孔排出体外。虽然汗液的排出有时较为明显，有时却不甚明显，但汗液的排出是津液排泄的另一重要途径。中医学把汗孔称为"气门"，说明肺气宣发功能在津液排泄中的重要作用。此外，肺在呼气时也会带走一些水液，也是津液排泄体外的重要途径。若肺宣发失司，则会出现汗液排泄异常的病变。

3. 粪便　大肠排出粪便时也随之带走一些残余的水分。但正常情况下，粪便中所含水液的量很少。若脾胃运化及肠道吸收失常，水谷中的精微与糟粕俱下，则粪便稀薄，不但不能吸收饮食水谷之精华，甚至连胃液、肠液也随之丢失，引起体内津液的损耗，发生伤津或脱液的病变。

三、津液的功能

津液的生理功能主要有滋润濡养、化生血液、调节阴阳和排泄废物四个方面。

（一）滋润濡养

津液是液态物质，有着较强的滋润作用。津液中含有营养物质，又有丰富的濡养作用。滋润和濡养两者之间相辅相成、难以分割，但又各有特点。一般来说，由于津的质地较清稀，其滋润作用较明显，而液的质地较浓稠，其濡养作用较明显。如布散于体表的津液能滋润皮毛肌肉；渗入体内者能濡养脏腑；输注于孔窍者能滋润鼻、目、口、耳等官窍；渗注于骨、脊、脑者能充养骨髓、脊髓、脑髓；流入关节者能滋润骨节屈伸等。如若津液不足，失去滋润与濡润的作用，则会使皮毛、肌肉、孔窍、关节、脏腑以及骨髓、脊髓、脑髓的生理活动受到影响，脏腑组织的生理结构也可能遭到破坏。

（二）化生血液

津液渗入血脉之中，成为血液的重要组成部分，并循环全身，发挥其滋润和濡养作用。津液还可调节血的浓度。当血液浓度增高时，津液就渗入脉中稀释血液，补充血量；当机体的津液亏少时，血中的津液则从脉中渗出脉外以补充津液。正是由于脉内外的津液相互渗透，从而保持了正常的血量，并起到滑利血脉的作用。

（三）调节阴阳

在正常情况下，人体阴阳之间处于相对的平衡状态。津液作为阴精的一部分，对调节人体的阴阳平衡起着重要作用。人体根据体内的生理状况和外界环境的变化，通过津液的自我调节使机体保持正常状态，以适应外界的变化。

（四）排泄废物

津液在其自身的代谢过程中，能把机体的代谢产物通过汗、尿等方式不断地排出体外，使机体各脏腑的气化活动正常。若这一作用受到损害和发生障碍，就会使代谢产物潴留于体内，而产生痰、饮、水、湿等多种病理变化。

第五节 精、气、血、津液之间的相互关系

人体是一个有机的整体，精、气、血、津液之间有着相互依存、相互制约的关系。

一、气与血的关系

气与血是人体内的两大基本物质，在人体生命活动中占有很重要的地位，如《素问·调经论》说："人之所有者，血与气耳。"《景岳全书·血证》又说："人有阴阳，即为血气。阳主气，故气全则神旺；阴主血，故血盛则形强。人生所赖，唯斯而已。"气与血都由人身之精所化，而相对言之，则气属阳，血属阴，具有互根互用的关系。气有推动、激发、固摄等作用，血有营养、滋润等作用。气是血液生成和运行的动力，血是气的化生基础和载体，因而有"气为血之帅，血为气之母"的说法。

（一）气为血之帅

气为血之帅，包含气能生血、气能行血、气能摄血三个方面。

1. 气能生血 气能生血，是指血液的化生离不开气作为动力。血液的化生以营气、津液和肾精作为物质基础，在这些物质本身的生成以及转化为血液的过程中，每一个环节都离不开相应脏腑之气的推动和激发作用，这是血液生成的动力。气能生血还包含了营气在血液生成中的作用，营气与津液入脉化血，使血量充足。因此，气的充盛则使化生血液的功能强盛，血液充足；气的虚亏则使化生血液的功能减弱，易于导致血虚的病变。临床上治疗血虚的病变，常常以补气药配合补血药使用，取得较好疗效，即是源于气能生血的理论。

2. 气能行血 气能行血，是指血液的运行离不开气的推动作用。血液的运行有赖于心气、肺气的推动及肝气的疏泄调畅，《血证论·阴阳水火气血论》说："运血者，即是气。"因此，气的充盛、气机调畅使得血液的正常运行得以保证。反之，气的亏少，则无力推动血行，或气机郁滞不通则不能推动血行，都可产生血瘀的病变。再者，气的运行发生逆乱，升降出入失常，也会影响血液的正常运行，出现血液妄行的病变，如气逆者则血随气升；气陷者则血随气下等。所以临床上在治疗血液运行失常时，常常配合补气、行气、降气、升提的药物，即是气能行血理论的临床应用。

3. 气能摄血 气能摄血，是指血液能正常循行于脉中离不开气的固摄作用。气能摄血主要体现在脾气统血的生理功能。脾气充足，发挥统摄作用，使血行脉中而不致溢出脉外，从而保证了血液的正常运行及其濡养功能的发挥。如若脾气虚弱，失去统摄，往往导致各种出血病变，临床上称为"气不摄血"或"脾不统血"。所以临床上在治疗出血病变时，常配健脾补气药。此外，临床发生大出血的危重证候时，用大剂补气药物以摄血，也是这一理论的应用。

（二）血为气之母

血为气之母，包含血能养气和血能载气两个方面。

1. 血能养气　血能养气，是指气的充盛及其功能发挥离不开血液的濡养。在人体各个部位中，血不断地为气的生成和功能活动提供营养，故血足则气旺，血虚则气少。人体脏腑、肢节、九窍等任何部位，一旦失去血的供养，这些部位即可出现气虚衰少或气的功能丧失的病变。故血虚的病人兼有气虚的表现，其道理即在于此。

2. 血能载气　血能载气，是指气存于血中，依附于血而不致散失，赖血之运载而运行全身。《血证论·吐血》说："血为气之守。"《张氏医通·诸血门》说："气不得血，则散而无统。"说明气依附于血而得以存在体内，并以血为载体而运行全身。因此，血液虚少的病人，就会出现气虚病变。而大失血的病人，气亦随之发生大量地丧失，往往导致气的涣散不收，漂浮无根的气脱病变，称为"气随血脱"。

总之，血属阴，气属阳。气血阴阳之间协调平衡，生命活动得以正常进行。反之，"血气不和，百病乃变化而生"（《素问·调经论》）。

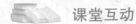

课堂互动

气与血的关系有哪几个方面？

二、气和精的关系

（一）气能生精摄精

气的运行不息能促进精的化生。肾中所藏之精以先天之精为基础，且赖后天水谷之精的不断充养才得以充盛。只有全身脏腑之气充足，功能正常，才可以运化吸收饮食水谷之精微，五脏六腑之精充盈，流注于肾而藏之。因而，精的化生依赖于气的充盛。

气不但能促进精的化生，而且又能固摄精，使精聚而充盈，不致无故耗损外泄，这是气的固摄作用之体现。

因此，气虚则精的化生不足，或精不固聚而导致精亏、失精的病证，故临床上常常采用补气生精、补气固精的治疗方法。

（二）精能化气

人体之精在气的推动、激发作用下可化生为气。各脏之精化生各脏之气，藏于肾中的先天之精化为元气，而水谷之精化为谷气。精为气化生的本源，精足则人身之气得以充盛，分布到各脏腑经络，则各脏腑经络之气亦充足；各脏之精充足则各脏之气化生充沛，自能推动和调控各脏腑形体官窍的生理活动。故精足则气旺，精亏则气衰。临床中，精虚及失精患者常常同时见到气虚的病理表现。

三、气与津液的关系

气与津液相对而言，气属阳，津液属阴。气与津液的关系十分类似于气与血的关系，津液的生成、输布和排泄，有赖于气的推动、固摄作用和气的升降出人运动，而气在体内的存在及运动变化也离不开津液的滋润和运载。

（一）气能生津

气是津液生成的动力，津液的生成依赖于气的推动作用。津液来源于饮食水谷，饮食水谷经过脾胃运化、小肠分清别浊、大肠主津等一系列脏腑生理活动后，其中精微的液体部分被吸收，化生津液以输布全身。在津液生成的一系列气化过程中，诸多脏腑之气，尤其是脾胃之气起到至关重要的作用。脾胃等脏腑之气充盛，则化生津液的力量增强，人体津液充足。反之，脾胃等脏腑之气虚亏，则化生津液力量减弱，导致津液不足的病变。故临床治疗时，往往采取补气生津的法则。

（二）气能行津

气是津液在体内正常输布运行的动力，津液的输布、排泄等代谢活动离不开气的推动作用和升降出入的运动。津液由脾胃化生之后，经过脾、肺、肾及三焦之气的升降出入运动，输布到全身各处，以发挥其生理作用。此后，通过代谢所产生的废液和人体多余的水分，都转化为汗、尿或水汽排出体外。津液在体内输布转化及排泄的一系列过程都是通过气化来完成的。如若气虚，推动作用减弱，气化无力进行，或气机郁滞不畅，气化受阻，都可以引起津液的输布、排泄障碍，并形成痰、饮、水、湿等病理产物，病理上称为"气不行水"。临床上要消除这些病理产物及其产生的病理影响，常常将利水湿、化痰饮的方法与补气、行气法同时并用，所谓"治痰先治气""治湿兼理脾"。

（三）气能摄津

气的固摄作用可以防止体内津液无故地大量流失，气通过对津液排泄的有节控制，维持着体内津液量的相对恒定。例如，卫气司汗孔开阖，固摄肌腠，不使津液过多外泄；肾气固摄下窍，使膀胱正常贮尿，不使津液过多排泄等，都是气对于津液发挥固摄作用的体现。如若气虚亏，固摄力量减弱，则会出现诸如多汗、自汗、多尿、遗尿、小便失禁等病理现象，临床上往往采取补气方法以控制津液的过多外泄。

（四）津能生气

由饮食水谷化生的津液，通过脾脏的升清散精，上输于肺，再经肺之宣降，通调水道，下输于肾和膀胱。津液在输布过程中受到各脏腑阳气的蒸腾温化，可以化生为气，以敷布于脏腑、组织、形体、官窍，促进正常的生理活动。因此，津液亏耗，也会引起气的不足。

（五）津能载气

津液是气运行的载体之一。在血脉之外，气的运行必须依附于津液，否则也会使气漂浮失散而无所归，故说津能载气。因此，津液的丢失，必定导致气的损耗，例如暑热病证，不仅伤津耗液，而且气亦随汗液外泄，出现少气懒言、体倦乏力的气虚表现。而当大汗、大吐、大泻等津液大量丢失时，气亦随之大量外脱，称之为"气随津脱"。清·尤在泾《金匮要略心典·痰饮》说："吐下之余，定无完气。"可见汗、吐、下等丢失津液的同时，气必然遭到耗损。因此，临床中在使用汗法、下法和吐法时，必须做到有所节制，中病即止，勿过多使用而导致变证。

由于津液是气的载体，气依附于津液得以运行，因而津液输布代谢正常，则气机调畅，谓之津行则气行。而当津液输布运行受到阻碍时，也往往会引起气机的郁滞不畅，谓之津停则气滞。"津停气滞"与前面所述"气不行水"的病理变化是互为因果的，两者之间互相影响，往往形成恶性循环，加重病情，因此，临床中为了提高疗效，必须将利水药与行气药同时使用。

四、血和精的关系

精能化血，血能生精，精血互生，故有"精血同源"之说。

（一）血能化精

《赤水玄珠·调经门》说："夫血者，水谷之精气也，和调于五脏，洒陈于六腑，男子化而为精，女子上为乳汁，下为经水。"《读医随笔·气血精神论》曰："精者，血之精微所成。"血液流于肾中，与肾精合化而成为肾所藏之精。由于血能生精，血旺则精充，血亏则精衰。临床上每见血虚之候往往有肾精亏损之征。

（二）精可生血

精是化生血液的重要物质基础。精足则血足，所以肾精亏损可导致血虚。在临床上治疗血虚证，可用补肾填精之法。以补肾为主治疗血虚，就是以精可化血为理论依据的。

五、血和津液的关系

血和津液都由饮食水谷精微所化生，都具有滋润、濡养作用，两者相互资生、相互转化，这种关系称为"津血同源"。

津液是血液化生的组成部分。中焦水谷化生的津液，在心肺作用下，进入脉中，与营气相合，变化为血。如《灵枢·决气》说："中焦受气取汁，变化而赤，是谓血。"其次，布散于肌肉、腠理等处的津液，也可以不断地渗入孙络，以化生和补充血液。如《灵枢·痈疽》说："中焦出气如露，上注溪谷，而渗孙脉，津液和调，变化而赤为血。"因此，当饮食水谷摄入不足，脾胃功能虚弱，或大汗、大吐、大泻，或严重烧、烫伤时，脉外津液不足，不仅不能进入脉内以补充化生血液，脉内的津液反而渗出脉外以补充脉外津液的亏耗，从而出现血液亏少，血液浓稠，运行不畅的病变。《灵枢·营卫生会》说："夺汗者无血。"

血液行于脉中，脉中津液可以渗出脉外而化为津液，以濡润脏腑、组织和官窍，也可弥补脉外津液的不足，有利于津液的输布代谢。其中，津液可化为汗液排泄于外，故又有"血汗同源"之说。如若血液亏耗，尤其是在失血时，脉中血少，不能化为津液，反而需要脉外津液进入脉中，因而导致津液不足的病变。此时，不能对失血者再使用发汗的治疗方法，以防津液与血液进一步耗竭的恶性后果。故《灵枢·营卫生会》说："夺血者无汗。"《伤寒论》中也有"衄家不可发汗"和"亡血家不可发汗"的告诫。

六、精和津液的关系

精、血、津液都是液态物质，与气相对而言，其性质均归属于阴。精、血、津液三者之间存在着互相化生、互相补充的关系，精与津液是通过各自与血的关系而发生联系，集中地体现于"精血同源"和"津血同源"的理论之中。

【同步训练】

1. 与气的生成密切相关的脏是
   A. 心、肝、脾　　　　　　　　　B. 肺、肝、肾
   C. 肺、脾、肾　　　　　　　　　D. 肝、脾、肾
   E. 心、肺、肾
2. 能使血液不溢出于脉外是气的哪项作用
   A. 推动作用　　B. 温煦作用　　C. 防御作用　　D. 固摄作用　　E. 气化作用
3. 临床出现自汗、多尿是气的哪一种功能减退的表现
   A. 推动作用　　B. 温煦作用　　C. 防御作用　　D. 固摄作用　　E. 气化作用
4. 易于感冒是气的哪一种功能减退的表现
   A. 推动作用　　B. 温煦作用　　C. 防御作用　　D. 固摄作用　　E. 气化作用
5. 主管生长发育是气的
   A. 推动作用　　B. 温煦作用　　C. 防御作用　　D. 固摄作用　　E. 气化作用
6. 促进脏腑功能活动是气的
   A. 推动作用　　B. 温煦作用　　C. 防御作用　　D. 固摄作用　　E. 气化作用
7. 精气血津液之间相互转化依靠气的
   A. 推动作用　　B. 温煦作用　　C. 防御作用　　D. 固摄作用　　E. 气化作用
8. 推动人体生长发育，激发各脏腑经络等组织生理功能是气的
   A. 推动作用　　B. 温煦作用　　C. 防御作用　　D. 固摄作用　　E. 气化作用
9. 元气生成的主要物质来源是
   A. 肾中精气　　B. 水谷精气　　C. 自然界的清气
   D. 脏腑之精气　　E. 以上均非
10. 人体最根本最重要的气是
    A. 元气　　　　B. 宗气　　　　C. 营气　　　　D. 卫气　　　　E. 以上均非
11. 行于脉内的气是

A. 元气　　　B. 宗气　　　C. 营气　　　D. 卫气　　　E. 以上均非

12. 行于脉外的气是

A. 元气　　　B. 宗气　　　C. 营气　　　D. 卫气　　　E. 脾气

13. 清气与水谷之气结合关系到

A. 元气的生成　　B. 宗气的生成　　C. 营气的生成

D. 卫气的生成　　E. 全身之气的生成

14. 具有营养全身和化生血液作用的气是

A. 元气　　　B. 宗气　　　C. 营气　　　D. 卫气　　　E. 以上均非

15. 具有调节汗孔开阖作用的气是

A. 元气　　　B. 宗气　　　C. 营气　　　D. 卫气　　　E. 以上均非

16. 具有行气血作用的气是

A. 元气　　　B. 宗气　　　C. 营气　　　D. 卫气　　　E. 以上均非

17. 具有司呼吸作用的气是

A. 元气　　　B. 宗气　　　C. 营气　　　D. 卫气　　　E. 以上均非

18. 具有温养全身作用的气是

A. 元气　　　B. 宗气　　　C. 营气　　　D. 卫气　　　E. 以上均非

19. 有"悍气"之称的气是

A. 元气　　　B. 宗气　　　C. 营气　　　D. 卫气　　　E. 以上均非

20. 宗气的分布是

A. 行于脉外　　B. 散于胸腹　　C. 熏于肓膜　　D. 贯注心肺　　E. 布于肌表

21. 营气的分布是

A. 贯注心肺　　B. 行于脉外　　C. 行于脉中　　D. 下注气街　　E. 布于分肉

22. 卫气的分布是

A. 行于脉中　　B. 行于脉外　　C. 下走气街　　D. 走于息道　　E. 布散胸中

23. 与血液运行关系密切的是

A. 心脾肝肾　　B. 心脾肝肺　　C. 心肝肺肾　　D. 脾肺肾肝　　E. 心脾肺肾

24. 与津液代谢关系最密切的是

A. 肝脾肾　　　B. 脾肺肾　　　C. 心肝脾　　　D. 脾肺心　　　E. 肝肺肾

25. 对水液代谢起主宰作用的是

A. 心主血脉的作用　　　　　B. 肺主宣发的作用

C. 脾主运化的作用　　　　　D. 肝主疏泄的作用

E. 肾阳气化的作用

26. 气随血脱的生理基础是

A. 气能生血　　B. 气能行血　　C. 气能摄血　　D. 血能载气　　E. 以上均非

27. 气虚引起血虚的理论基础是

A. 气能生血　　B. 气能行血　　C. 气能摄血　　D. 血能载气　　E. 以上均非

28. "吐下之余，定无完气"的生理基础是

A. 气能生津　　　B. 气能化津　　　C. 气能摄津　　　D. 津能载气　　　E. 以上均非

29. "夺血者无汗，夺汗者无血"的理论依据是

A. 气能生血　　　B. 气能化津　　　C. 气能摄血　　　D. 津能载气　　　E. 津血同源

30. 气随汗脱的理论依据是

A. 气能生津　　　B. 气能化津　　　C. 气能摄津　　　D. 津能载气　　　E. 以上均非

（孙岩　王凤丽　白建民）

第五章 病因病机

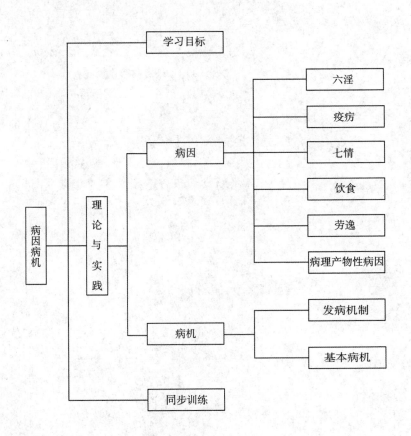

学习目标

1. 掌握六淫各自的致病特点。
2. 认识疫疠的致病特点。
3. 了解七情、饮食、劳逸致病的规律和特点。
4. 了解发病的基本原理。

第一节　病　　因

病因学说，是研究致病因素的性质、致病特点和致病规律的学说，是中医理论体系的主要组成部分。

病因，指引起疾病的原因，又称致病因素或病邪。《医学源流论》说："凡人之所苦，谓之病；所以致此病者，谓之因。"常见的病因有六淫、疫疠、七情、饮食、劳逸及病理产物等。

中医探求病因，主要通过以下两种途径：

1. 直接询问病因。如患病季节、所处环境等，这些病因均是通过问诊而得知的。

2. 分析临床表现，推求病因。这种以病证的临床表现为依据，通过综合分析疾病的症状、体征，推求病因的方法，称为"辨证求因"或"审证求因"。"辨证求因"是中医探求病因的主要方法。如刺痛、痛处固定不移、舌质紫黯，可判断为瘀血致病；脘腹胀痛、呕吐厌食、嗳腐吞酸、腹泻，可判断为食积所伤。

考点链接

"六淫"是指：

A. 六气　　B. 风、寒、暑、湿、燥、火　　C. 不正常之六气　　D. 六元　　E. 六种不正常的气候

一、六淫

（一）六淫的概念

六淫，是指风、寒、暑、湿、燥、火（热）六种外感病邪的统称。

风、寒、暑、湿、燥、火本是自然界六种正常气候的统称，是万物生存的必要条件，对人体是无害的。人类长期生活在六气相互交替的环境中，对其产生了一定的适应能力，使人体的生理活动和六气的变化相适应，所以正常的六气一般不会致病。但是当六气变化异常（如春应温而热，夏应热而寒，冬应寒而暖等），或过于剧烈急骤（如严寒酷热、暴冷暴热等），超出了人体的适应能力，则可导致疾病发生。此时伤人致病的六气，则成为病因，称为"六淫"。淫，就是浸淫，引申为过度。六淫是超限度的六气。因此，六淫和六气的区别在于是否引起人体发病。由于六淫是致病邪气，所以又称为"六邪"。

知识链接

内生五邪

临床上还有某些并非因为气候，而是由于人体内部脏腑功能失调所产生的内风、内寒、内湿、内燥、内火（热）等病理反应，其临床表现虽与风、寒、湿、燥、火邪的致病特点相似，但其发病原因不是由外而来，而是由内而生，不属于六淫的范围，为区别于六淫，故称为"内生五邪"，即内风、内寒、内湿、内燥、内火（热）等。有关"内生五邪"的内容将在病机一节中予以介绍。

（二）六淫共同的致病特点

1. 外感性　六淫致病多从皮肤、口鼻而入，侵犯人体，如风湿多伤于皮肤，温邪易自口鼻入，故常将六淫所致疾病称为"外感病"。

2. 季节性　六淫致病常有明显的季节性。如春季多风病，夏季多暑病，长夏多湿病，秋季多燥病，冬季多寒病。由于六淫与时令气候变化密切相关，故六淫所致疾病又称"时令病"。但由于气候变化的相对性，故夏季也可见寒病，冬季也可有热病。

3. 地域性　六淫致病与生活和工作的环境密切相关。如西北高原地区多寒病、燥病；东南沿海地区多湿病、热病；久居潮湿环境生活多湿病；长期高温环境作业多火热、燥病等。

4. 相兼性　六淫致病既可单独侵犯人体，又可两种以上同时侵犯人体。如风热感冒、风寒湿痹、湿热泄泻等。

5. 转化性　六淫致病不仅相互影响，而且在一定条件下，其病理性质可发生相互转化。如风、寒、暑、湿、燥、火皆可从热化火，暑湿日久可化燥伤阴等。这种转化与机体的体质密切相关。

（三）六淫各自的致病特点

1. 风邪　凡致病具有轻扬开泄、善动不居特性的外邪，称为风邪。风为春季的主气，但四季皆有，故风邪致病虽以春季多见，其他季节也可发生。

（1）风为阳邪，轻扬开泄，易袭阳位：风邪善动不居，具有轻扬、升散、向上、向外的特性，故属于阳邪。风邪开泄，是指风邪侵犯人体易使腠理开张疏泄而汗出。风邪属阳邪，故风邪常易侵犯人体同样属于阳位的部位，如人体的上部（头部、面部）、阳经和肌表。所以风邪致病常可见头痛头晕、鼻塞喷嚏、咽痒咳嗽、面目水肿、口眼喎斜、汗出恶风、皮肤瘙痒等症。《素问·太阴阳阴论》说："故犯贼风虚邪者，阳受之。""伤于风者，上先受之。"

（2）风性善行而数变：风性善行，是指风性具有善动不居、游移不定的特点。故风邪致病常可见病位游移、行无定处。如痹证若见游走性关节疼痛，痛无定处，则属于风邪偏盛的表现，称为"行痹"或"风痹"。风性数变，是指风性具有发病急、变化快的特点。如风疹突发出现皮肤瘙痒，疹块发无定处，此起彼伏，时隐时现等症；又如小儿风水证，短时间内即可出现头面全身俱肿、小便短少等症。正如《素问·风论》所说："风者，善行而数变。"

（3）风性主动：风性主动，是指风性具有动摇的特点。故风邪致病，常可见口眼喝斜、肌肉瞤动、四肢抽搐、角弓反张等症。《素问·阴阳应象大论》说："风胜则动。"

（4）风为百病之长：长，首也。风为百病之长，是指风邪致病广泛。一是因为风邪四季皆有，故发病机会多。二是因为风性开泄，故寒、暑、湿、燥、火（热）诸邪，常依附于风邪而侵犯人体。故《素问·风论》说："风者，百病之长也。"《素问·骨空论》说："风者，百病之始也。"

考点链接

风为百病之长是指：
A. 风善行而数变　　　B. 六气皆可化风　　　C. 六淫多附于风邪侵犯人体
D. 风邪致病发病较急　　E. 风邪致病发病较快

2. 寒邪　凡致病具有寒冷、凝结、收引特性的外邪，称为寒邪。寒为冬季的主气，但其他季节也可发生，如气温骤降、空调过凉、汗出当风、涉水淋雨、贪凉饮冷等，亦常为感受寒邪的重要原因。故寒邪致病，虽以冬季多见，但其他季节也可发生。根据寒邪侵犯人体的部位有伤寒、中寒之分。寒邪侵犯肌表，阻遏卫表阳气，称为"伤寒"；寒邪直中于里，损伤脏腑阳气，称为"中寒"。

（1）寒为阴邪，易伤阳气：《素问·阴阳应象大论》说"阴胜则寒"，寒为阴气盛的表现，故寒邪属于阴邪。人体的阳气本来可以制约阴邪，但若阴邪偏盛，则阳气不仅不足以驱除阴邪，反被阴邪所伤，所以寒邪易损伤阳气。故《素问·阴阳应象大论》说："阴胜则阳病"。如寒邪侵犯肌表，阻遏卫表阳气，可见恶寒；寒邪直中于里，损伤脏腑阳气，可见脘腹冷痛、下利清谷等症。

（2）寒性凝滞：凝滞，即凝结阻滞之意。寒性凝滞，是指寒邪侵犯人体，易使经脉气血津液凝结阻滞，不通则痛。故疼痛是寒邪致病的重要临床表现。这类疼痛的特点是冷痛，遇寒痛增，得温痛减。如痹证若见关节冷痛，则属于寒邪偏盛的表现，称为"痛痹""寒痹"。

（3）寒性收引：收引，就是收缩牵引。寒性收引，是指寒邪侵犯人体，可使气机收敛，腠理闭塞，经络筋脉收缩而挛急。如寒邪侵犯肌表，腠理闭塞，卫阳被郁，不得宣泄，可见发热无汗等症；寒邪侵犯经络关节，则经脉收缩拘急，屈伸不利，甚则挛急作痛。

知识链接

寒邪损伤人体阳气，阳虚则温煦、推动、化气功能减退，水津不化，临床可见分泌物、排泄物清稀，如鼻流清涕、呕吐物清稀、下利清谷等。《素问·至真要大论》说："诸病水液，澄沏清冷，皆属于寒。"

3. 暑邪 凡夏至之后，立秋以前，致病具有炎热特性的外邪，称为暑邪。暑为夏季的主气。暑邪致病，有明显的季节性，主要发生在夏至以后，立秋之前。《素问·热论》说："先夏至日者为病温，后夏至日者为病暑。"说明暑与温是同一病邪，发生在夏至之前称为温病，发生在夏至以后称为暑病。暑邪纯属外邪，而无内暑之说。这在六淫中是独有的。

（1）暑为阳邪，其性炎热：暑邪具有炎热的特性，故属于阳邪。故暑邪致病多表现为一系列阳热症状，如高热、面红、目赤、心烦、脉洪大等症。

（2）暑性升散，易伤津耗气：暑为阳邪，主升主散，暑邪侵犯人体，易致腠理开泄而多汗。汗出过多，不仅伤津，而且气随津耗，导致津气两虚。故暑邪致病除见口渴喜饮、尿赤短少等津伤症状外，还可见气短、乏力，甚则气随津脱而突然昏倒、不省人事等阳气暴脱之危候。

（3）暑多夹湿：暑季气候不仅炎热，而且多雨潮湿，热蒸湿动，水汽弥漫，故暑邪常夹湿邪侵犯人体。因而暑邪致病除可见发热、烦渴等暑热症状外，还可见身热不扬、四肢困倦、胸闷呕恶、大便溏泄不爽等湿阻症状。

4. 湿邪 凡致病具有重浊、黏滞、趋下特性的外邪，称为湿邪。湿为长夏的主气。长夏是指夏至到处暑，夏秋之交，此时阳热尤盛，雨水尚多，热蒸水腾，湿气充斥，为一年中湿气最盛的季节。除长夏外，涉水淋雨、居处潮湿、水中作业等，亦常为感受湿邪的重要原因。故湿邪致病，虽以长夏多见，但其他季节也可发生。

（1）湿为阴邪，易损伤阳气，阻遏气机：湿性属水，水属于阴，故属于阴邪。人体的阳气本可以制约阴邪，但若阴邪偏盛，则阳气不仅不足以驱除阴邪，反被阴邪所伤，故湿邪易损伤阳气。因湿为有形之邪，最易阻遏气机。如湿阻上焦，气机不畅则见胸闷；湿阻中焦，气机阻滞则见脘痞腹胀、大便不爽；湿阻下焦，气机阻滞，气化不利则见小腹胀满、小便不畅。

（2）湿性重浊：重，就是沉重，是指湿邪致病，常出现沉重感为特征的临床表现。如湿邪阻滞经络关节，可见周身困重、四肢倦怠、关节重痛等症。浊就是秽浊，是指湿邪致病，常出现分泌排泄物秽浊不清为特征的临床表现。如湿浊在上，可见面垢、眵多、鼻渊、口糜、脓耳等病证；湿阻中焦，可见大便溏泄不爽，或下痢脓血黏液；湿浊下注，可见小便浑浊，妇女黄白带多；湿邪浸淫肌肤，可见肌肤疮疡、湿疹等秽浊脓水等。

（3）湿性黏滞：黏，就是黏腻；滞，就是停滞。湿性黏滞，是指湿邪致病具有黏腻停滞的特点。这种特点主要表现在两个方面：一是症状的黏滞性。湿邪致病可见分泌排泄物黏滞不爽的症状，如痢疾的大便排泄不爽，淋证的小便淋涩不畅，以及舌苔黏腻不爽等症。二是病程的缠绵性。因湿性黏滞，胶着难解，故湿邪致病往往反复发作或缠绵难愈。如湿温、湿疹、湿痹（着痹）等，均因湿性黏滞而反复发作，缠绵难愈。

（4）湿性趋下，易袭阴位：湿性属水，水性就下，故湿邪侵犯人体易于伤及人体下部，如下肢水肿、小便淋浊、泻痢、妇女带下、臁疮、湿脚气等多因湿邪下注所致。故《素问·太阴阳明论》说："伤于湿者，下先受之。"

考点链接

湿邪致病，病程较长，缠绵难愈，是由于：

A. 湿邪重浊，留滞机体　　B. 湿性黏滞，不易祛除　　C. 湿为阴邪，阻滞气机　　D. 湿为阴邪，易伤阳气　　E. 湿性趋下，易袭阴位

5. 燥邪　凡致病具有干燥、收敛等特性的外邪，称为燥邪。燥为秋季的主气。秋季气候干燥，失于水分滋润，燥气太过，伤人致病，则为燥邪。

（1）燥性干涩，易伤津液：燥邪侵犯人体，最易损伤人体的津液，出现各种干燥、涩滞的症状，如口鼻干燥、咽干口渴、皮肤干燥，甚则皲裂、毛发不荣、小便短少、大便干结等症。故《素问·阴阳应象大论》说："燥胜则干。"

（2）燥易伤肺：肺为娇脏，喜润恶燥。肺开窍于鼻，外合皮毛，而燥邪多从口鼻而入，故最易伤肺，使肺阴受损，宣降失司，甚则损伤肺络，可见干咳少痰，或痰黏难咯，或痰中带血，甚则喘息胸痛等症。由于肺与大肠相表里，肺津耗伤，大肠失润，传导失司，可见大便干涩不畅等症。

6. 火（热）邪　凡致病具有炎热特性的外邪，称为火热之邪。火热旺于夏季，但火热并不像暑那样具有明显的季节性，故火热之邪致病，一年四季均可发生。

（1）火（热）为阳邪，其性炎上：火性燔灼、升腾，故属于阳邪。人体的阴气本可以制约阳邪，但若阳邪偏盛，则阴气不仅不足以驱除阳邪，反被阳邪所伤，故"阳胜则热"。因此，火热之邪致病，常可见高热、恶热、面红目赤、烦渴、汗出、脉洪数等阳热亢盛的症状。火性趋上，火热之邪易侵犯人体的上部，尤以头面部为多见，如目赤肿痛、咽喉肿痛、口舌生疮、牙龈肿痛。故《素问·至真要大论》说："诸逆冲上，皆属于火。"

（2）火（热）易伤津耗气：火邪侵犯人体，一方面迫津外泄；另一方面则直接灼伤津液，从而耗伤人体的阴津。故火邪致病，除可见热象外，还可见口渴喜冷饮、咽干舌燥、小便短赤、大便秘结等津伤症状。阳热太盛，势必耗气，《素问·阴阳应象大论》说："壮火食气"，加之热邪迫津外泄，往往气随津脱，可见体倦乏力、少气懒言等气虚的症状。

（3）火（热）易生风动血：生风，是指火邪侵犯人体，燔灼肝经，耗伤阴液，筋

脉失养，易引起肝风内动的病证。可见四肢抽搐、两目上视、角弓反张等症。动血，是指火邪侵犯人体，入于血分，易迫血妄行，引起不同部位的出血证。如吐血、衄血、尿血、便血、皮肤发斑、妇女月经过多、崩漏等症。

（4）火（热）易扰心神：心在五行属于火，火与心相应，故火邪尤易影响心神，轻者心神不宁而心烦失眠；重者可见狂躁不安，或神昏谵语等症。故《素问·至真要大论》说："诸躁狂越，皆属于火"。

（5）火（热）易致疮痈：火邪侵犯人体，入于血分，可聚于局部，腐蚀血肉，发为痈肿疮疡。又因火与心相应，故《素问·至真要大论》说："诸痛痒疮，皆属于心"。

二、疠气

（一）疠气的概念

疠气，指一类具有强烈致病性和传染性的外邪。疠气以其"如有鬼厉之气"而名。在中医文献中，疠气又称为"疫气""疫毒""异气""戾气""乖戾之气""杂气"等。《温疫论》说："夫瘟疫之为病，非风、非寒、非暑、非湿，乃天地间别有一种异气所感。"故疠气有别于六淫，但与六淫有一定联系，是具有强烈传染性的外感病邪。

（二）疠气的致病特点

1. **传染性强，易于流行**　疠气具有强烈的传染性和流行性，可通过空气、食物等多种途径在人群中传播。在疠气流行的地域，无论男女老少，体质强弱，凡触之者，多可发病。《素问·刺法论》说："五疫之至，皆相染易。"

2. **发病急骤，病情危笃**　疠气致病比六淫更急，且来势凶猛，变化多端，病情险恶。故发病过程中常出现发热、扰神、动血、生风、剧烈吐泻等危重症状。

3. **一气一病，症状相似**　疠气具有一定的特异性，故同一种疠气引起的临床表现基本相似，正所谓"一气致一病"。如痄腮，无论男女，一般都表现为耳下腮部肿胀。故《素问遗篇·刺法论》说："无问大小，病状相似。"

（三）疠气形成和疫病流行的原因

1. **气候反常**　自然气候的反常变化，如久旱、酷热、水涝、湿雾瘴气等，均可资生疠气而导致疾病的发生。《证治准绳》说："时气者，乃天疫暴疠之气流行，凡四时之令不正者，乃有此气行也。若人感之，则长幼相似而病，及能传染于人。"

2. **环境污染和饮食不洁**　环境卫生不良，如水源、空气污染等，均可资生疠气。同样，食物污染，饮食不洁也可引起疫病发生。如疫痢可因疠气随饮食进入体内而发病。

3. **预防隔离工作不力**　预防隔离工作不力，也往往会使疫病发生或流行。《松峰说疫》说："凡有疫之家，不得以衣服、饮食、器皿送于无疫之家，而无疫之家亦不得受有疫之家之衣服、饮食、器皿。"

4. 社会因素 社会因素对疠气的发生与疫病的流行也有一定的影响。若战乱不停，社会动荡不安，工作环境恶劣，生活极度贫困，则疫病会不断发生和流行。若国家安定，且注意卫生防疫工作，采取一系列积极有效的防疫和治疗措施，传染病即能得到有效的控制。

三、七情

（一）七情的概念

七情，是指喜、怒、忧、思、悲、恐、惊七种正常的情志活动，是人体对外界环境刺激的不同反应，一般不会导致疾病。只有突然、强烈或长期的情志刺激，超过了人体的适应能力，直接伤及脏腑，才会导致疾病发生。

（二）七情的致病基础

情志活动是以五脏精气为物质基础，在外界刺激因素的作用下，经五脏气化而产生的具有某种倾向性的情感反应。《素问·阴阳应象大论》说："人有五脏化五气，以生喜怒悲忧恐……肝在志为怒，心在志为喜，脾在志为思，肺在志为忧，肾在志为恐。"五脏精气的充盛协调，可产生相应的情志活动；若五脏精气失调，则可现情志的异常变化。正如《灵枢·本神》所说："肝气虚则恐，实则怒……心气虚则悲，实则笑不休。"《素问·调经论》说："血有余则怒，不足则恐。"

（三）七情的致病特点

七情致病，除与外界情志刺激的强度、方式等有关外，还与个体本身的耐受、调节能力有关。七情致病不同于六淫，六淫侵犯人体，自皮肤或口鼻而入，故称"外感六淫"。而七情致病则直接伤及内脏，病由内生，故称"内伤七情"。

1. 直接伤及内脏，首伤心神 七情致病，可直接伤及相应的内脏。《素问·阴阳应象大论》说，"怒伤肝""喜伤心""思伤脾""忧伤肺""恐伤肾"。不同的情志刺激，可对内脏有不同的影响。但由于人体是一个有机的整体，又因心主血而藏神，为五脏六腑之大主，故情志所伤，必然首先影响心神，继而影响到其他脏腑。《灵枢·口问》说："心者，五脏六腑之大主也……故悲哀愁忧则心动，心动则五脏六腑皆摇。"所以心在七情发病中起着主导作用。

情志活动属于心神的功能，神的主要物质基础是血。心主血而藏神，肝藏血而主疏泄，脾主运化，为气血生化之源，故心、肝、脾三脏在人体神志活动中发挥着重要作用。所以七情致病，以心、肝、脾三脏为多见。如暴喜伤心，心神不安，可见心悸、失眠、健忘，甚则精神失常等症；郁怒伤肝，肝气郁滞，可见两胁胀痛、刺痛、善叹息，妇女痛经、闭经、癥瘕等症；肝气上逆，血随气逆，可见晕厥、呕血等症；思虑伤脾，脾失健运可见食欲不振，脘腹胀满，大便溏泄等症。

2. 影响脏腑气机，引发多种病证　七情致病常可影响脏腑气机，导致气机失常，气血运行紊乱。《素问·举痛论》说："……百病生于气也，怒则气上，喜则气缓，悲则气消，恐则气下……惊则气乱……思则气结。"

（1）怒则气上：是指过度生气伤肝而致肝气疏泄太过，气机上逆，甚则血随气升，并走于上的病机变化。常见头胀头痛、面红目赤、呕血，甚则昏厥、卒倒等症。《素问·生气通天论》说："大怒则形气绝，而血菀于上，使人薄厥。"《素问·举痛论》说："怒则气逆，甚则呕血及飧泄。"《素问·调经论》说："血之与气并走于上，则为大厥，厥则暴死，气复反（返）则生，不反则死。"

（2）喜则气缓：是指过度喜乐伤心而致心气涣散不收，甚则心气暴脱或神不守舍的病机变化。常见精神不能集中，甚则神志失常、狂乱等症。

（3）思则气结：是指过度思虑伤脾而致脾失健运的病机变化。常见脘腹胀满、纳呆便溏等症。

（4）悲则气郁：是指过度悲忧伤肺而致肺气耗伤的病机变化。常见气短胸闷、乏力懒言等症。《素问·举痛论》说："悲则心系急，肺布叶举，而上焦不通，荣卫不散，热气在中，故气消矣。"

（5）恐则气下：是指过度恐惧伤肾而致肾气不固，气陷于下的病机变化。常见二便失禁，甚则骨酸脚软、遗精、昏厥等症。《灵枢·本神》说："恐惧不解则伤精，精伤则骨痠痿厥，精时自下。"

（6）惊则气乱：是指猝然受惊，损伤心气，导致气机逆乱的病机变化。常见惊悸不安，慌乱失措，甚则神志错乱。《素问·举痛论》说："惊则心无所倚，神无所归，虑无所定，故气乱矣。"

四、饮食

饮食是人体摄取食物，转化成水谷精微及气血，维持生命活动的最基本条件。但饮食失宜，又常常成为致病因素。饮食失宜包括饮食不节、饮食不洁和饮食偏嗜。

（一）饮食不节

正常的饮食，应以适度为宜。如过饥过饱，或饥饱无常，则可导致疾病发生。

1. 过饥　是指摄食过少，化源缺乏，气血得不到足够的补充而致病。故《灵枢·五味》说："谷不入，半日则气衰，一日则气少矣。"常见面色不华、全身乏力、心悸气短等症。此外，长期摄食过少，还可因为正气虚弱，抵抗力降低而继发其他病证。如儿童时期，如果摄食过少可致营养不良，影响其正常的生长发育。

2. 过饱　是指摄食过多，或暴饮暴食，超过了脾胃的受纳运化能力而致病。常见脘腹胀满疼痛、嗳腐吞酸、呕吐、泄泻、厌食、纳呆等症，故《素问·痹论》说："饮食自倍，肠胃乃伤。"若经常摄食过多，不仅可导致消化不良，而且还可影响气血流通，筋脉郁滞，出现痢疾或痔疮。正如《素问·生气通天论》所说："因而饱食，筋脉横解，肠澼为痔。""膏粱之变，足生大丁。"

（二）饮食不洁

饮食不洁，是指进食不洁净、腐败变质或有毒的食物而导致疾病的发生。若进食不洁净的食物，可致多种胃肠道疾病，常见腹痛、吐泻、痢疾等症；若进食被寄生虫污染的食物，可致寄生虫病，如蛔虫病、蛲虫病、绦虫病等，常见腹痛时作、嗜食异物、面黄肌瘦等症；若进食腐败变质或有毒的食物，可致食物中毒，常见腹痛、吐泻等症，重则可出现昏迷，甚至导致死亡。

（三）饮食偏嗜

饮食偏嗜，是指专食某种性味的食物而导致某些疾病的发生。饮食偏嗜包括寒热偏嗜，五味偏嗜和偏嗜饮酒。

1. 寒热偏嗜　饮食要求寒温适中。《灵枢·师传》说："食饮者，热无灼灼，寒无沧沧。寒温中适，故气将持，乃不致邪僻也。"过分偏嗜寒热饮食，可引起人体阴阳失调而致疾病发生。如偏食生冷、寒凉饮食，则损伤脾胃阳气，导致里寒或寒湿内生，常见腹痛、泄泻等症；如偏嗜辛温燥热饮食，可致肠胃积热，常见口臭、便秘等症。

2. 五味偏嗜　饮食五味与人体五脏各有其亲和性。《素问·至真要大论》说："夫五味入胃，各归所喜，故酸先入肝，苦先入心，甘先入脾，辛先入肺，咸先入肾。"如果长期嗜好某种性味的食物，就会导致相应之脏的功能偏盛，以致五脏平衡失调，导致疾病发生。故《素问·五脏生成》篇说："多食咸，则脉凝泣而变色；多食苦，则皮槁而毛拔；多食辛，则筋急而爪枯；多食酸，则肉胝皱而唇揭；多食甘，则骨痛而发落，此五味之所伤也。"即指五味偏嗜，脏气偏盛，导致"伤己所胜"的病理变化。

3. 偏嗜饮酒　适量饮酒可以宣通血脉，舒筋活络，但是饮酒过多则可导致疾病发生。酒性既热且湿，偏嗜饮酒可损伤脾胃，内生湿热，产生一系列病证。常见腹胀、纳呆、口苦、口臭、口腻、舌苔厚腻等症。

五、劳逸

适度的劳动，是保证人体健康的必要条件。但是长时间劳累过度，或安逸过度，皆可成为致病因素而致疾病发生。

（一）过劳

过劳，就是过度劳累。包括劳力过度、劳神过度和房劳过度。

1. 劳力过度　又称"形劳"。指长期繁重体力劳动；或病后体虚，勉强劳作；或突然用力不当而造成持重努伤，劳力太过而致。其病变特点主要表现在两个方面：一是过度劳力而耗气。常见少气懒言、神疲体倦、喘息汗出等症。如《素问·举痛论》说："劳则气耗。"二是过度劳力损伤形体。体力劳动，主要是筋骨、关节、肌肉的运动，如果长时间用力太过，则易致形体损伤，出现肢体肿痛、功能障碍等。如《素问·宣明五气》说："久立伤骨，久行伤筋。"

2. 劳神过度　又称"心劳"。指长期过度脑力劳动。由于心藏神，脾主思，血是神志活动的主要物质基础，故思虑劳神，则易耗伤心血，损伤脾气。常见心悸、头晕健忘、失眠多梦、纳少、腹胀、便溏、消瘦等症。

3. 房劳过度　又称"肾劳"。指房事太过，或手淫，或妇女早孕多育等，损伤肾中精气而致。常见精神萎靡、眩晕耳鸣、腰膝酸软、性功能减退、阳痿、早泄甚或不孕不育等。

（二）过逸

过逸，就是过度安逸。脾主肌肉四肢，若长期运动减少，可致脾失健运，常见神疲纳呆、四肢乏力，甚则形体虚胖，动则心悸、气喘、汗出。故《素问·宣明五气》说："久卧伤气，久坐伤肉。"

六、病理产物性病因

病理产物性病因，又称继发性病因，是指在疾病过程中产生的病理产物，这些病理产物又成为致病因素导致其他病证的发生。在疾病的过程中，外感、内伤及其他致病因素作用于人体，可使人体发生气、血、津液代谢失调等病理性改变，并产生痰饮、瘀血、结石等病理产物。这些病理产物一经产生，又可引发人体更为复杂的病理变化，成为新的致病因素。可见，病理产物性病因具有既是病理产物，又是致病因素的双重特点。常见的病理产物性病因有水湿痰饮、瘀血和结石。

（一）水湿痰饮

1. 水湿痰饮的概念　水湿痰饮，是指人体水液代谢障碍所形成的病理产物。水湿痰饮虽然均为水液代谢失常所致，但四者同源异流，一般认为湿聚为水，水停成饮，饮凝成痰。就其形质而言，稠浊者为痰，清稀者为饮，更清者为水，而湿乃水气弥散的状态。水湿痰饮皆为阴邪，异名而同类，既有区别又有联系，因此，许多情况下难以截然分开，故常"水湿""水饮""痰湿""痰饮"相提并论。

痰又有"有形之痰"和"无形之痰"之别。所谓有形之痰，是指视之可见，闻之有声，触之可及的痰，如咳出可见之痰液，喘息可闻之痰鸣，体表可触之瘰疬、痰核等。所谓无形之痰，是指虽然无形质可见，但却有征可察的痰，如梅核气、眩晕、癫狂、呕吐、腻苔等，通过辨证求因的方法，仍可确定为痰饮病证。

考点链接

痰与饮的区别主要在以下哪一点：

　　A. 色黄者为痰，色白者为饮　　　B. 热者为痰，寒者为饮　　　C. 得阳气煎熬而成者为痰，为阴气凝聚而成者为饮　　　D. 浓度较大较黏稠者为痰，浓度较小较清稀者为饮　　　E. 以上都不是

2. 水湿痰饮的形成

水湿痰饮是水液代谢障碍形成的病理产物。六淫、疠气、七情、饮食、劳逸、瘀血、结石等致病因素是形成水湿痰饮的初始病因，而对水液代谢发挥着重要作用的肺、脾、肾、肝和三焦等脏腑，其功能失常是水湿痰饮形成的中心环节。肺为水之上源，肺主宣降，通调水道，敷布津液。脾为水之中州，主运化水湿。肾主水，主管水液代谢。肝主疏泄有利于水液的输布。三焦为决渎之官，是水液运行的道路。因此，凡对津液代谢有影响的致病因素及与津液代谢密切相关的脏腑（肺、脾、肾、肝和三焦）功能失调，均可导致水湿痰饮的形成。

3. 水湿痰饮的致病特点

（1）阻滞气机、阻碍气血：水湿痰饮为有形的病理产物，一旦形成则可阻滞气机，导致脏腑气机升降出入失常，还可阻碍气血的运行。如痰饮停肺，肺气失于宣降，常见胸闷、咳嗽、气喘，甚则不能平卧等症；痰饮困阻中焦，脾胃气机升降失常，常见脘腹痞满、恶心呕吐、泛吐痰涎、肠鸣溏泄等症；痰饮流注经络，易使经络阻滞，气血运行不畅，常见肢体麻木、屈伸不利，甚至半身不遂等症；痰饮结聚于局部，则形成痰核瘰疬，或阴疽流注等。

（2）致病广泛，变化多端：水湿痰饮停留于体内可产生多种病证。水湿痰饮形成后，随气升降，内而脏腑，外而筋骨皮肉，无所不至，影响多个脏腑组织，致病广泛，症状复杂，变化多端。如饮逆于上可见眩晕；水注于下可见足肿；湿在肌表可见身重；痰阻中焦可见吐泻。故有"百病多由痰作祟"之说。

（3）病势缠绵，病程较长：痰饮水湿皆由体内津液积聚而成，均有重浊黏滞的特性，故所致疾病多反复发作，缠绵难愈。尤其是一些顽痰伏饮，病程更长，故有"久病多痰"之说。如水湿痰饮所致的胸痹、眩晕、咳喘、癫痫、瘰疬、痰核、瘿瘤、流注、阴疽等病。

（4）易蒙窍扰神：水湿痰饮内停，易蒙蔽清窍，扰乱神明，出现一系列神志失常的病证。如痰湿上蒙清窍，常见头昏头重、精神不振等症；痰迷心窍，常见胸闷、心悸、痴呆、癫狂等症；痰火扰心，可见失眠、易怒、喜笑不休，甚则发狂等症。

（5）多见滑腻舌苔：水湿痰饮内停，致病广泛，变化多端，可见各种病证，但一般多见滑苔和腻苔。这是水湿痰饮致病的共有特点之一。

（二）瘀血

1. 瘀血的概念

《说文解字》说："瘀，积血也。"瘀血，是指体内血液凝聚停滞所形成的病理产物，又称为恶血、败血、衃血、蓄血等，属于继发性病因。瘀血包括经脉、脏腑、组织中停滞之血和体内瘀积的离经之血。

2. 瘀血的形成

六淫、疠气、七情、饮食、劳逸、痰饮、结石、外伤等致病因素是形成瘀血的初始病因。其作用于人体后，引起气血运行失调，从而导致血液运行障碍而形成瘀血。因此，气血运行失调是形成瘀血的病理基础。各种原因导致的气虚、气滞、血寒、血热、血虚以及脉道损伤不利等，均可使脉中血液运行迟缓、阻滞、凝聚而形成瘀血。

（1）气虚致瘀：气为血之帅，气能行血，气虚推动无力则血行迟缓涩滞，固摄无权则血溢脉外，而致瘀血。

（2）气滞致瘀：气行则血行，气滞则血滞。因此，气滞常可导致血瘀。

（3）血寒致瘀：血得温则行，得寒则凝。外感或内生寒邪均可使血液运行不畅而导致瘀血。

（4）血热致瘀：外感或内生热邪，入于血分，煎熬津液则血液黏稠，血行不利；或灼伤脉络则血溢脉外，停积体内，而致瘀血。

（5）血虚致瘀：血液亏虚，运行迟缓涩滞而致瘀血。

（6）出血致瘀：各种内外伤、撞击挤压伤，致损伤脉道，使血溢脉外，停积体内，即成为瘀血。

3. 瘀血的致病特点 瘀血形成之后，不仅失去正常血液的濡养作用，而且作为致病因素又会影响气血的运行，常出现疼痛、肿块、紫黯等表现。

（1）疼痛：多为刺痛，痛处固定，拒按，夜间痛势尤甚。

（2）肿块：肿块固定不移，按之有形，质地较硬，位置固定不移。在体表局部多为青紫肿胀，在体内多为癥块。

（3）出血：出血量少，血色紫黯，或夹有瘀血块。

（4）紫绀：面色紫黯，爪甲、肌肤、口唇青紫。

（5）舌质紫黯：舌质紫黯，或有瘀点、瘀斑，或舌下静脉曲张，为瘀血最常见指征。

（6）脉涩或结代：脉细涩，或沉涩，或弦涩，或结代。

（三）结石

1. 结石的基本概念 结石，是指体内湿热浊邪蕴结不散，或久经煎熬形成的砂石样病理产物，属于继发性病因。结石可发生于人体的许多部位，以肝、胆、肾、膀胱和胃为常见。

2. 结石的形成

（1）饮食失宜：饮食偏嗜肥甘厚味，或嗜食辛辣，或偏嗜饮酒，影响脾胃运化，蕴生湿热，内结于胆，湿热煎熬，日久可形成肝胆结石；湿热下注，蕴结于下焦，日久可形成肾或膀胱结石。若空腹食柿较多，影响胃的受纳通降，可瘀结而为胃石。此外，某些地域的饮水中含有过量或异常的矿物及杂质等，也是促使结石形成的原因之一。

（2）情志内伤：情志失调，肝失疏泄，胆汁郁结，日久煎熬可形成结石。

（3）服药不当：长期过量服用某些药物，如碱性药物、磺胺类药物等，可致肾结石。长期过量服用钙、镁、铋类药物等，可致胃结石。

3. 结石的致病特点

（1）易阻滞气机，损伤脉络：结石为有形的病理产物，停留体内，易于阻滞气机，常导致疼痛。结石性疼痛具有阵发性、间歇性特点，发作时剧痛难忍，而缓解时一如常人。轻者见局部胀痛、隐痛、钝痛、酸痛、掣痛、按压痛、叩击痛等。重者结石嵌顿于狭窄部位，如胆道或输尿管中，则见剧烈绞痛，常伴有冷汗淋漓、恶心呕吐等症。若损伤脉络，还可导致出血等症状，如呕血、尿血等。

（2）病程较长，病情轻重不一：结石多为湿热内蕴，日久煎熬而成，除胃柿石外，大多形成过程缓慢。结石的大小不等，停留部位不同，症状表现差异较大，病情轻重不一。一般来说，结石小，或泥沙样，易于排出，则病情轻微，甚至无任何症状；结石过大，或嵌顿于某一部位，则病情较重，发作频繁，症状明显。

痰饮、瘀血、结石三种病理产物性致病因素，既相互区别，又相互影响。痰饮停聚，阻滞气血，可形成瘀血、结石；瘀血、结石内阻，亦可影响水液代谢，形成痰饮。临床常有痰瘀并见、痰饮结石相兼等病变。

案例分析

陈某，女，16 岁。主诉：反复高热寒战、关节游走性疼痛、一过性皮疹 1 年。

病史：去年 1 月下旬以来高热不时而作，可达 40 度，每伴明显寒战，历时数小时，汗出而热退，上下肢大小关节游走性疼痛，以下肢为著，伴肿胀而皮色白，面色苍白，咽痛不红，皮肤红斑时现时隐。检查：舌红，苔薄白而润。脉弦数。

分析患者病因。

第二节 病 机

病机，是指疾病发生、发展、变化及其转归的机制。对于"病机"，唐代医学家王冰解释为"病之机要"，含有疾病之关键要领的意思。《素问·至真要大论》强调："谨守病机"。因此，研究病机是认识疾病本质的关键，也是进行正确诊断和治疗的前提。本节主要阐述发病的原理、既病之后的基本病机，以及疾病传变与转归等内容。这些内容构成了中医病机学的总体，是中医基础理论的重要组成部分。

一、发病机制

发病机制，是指疾病发生的一般规律和基本原理。本节主要讨论邪气、正气与发病的关系，影响发病的主要因素和发病类型等内容。

（一）邪正斗争与发病

疾病的发生是一个复杂的病理过程，但从整体上来看，不外是邪气和正气两种力量相互斗争的过程。矛盾双方斗争力量的对比，决定着疾病发展的方向和结局。因此，中医学常从邪正斗争的角度来认识疾病发生的原理，并认为邪正斗争是贯穿疾病发生、发展、变化及其转归的整个病理过程中最基本的规律。

1. 正气和邪气的含义

（1）正气的含义：正气是指人体的功能活动及其抗病、康复能力，《黄帝内经》中称为"人气"或"气"。正气是与邪气相对而言的。如《灵枢·顺气一日分为四时》说："朝则人气始生，病气衰，故旦慧；日中人气长，长则胜邪，故安；夕则人气始衰，邪气始生，故加；夜半人气入藏，邪气独居于身，故甚也。"正气具有抗御邪气入侵、驱除已入侵的邪气、修复损伤的组织、调节失常的功能等作用。

> **知识链接**
>
> "正气"源于"正"的概念。本义指充足，正直。《新书·道术》曰："方直不曲谓之正，反正为邪。"中医认为正气即正风，是指自然界的正常气候。《灵枢·刺节真邪》曰："正气者，正风也，从一方来，非虚风也。"同时，中医认为人体正常的免疫功能属"正气"范畴。《素问·离合真邪论》曰："因不知合之四时五行，因加相胜，释邪攻正，绝人长命。"

（2）邪气的含义：邪气泛指一切致病因素。包括来自人体外部环境的致病因素，如六淫、疠气等，以及来自人体内部环境的致病因素，如痰饮、瘀血、结石等。邪气是与正气相对而言的。邪气具有入侵人体、损伤组织、影响功能等作用。

2. 正气和邪气在发病中的作用 　疾病的发生是邪正斗争，正不胜邪的结果。中医学认为正气不足是发病的内在因素，邪气侵袭是发病的重要条件。

（1）正气不足是发病的内在因素：正气具有抗御、驱邪外出、自行调节和修复损伤组织的作用。中医学很重视正气，认为正气是决定发病与否的关键因素。疾病的发生，虽涉及正气和邪气两个方面，但起主导作用的仍然是正气，正气不足，邪气乘虚入侵人体，导致疾病发生。如《灵枢·百病始生》说："风雨寒热，不得虚，邪不能独伤人。卒然逢疾风暴雨而不病者，盖无虚，故邪不能独伤人。此必因虚邪之风，与其身形，两虚相得，乃客其形。"《素问·评热病论》概括为："邪之所凑，其气必虚。"

（2）邪气侵袭是发病的重要条件：中医学强调正气在发病中的主导作用的同时，也重视邪气在发病中的重要作用，认为邪气侵袭是发病的重要条件。在某些特殊的情况下，邪气也可以在发病中起主导作用。例如疠气、外力损伤、烧烫伤、冻伤、虫兽伤等，即便正气强盛，也不可避免受害而发病。因此，《素问·刺法论》强调应"避其毒气"，《素问·上古天真论》说："虚邪贼风，避之有时。"

（3）邪正斗争的结果决定发病与否：在发病过程中，正气与邪气始终是相互斗争的，邪正斗争的结果决定疾病的发生与否（图5-1）。正气充足，既能抗御邪气，又能驱除邪气，因而邪气不易入侵人体，或虽有邪气入侵人体，也不能导致疾病发生。如《素问·生气通天论》说："虽有大风苛毒，弗之能害。"正气不足，人体感受邪气之后，邪气停留体内，但可以发生疾病，亦可不发病。如由于某种因素，如饮食失宜，劳逸过度或情志变化等，造成正气不足，抗邪能力降低，邪气乘虚与正气相搏而发病，即所谓"正气内虚，因加而发"。所以，邪气虽可致病，但多是在正气不足的条件下，才能为害成病。

$$不发病 \longleftarrow 正能胜邪 \longleftarrow 正邪斗争 \longrightarrow 正不胜邪 \longrightarrow 发病$$

图 5 - 1 邪正斗争与发病关系示意图

综上所述，正气不足是疾病发生的内在因素，但只有正气，没有邪气，不具备发生疾病的条件。因此，邪气是发生疾病的重要条件。中医既强调人体正气在发病上的决定作用，又不排除邪气的重要作用，并且认为邪气在一定条件下也可以起决定性的作用。

（二）影响发病的主要因素

正气和邪气是决定疾病发生与否的两个基本因素，人体内外环境的各种因素又影响着正气和邪气，从而影响着发病。所谓外环境，主要包括气候因素和地域因素；所谓内环境，主要包括体质因素和情志因素。

1. 外环境与发病

（1）气候因素与发病：不同的季节有不同的气候，不同的气候有不同的邪气，从而导致季节性的多发病。如春多风病，夏多暑病，长夏多湿病，秋多燥病，冬多寒病。正如《素问·金匮真言论》所说："故春善病鼽衄，仲夏善病胸胁，长夏善病洞泻寒中，秋善病风疟，冬善病痹厥。"此外，气候异常，既易损伤人体正气，又易产生疫疠邪气，从而造成瘟疫的流行。如麻疹和流脑多在冬春季节流行；痢疾和乙脑多在夏秋季节流行等。

（2）地域因素与发病：不同的地域有不同的气候，不同的气候有不同的邪气，从而导致地域性的多发病。如北方寒冷干燥，多寒邪、燥邪为病，南方温和多雨，多热邪、湿邪为病。正如《素问·异法方宜论》所说："地势使然也。故东方之域，天地之所始生也……其民皆黑色疏理，其病皆为痈疡，其治宜砭石……西方者，金玉之域，沙石之处，天地之所收引也……其民华食而脂肥，故邪不能伤其形体，其病生于内，其治宜毒药……北方者，天地所闭藏之域也……其民乐野处而乳食，藏寒生满病，其治宜灸焫……南方者，天地之所长养，阳之所盛处也……其民嗜酸而食胕，故其民皆致理而赤色，其病挛痹，其治宜微针……中央者，其地平以湿，天地所以生万物也众。其民食杂而不劳，故其病多痿厥寒热，其治宜导引按跷。故导引按跷者，亦从中央出也。"此外，地方性甲状腺肿大、克山病、高原疾病等的发生也与地域因素密切相关。

2. 内环境与发病

（1）体质因素与发病：不同的人体有不同的体质。《灵枢·寿夭刚柔》说："人之生也，有刚有柔，有弱有强，有短有长，有阴有阳。"体质因素影响着人体对邪气的耐受性和易感性、发病的倾向性以及发病的整个病理过程。

①强弱体质：体质强壮者，对邪气的耐受性较强，不易发病；体质虚弱者，对邪气的耐受性较差，容易发病。体质强壮者，正气充足，邪正斗争剧烈，发病多为实证；体

质虚弱者，正气不足与邪气斗争，发病多为虚证。②阴阳体质：阳盛或阴虚的体质，对热邪的易感性强，易感受热邪而发病。阳盛者发病多为实热证；阴虚者发病多为虚热证。阴盛或阳虚的体质，对寒邪的易感性强，易感受寒邪而发病。阴盛者发病多为实寒证；阳虚者发病多为虚寒证。③胖瘦体质：肥人多痰湿，善病中风；瘦人多虚火，易患劳嗽。

(2) 情志因素与发病：情志因素影响着正气，从而影响着疾病的发生与否。《素问·上古天真论》说："恬淡虚无，真气从之，精神内守，病安从来。"一般来说，精神愉快、情志舒畅，正气充足，邪气不易留着，疾病难以发生。反之，精神忧郁、情志不畅，正气不足，邪气容易留着，疾病易于发生。此外，情志因素还影响着发病的缓急。一般而言，剧烈的情志变化，如大怒、大喜、大悲、大惊等，易引起急性发病。如胸痹心痛、中风等，多因剧烈的情志变化诱发；长期持续性的情志变化，如思虑、悲哀、忧愁等过度，易引起缓慢发病。如胃脘痛、失眠等，多因长期持续性的情志变化诱发。

(三) 发病类型

由于感受邪气的部位、性质和程度不同，以及人的体质和正气强弱的差异，因此，在发病的形式上表现为不同的类型。发病类型主要有卒发、缓发、伏发、继发、合病与并病、复发等六种。

1. 卒发 是指感邪之后立即发病。主要有以下几种情况：

(1) 感邪较盛：外感六淫邪气或疠气，当感受邪气较盛时，可导致立即发病。

(2) 情志剧变：剧烈的情志变化，可导致立即发病。

(3) 毒物所伤：误服毒物，或被毒虫毒蛇咬伤，或吸入毒秽之气等，可导致立即发病。

(4) 急性外伤：跌打伤、金刃伤、烧烫伤、冷冻伤、枪弹伤等各种外伤，可导致立即发病。

2. 缓发 是指感邪之后缓慢发病。长期持续性的情志变化，如过度思虑、悲哀、忧愁等，以及饮食失宜、劳逸过度等易引起缓慢发病。外感六淫邪气中，因湿性黏滞，故湿邪伤人，亦多缓慢发病。

3. 伏发 是指人体感受邪气后，邪气在体内潜伏一段时间，或在诱因作用下才发病。如破伤风、狂犬病等。温病中的"伏暑"，即属此类，前人称其为"伏气温病"。如《素问·生气通天论》说："夏伤于暑，秋必痎疟。"

4. 继发 是指在原发疾病的基础上，继而发生新的疾病。继发疾病与原发疾病在病理上联系密切。例如肝病日久可继发癥积、鼓胀；眩晕日久可继发中风。

5. 合病与并病 合病与并病之说，首见于《伤寒论》。其主要区别是发病时间的差异，合病为同时出现，并病为依次出现。

(1) 合病：是指两经或三经同时受邪所出现的病证。多见于感受邪气较甚，正气相对不足，邪气同时侵犯两经或三经。如伤寒的太阳和少阳合病，太阳和阳明合病等，甚则有太阳、阳明和少阳三阳合病。

（2）并病：是指一经病证未罢，又出现另一经的病证。如伤寒的太阳和少阳并病。

6. 复发 是指即将痊愈或已经痊愈的疾病再度发作。

（1）复发的特点：①复发的临床表现类似初病，但又不仅是原有病理过程的再现，一般比初病更复杂。②复发的次数愈多，预后愈差。③复发大多有诱因。

（2）复发的主要类型：由于邪气的性质不同，正气的盛衰各异，邪正斗争的结果不一，因此，复发包括疾病少愈即复发，休止与复发交替两种类型。①疾病少愈即复发：多见于外感性疾病的恢复期。由于余邪未尽、正虚未复，在用药不当、饮食失宜、劳累过度或外感邪气等诱因的作用下，可致余邪复燃，正气更虚，引起复发。如温热、温毒、湿温等，恢复期如常人，在各种诱因的作用下，容易导致复发。②缓解与复发交替：多见于发作性疾病的缓解期。由于正气不足，无力祛除邪气；或是邪气黏滞，难以祛除，致使体内留有宿根，在情志变化、饮食失宜、劳累过度或外感邪气等诱因的作用下，易引起复发。如哮喘、休息痢、癫痫、结石等，缓解期如常人，在各种诱因的作用下，容易导致复发。

（3）复发的诱因：①复感新邪：是指疾病初愈或在缓解期，因外感邪气，而致旧病复发。为复发最常见的诱因。如某些外感性疾病、内伤性疾病，均可因外感邪气而复发，尤其以外感热病初愈后复发为多见。②食复：是指疾病初愈或在缓解期，因饮食失宜，而致旧病复发。如饮食不节可导致脾胃病复发；鱼虾海鲜等"发物"可导致瘾疹、哮喘等复发；饮酒、过食辛辣炙煿之物可导致痔疮、淋证等复发等。③劳复：是指疾病初愈或在缓解期，因劳力、劳神或房劳过度，而致旧病复发。如胸痹心痛、中风、哮喘、慢性水肿、疝气等，均可因劳累过度而复发。④药复：是指疾病初愈或在缓解期，因用药不当，而致旧病复发。如在疾病初愈阶段，急于求成、滥投补剂，导致虚不受补或闭门留寇而复发。

二、基本病机

基本病机，即病理变化的机制，是指疾病过程中病理变化的一般规律和基本原理。疾病的发生，是邪正斗争的结果，整个疾病过程中始终贯穿着邪正斗争。在邪正斗争的过程中，正气受到损伤，阴阳平衡被破坏，气血津液运行失常。因此，尽管疾病多种多样，表现千变万化，每种疾病、每个具体症状，都有各自的机制，而且都离不开邪正盛衰、阴阳失调、气血津液失常等基本规律。研究基本病机，对于把握疾病的本质和发展变化规律，并有效地指导辨证论治，具有重要意义。基本病机包括邪正盛衰、阴阳失调、气血津液失常、内生五邪等。

（一）邪正盛衰

邪正盛衰，是指在疾病过程中，正气与邪气相互斗争所发生的盛衰变化。邪气入侵人体后，人体正气与邪气相互发生作用，一方面邪气对人体正气起着损害作用，另一方面正气对邪气起着祛除和抗损害的作用。在邪正斗争过程中，邪正双方的力量不断地发生着盛衰变化，不仅可以产生单纯的虚、实病理变化，还可以产生虚实转化、虚实错杂和虚实真假的病理变化。邪正之间的盛衰变化，既影响着疾病的发展与转归，又决定着病证的虚实变化。

1. 邪正盛衰与虚实变化　虚与实，是相比较而言的一对病机概念。《素问·通评虚实论》说："邪气盛则实，精气夺则虚。"指出了虚与实病机的实质。

（1）实的病机：是以邪气实为矛盾主要方面的病理变化。

实证多见于体质强壮者或疾病的初、中期，即所谓"新病多实"。邪气实，正气不虚。也就是说正气和邪气都比较充实，邪正斗争剧烈，故反应明显，表现为亢盛有余的实证。临床表现为身体壮实、精神亢奋、壮热、声高气粗、疼痛剧烈而拒按、二便不通、脉实有力等症。《素问·玉机真脏论》以"脉盛，皮热，腹胀，前后不通，闷瞀"为"五实"之证候。

（2）虚的病机：是以正气虚为矛盾主要方面的病理变化。

虚证多见于体质虚弱者或疾病的后期，即所谓"久病多虚"。邪气不实，正气虚。也就是说正气和邪气都不充实，正气不足与邪气斗争，故反应不明显，表现为虚弱不足的虚证。临床表现以气血阴阳不足为特征。其中，以气虚为主，主要表现为气短自汗、精神倦怠等；以血虚为主，主要表现为面唇色淡、头晕眼花等；以阴虚为主，主要表现为潮热盗汗、消瘦颧赤等；以阳虚为主，主要表现为畏寒肢冷、舌胖色淡等。《素问·玉机真脏论》以"脉细，皮寒，气少，泄利前后，饮食不入"为五虚之证。

（3）虚实转化：虚证和实证形成之后，并不是一成不变的。由于邪正斗争过程中，邪正双方的力量对比经常发生变化，因此，虚证和实证之间也经常发生转化。虚证和实证相互转化有两种形式：一是由实转虚，一是因虚致实。

①由实转虚：是指因邪气久留而致正气受损。疾病本来是以邪气实为矛盾主要方面的实证，在疾病过程中，由于失治、误治，导致病程迁延，邪气不断损伤正气，继而疾病转化为正气虚为矛盾主要方面的虚证，即为因实致虚。如外感病的初、中期，主要表现为邪气亢盛的实证，若迁延至后期，而见气血阴阳亏虚的虚证表现，即是由实转虚。

②因虚致实：是指因正气不足而致邪气积聚。疾病本来是以正气虚为矛盾主要方面的虚证，在疾病过程中，由于正气不足，产生水、湿、痰、饮、瘀血等病理产物积聚体内，继而疾病转化为邪气实为矛盾主要方面的实证，即为因虚致实。如肾阳虚衰，主要表现为肾脏温化功能减退的虚证，若迁延至后期，而见水液停留于体内的实证表现，即是因虚致实。

（4）虚实错杂：是指在疾病过程中，邪实和正虚同时存在的病理变化。虚实错杂的临床表现，既有虚证的临床表现，又有实证的临床表现。虚实错杂分为实中夹虚和虚中夹实两类。

①实中夹虚：是指以邪气实的病理变化为主，兼见正气虚的病理变化。由实证发展而来的虚实夹杂多属此类。如外感热病的热盛伤津证，既有壮热、汗出、脉洪大等热盛邪实之象，又兼见口渴、尿少等津伤正虚之症。

②虚中夹实：是指以正气虚的病理变化为主，兼见邪气实的病理变化。由虚证发展

而来的虚实夹杂多属此类。如气虚之人外感风寒证，既有肢体倦怠、脉浮无力等气虚之症，又见恶寒、发热等邪实之象。

根据邪气所在部位的不同，虚实错杂还可以分为表虚里实、表实里虚、上实下虚、上虚下实等不同类型。

（5）虚实真假：一般情况下，疾病的本质和现象是一致的。但在某些特殊情况下，由于邪正斗争的复杂性，出现疾病的现象与病变的虚实本质不相一致的病理变化。虚实真假分为真虚假实和真实假虚两类。

①真虚假实：是指病理变化的本质是"虚"，而"实"是表现出来的假象。多由于正气不足，功能减退所致。如脾气虚衰，反见腹部胀满的"虚胀"，即属此类。既可见纳食减少、疲乏无力、舌胖嫩而苔润、脉虚而细弱等脾虚表现，又可见腹部胀满、腹痛、大便秘结等类似实证的"虚胀"假象。故明·张景岳在《景岳全书》说："至虚之病，反见盛势。"

知识链接

> 　　虚胀与实胀的鉴别：实胀表现为腹胀持续不减，腹痛拒按，为真"实"；虚胀表现为腹胀时有减轻，腹痛喜按，为假"实"。

②真实假虚：是指病理变化的本质是"实"，而"虚"是表现出来的假象。多由于实邪结聚，阻滞经络所致。如燥屎内结，反见下利清水的"热结旁流"，即属此类。既可见脐腹疼痛、按之坚硬有块、口舌干燥、脉滑实等邪实表现，亦可见下利清水等类似虚证的假象。故明·张景岳在《景岳全书》说："大实之病，反见羸状。"

总之，临床分析病机，要求透过现象看本质，而不能被假象所迷惑，应把握住邪正盛衰所反映的真正的虚实病理变化，从而了解疾病的本质。

2. 邪正盛衰与疾病发展转归　在疾病发生发展的变化过程中，由于正邪相互斗争，从而使双方力量不断产生消长盛衰变化。这种变化对于疾病发展的趋势与转归起着决定性的作用。一般情况下，正盛则邪退，疾病趋向好转，或痊愈；邪盛则正衰，疾病趋向恶化，甚至导致死亡。

（1）正盛邪退：是指在疾病过程中，正气日趋强盛，邪气日益衰减，正气战胜邪气，疾病趋向好转或痊愈，是最常见的一种转归。出现这种转归，或是因为正气相对充足，抗御邪气能力较强；或是因为得到及时正确的治疗，使邪气对人体的损害得到控制，被耗伤的物质得到充实，受损伤的组织得到修复，则疾病趋向好转或痊愈。如外感六淫邪气所致的疾病，邪气从皮毛和口鼻侵入人体，若人体正气充足，抗御邪气能力较强，则可使邪从外而解；或用发汗解表药，驱邪外出，疾病也就痊愈。

（2）邪盛正衰：是指在疾病过程中，邪气亢盛，正气不足，抗邪无力，疾病趋向恶化，甚至死亡。出现这种转归，或是因为正气过于虚弱；或是因为邪气过于亢盛；或是因为治疗不当，使人体受到的损害日渐加重，则疾病趋向恶化。若正气衰竭，邪气独盛，阴阳离绝，人体就会死亡。如在外感热病发展过程中出现的"亡阴""亡阳"，即是正不胜邪，邪盛正衰的典型表现。

（3）邪去正虚：是指在疾病过程中，邪气虽被祛除，但正气也受到了严重的损伤。多见于严重疾病的恢复期。出现这种转归，或是因为邪正斗争剧烈；或是因为治疗方法过于峻猛，虽然祛除了邪气，但正气也被耗伤，使疾病处于恢复状态。其最终的转归，仍然是趋向好转或痊愈。但若此时调养不当，或感染邪气，也可以使疾病复发。

（4）正邪相持：是指在疾病过程中，邪正双方势均力敌，正气既不能完全驱除邪气，邪气也不能进一步损害人体，使疾病处于迁延状态。

（5）正虚邪恋：是指在疾病过程中，邪气未尽，正气大虚，正气无力驱邪外出，使疾病处于缠绵难愈状态。

（二）阴阳失调

阴阳失调，是指在疾病过程中，人体的阴阳之间失去了正常的平衡协调关系，从而产生阴阳偏盛、阴阳偏衰、阴阳互损、阴阳格拒、阴阳亡失等病理变化。《素问·生气通天论》说："阴平阳秘，精神乃治，阴阳离决，精气乃绝。"可见，阴阳失调是脏腑、经络、气血等相互关系失调以及气机运动的升降出入关系失调的高度概括，是疾病发生的最基本病机。

1. 阴阳偏盛　阴阳偏盛，是指在疾病过程中，阴阳双方中的某一方偏盛，而另一方不衰的病理变化，见于"邪气盛则实"的实证。《素问·阴阳应象大论》中说："阴胜则阳病，阳胜则阴病。阳胜则热，阴胜则寒。"指出了阴阳偏盛病机的实质和发展趋势。

（1）阳偏盛：又称阳胜，是指在疾病过程中，出现阳气偏盛、产热过剩、功能亢奋的病理变化。

形成阳偏盛的原因，或因感受阳热邪气；或因感受阴邪，从阳化火；或因情志过极化火；或因气滞、瘀血、食积等郁久化火所致。

阳偏盛表现为实热证，即所谓"阳盛则热"。临床表现以热、动、燥为其特点，可见壮热气粗，心烦不宁，甚至神昏、渴欲冷饮、面红目赤、四肢躁扰不宁、尿黄便干、舌红苔黄、脉洪数等症。如《素问·调经论》说："阳盛则外热……上焦不通利，则皮肤致密，腠理闭塞，玄府不通，卫气不得泄越，故外热。"

阳盛阴虚是阳偏盛病机的发展趋势。由于阴阳的对立制约，阳长则阴消，阳邪亢盛，必然损伤阴液，出现口干咽燥、小便短少等伤阴的表现。即所谓"阳胜则阴病"。

（2）阴偏盛：又称阴胜，是指在疾病过程中，出现阴气偏盛，产热不足，功能抑制，以及阴寒性病理代谢产物积聚的病理变化。

形成阴偏盛的原因，或因感受阴寒邪气；或因过食生冷所致。

阴偏盛表现为实寒证，即所谓"阴盛则寒"。临床表现以寒、静、湿为其特点，可见形寒战栗、面白肢冷、腹痛腹冷、舌淡苔白腻、脉紧迟等症。如《素问·调经论》所说："阴盛则内寒……厥气上逆……血凝泣，凝则脉不通，其脉盛大以涩，故中寒。"

阴盛阳虚是阴偏盛的病机发展趋势。由于阴阳的对立制约，阴长则阳消，阴邪亢盛，必然损伤阳气，出现精神萎靡、喜静蜷卧、小便清长、大便溏薄等伤阳的表现。即所谓"阴胜则阳病"。

2. 阴阳偏衰　阴阳偏衰，是指在疾病过程中，阴或阳任何一方偏衰的病理变化，见于"精气夺则虚"的虚证。《素问·调经论》中所说的"阳虚则外寒，阴虚则内热"指出了阴阳偏衰病机的实质。

（1）阳偏衰：是指在疾病过程中，阳气不足，产热不足，功能抑制，以及阴寒性病理代谢产物积聚的病理变化。

阳偏衰的形成原因，或因先天禀赋不足；或因后天失于调养；或因大病久病，损伤阳气所致。

阳偏衰表现为虚寒证，即所谓"阳虚则寒"。临床表现以虚、寒为主要特点，可见畏寒肢冷、面色㿠白、精神萎靡、喜静蜷卧、小便清长、大便溏薄、舌淡脉弱等症。如《素问·调经论》说："阳虚则外寒……阳受气于上焦，以温皮肤分肉之间，令寒气在外，则上焦不通，上焦不通，则寒气独留于外，故寒栗。"

阳偏衰和阴偏盛，阴偏盛是实寒，以实为主，虚不明显。阳偏衰是虚寒，以虚为主，常见虚衰症状如精神萎靡、喜静蜷卧、小便清长、大便溏薄等。

（2）阴偏衰：是指在疾病过程中，阴液不足，产热过剩，功能虚性亢奋的病理变化。

阴偏衰的形成原因，或因感受阳热邪气；或因情志过极化火；或因过食辛温燥热之品，日久伤阴所致。

阴偏衰表现为虚热证，即所谓"阴虚则热"。临床表现以虚、热为主要特点，可见潮热盗汗、五心烦热、颧红、形体消瘦、口干咽燥、小便短少、大便干硬、舌红苔少、脉象细数等。如《素问·调经论》说："阴虚生内热……有所劳倦，形气衰少，谷气不盛，上焦不行，下脘不通，胃气热，热气熏胸中，故内热。"

阴偏衰和阳偏盛，阳偏盛是实热，表现为亢盛有余，如壮热不退、面通红、舌红苔黄燥、脉洪数。阴偏衰是虚热，表现为虚弱不足，如潮热盗汗、两颧红、舌红苔少或无、脉细数。

3. 阴阳互损　阴阳互损，是指在疾病的过程中，阴或阳任何一方虚损到一定程度，而影响到另一方，形成阴阳两虚的病理变化。阴阳互损的病机是建立在阴阳互根互用基础上的。正如《素问次注集疏》引王冰注曰："阳气根于阴，阴气根于阳，无阴则阳无以生，无阳则阴无以化。"由于肾脏藏真阴而寓真阳，为全身阴液阳气的根本，因此，阴阳互损多发生在肾的阴阳亏虚的基础之上。阴阳互损分为阴损及阳和阳损及阴两类。

（1）阴损及阳：是指在阴虚的基础上，继而导致阳虚，形成以阴虚为主的阴阳两虚的病理变化。由于阴液亏损，"无阴则阳无以化"，进一步导致阳气生化不足，或者阳气无所依附而耗散。如原有咳嗽、盗汗、遗精、咯血等阴虚表现，病变发展日久，可见气喘、自汗、大便溏泄等阳虚表现，此时的病机已转化为阴损及阳的阴阳两虚证。其特征是阴虚表现出现在前，阴阳两虚的表现出现在后。

（2）阳损及阴：是指在阳虚的基础上，继而导致阴虚，形成以阳虚为主的阴阳两虚的病理变化。由于阳气亏损，"无阳则阴无以生"，进一步导致阴液生成减少。如原有水肿、腰酸、膝冷等阳虚表现，病变发展日久，若再出现烦躁、咽喉干痛、齿龈出血、小便短赤等阴虚表现，此时的病机已转化为阳损及阴的阴阳两虚证。其特征是阳虚的表现出现在前，阴阳两虚的表现出现在后。

4. 阴阳格拒 阴阳格拒，是指在疾病的过程中，阴或阳的任何一方偏盛至极而将另一方格拒于外，形成疾病现象与寒热本质不相一致的病理变化。阴阳格拒的病机是建立在阴阳对立制约的基础之上。阴阳格拒分为阴盛格阳和阳盛格阴两类。

（1）阴盛格阳：又称格阳，是指在疾病过程中，阴寒偏盛至极，而将阳气格拒于外，形成内有真寒外有假热的病理变化。又称真寒假热证。"阴寒偏盛"是病机的本质，故可见四肢厥逆、精神萎靡、畏寒蜷卧、小便清长、大便溏薄、脉微欲绝等真寒表现。"格阳于外"则是病机表现出来的假象，故可见身热反不恶寒、面如红妆、口渴、脉大等假热之象。鉴别要点为身虽热但欲盖衣被，口虽渴但渴喜热饮，饮亦不多，脉虽大但无力。

（2）阳盛格阴：又称格阴，是指在疾病过程中，阳热偏盛至极，而将阴气格拒于外，形成内有真热外有假寒的病理变化。又称真热假寒证。"阳热偏盛"是病机的本质，故可见壮热面赤、心烦不安、声高气粗、渴喜冷饮、咽干口臭、小便短赤、大便秘结、舌红苔黄而干等真热表现。"格阴于外"则是病机表现出来的假象，故可见面色苍白、四肢厥冷、脉象沉伏等假寒之象。鉴别要点为虽有四肢厥冷，但身反不恶寒而恶热，脉虽沉伏但数而有力。

5. 阴阳转化 阴证和阳证形成之后，并不是一成不变的，在一定条件下，阴证和阳证可以发生相互转化。阴证和阳证相互转化有两种形式：一是由阳转阴，一是由阴转阳。

（1）由阳转阴：是指阳证在一定条件下由阳转阴的病理变化。如急性温热病，初期可见壮热心烦、口渴咳嗽、舌红苔黄、脉数等阳证表现。若阳邪极盛，严重损伤正气，突然出现面色苍白、四肢厥冷、大汗淋漓、脉微欲绝等阴证之象，即是病机已由阳转阴。

（2）由阴转阳：是指阴证在一定条件下由阴转阳的病理变化。如感冒，初期可见恶寒重、发热轻、无汗、头身疼痛、鼻塞流涕、苔薄白、脉浮紧等阴证表现。若阴邪郁而化热，出现发热汗出、心烦口渴、舌红苔黄、脉数等阳证之象，即是病机已由阴转阳。

6. 阴阳亡失 阴阳亡失，是指在疾病的过程中，阴或阳的任何一方突然大量亡失，导致全身功能严重衰竭而出现生命垂危的病理变化。《素问·生气通天论》说："阴阳离决，精气乃绝。"阴阳亡失包括亡阳、亡阴两种情况。

（1）亡阳：是指在疾病过程中，阳气突然大量亡失，导致全身功能活动严重衰竭而生命垂危的病理变化。

　　亡阳的形成原因，多因邪气亢盛，正不胜邪，阳气突然脱失；或因过用汗、吐、下法，阳随阴泄而外脱；或因久病，阳气长期损耗，终至阳气耗尽，而致亡阳。

　　临床表现多为神情淡漠、蜷卧神疲、甚则昏迷、面色苍白、四肢厥冷、大汗淋漓、汗冷清稀、脉微欲绝等危重证候。

　　（2）亡阴：是指在疾病过程中，阴液突然大量亡失，导致全身功能活动严重衰竭而生命垂危的病理变化。

　　亡阴的形成原因，多因热邪亢盛，正不胜邪，阴液突然亡失；或因过用汗、吐、下法，阴液大量消耗；或因久病，阴液长期消耗，终至阴液耗尽，而致亡阴。

　　临床表现多为烦躁不安，或昏迷谵妄、身体干瘪、皮肤皱褶、目眶深陷、四肢温和、大汗不止、汗热黏稠、气喘口渴、尿少尿闭，舌红而干，脉细数无力，或躁动无根等危重证候。

知识链接

亡阴与亡阳的鉴别

　　亡阴是阴液大量亡失，表现为四肢温和、汗出如油、质稠而热；亡阳是阳气大量亡失，表现为四肢逆冷、大汗淋漓、质稀而冷。

（三）气血津液失常

　　气血津液失常，是指在疾病过程中，气与血的不足，以及气血津液运行障碍，而导致人体功能失常的病理变化。气血是全身脏腑、组织、经络、官窍生理活动的物质基础。《素问·调经论》说："血气不和，百病乃变化而生。" 如果气血失常，必然会影响到人体的各种功能活动，从而导致各种疾病的发生。同时，气血又必须依赖脏腑功能活动才能不断化生，并维持正常运行。可见，气血失调的病机不但是脏腑、经络等组织器官各种病机变化的基础，而且也是分析临床各科疾病病机的基础。

1. 气失常

　　（1）气虚：是指气不足及其功能低下的病理变化。

　　气虚的形成原因，多因先天禀赋不足、后天失于调养等导致气的化生不足；或因劳倦过度、大病久病等导致气的耗散太过。

　　临床表现以疲倦乏力、少气懒言、脉虚无力为主要特点。由于气的功能各不相同，因而气虚的表现复杂多样。若气的推动作用下降，则见精神疲倦、四肢乏力；若气的温煦作用下降，则见手足不温；若气的固摄作用下降，则见自汗；若气的防御作用下降，则易于感冒。又因气由肺吸入的自然界清气、脾化生的水谷精气以及肾中精气所构成，因此，气虚可导致各脏腑功能减退，表现为一系列脏腑虚弱的征象。如元气虚则生长发育迟缓，生殖功能低下，生理活动衰退；肺气虚则少气懒言；脾气虚则纳呆便溏。同时，气与血、津液的关系极为密切，所以在气虚的情况下，必然会波及血和津液的正常生理功能，导致血和津液或生成不足，或运行失常等多种病理变化。如气虚可引起血虚、血瘀和出血，也可致津液代谢障碍形成痰饮、水肿等。

（2）气机失调：是指在疾病发展过程中，由于邪气的侵害，或脏腑功能的失常，从而导致气的升降出入运动失常所引起的病理变化。在脏腑的功能活动中，肺的宣发与肃降；脾的升清与胃的降浊；心肾的阴阳相交，水火既济；肺主呼吸，肾主纳气，以及肝气主升，肺气主降；皮肤的排泄汗液，膀胱的排出尿液等生理功能，都是气机升降出入运动的具体体现。因此，气升降出入运动正常与否，不仅影响着气血津液的生成和运行，而且还影响着全身脏腑组织的功能活动。气机失调，主要包括气滞、气逆、气陷、气闭、气脱等五个方面。

①气滞：是指气在局部运行不畅而阻滞不通，从而导致脏腑功能障碍的病理变化。由于肝升肺降，脾升胃降，在调整全身气机中起着极其重要的作用，因此，气滞以肝气郁滞、肺气壅滞和脾胃气滞为多见。

气滞的形成原因，多因情志抑郁；或因痰湿、食积、瘀血等有形之邪阻碍气机所致。

临床表现有胀痛，胀闷的感觉甚于疼痛，并且气行则舒。肝郁气滞，可见胁肋或少腹胀痛，善太息等；肺气壅滞，可见胸闷、咳喘等；脾胃气滞，可见脘腹胀痛，时作时止，得嗳气或矢气则舒。

②气逆：是指气的上升运动太过或下降运动不及，从而导致以上逆为特征的病理变化。气逆以肝气上逆、胃气上逆、肺气上逆为多见。

气逆的形成原因，多因情志所伤，或因饮食失宜，或因痰浊阻滞所致。

临床表现以肝、胃、肺等脏腑最为多见。肝气上逆，可见头痛头胀、面红目赤、烦躁易怒、口苦等，重者血随气逆而见咯血、咳血，或壅遏清窍而致昏厥；胃气上逆，可见恶心呕吐、嗳气呃逆等；肺气上逆，可见咳喘、咯痰等。

③气陷：是指气的上升运动不及或下降运动太过，从而导致以升举无力而下陷为特征的病理变化。多由气虚发展而来。由于脾的升清功能，能使水谷精微清阳之气上达于头目，以荣养清窍；而气的升提涉及正常的升降出入运动，以保证人体内脏器官位置的相对恒定。因此，气陷与脾气虚弱关系密切。气陷可分为"上气不足"与"中气下陷"两种。

气陷的形成原因，多因先天禀赋不足；或因久病失调；或因妇女生产过多所致。

临床表现多见头晕、目眩、耳鸣、疲倦乏力等。如《灵枢·口问篇》说："上气不足，脑为之不满，耳为之苦鸣，头为之苦倾，目为之眩。"中气下陷，可见胃下垂、肾下垂、子宫脱垂、脱肛等病。由于气陷是在气虚基础上发展而来，故又见疲乏无力、少气懒言、面色不华、少腹胀满重坠、便意频频、脉弱无力等症状。

④气闭：是指气郁闭于内，导致气的外出受阻，出现突然昏厥的病理变化。

气闭的形成原因，多因情志刺激，肝失疏泄，阳气内郁，不得外达，气郁心胸；或因外邪闭郁，痰浊壅盛，肺气闭塞，气道不通；或因剧烈疼痛等，导致气机外出受阻所致。

临床表现常见突然昏厥、不省人事、手紧握拳、牙关紧闭、气急鼻煽等；兼见四肢不温、四肢拘挛。心气郁闭可见突然昏厥、不省人事；胸肺气闭，可见呼吸困难、气喘声哑；膀胱气闭可见小便不通；大肠气闭可见大便秘结。

⑤气脱：是指气不内守而外脱导致全身功能突然衰竭的病理变化。

气脱的形成原因，或因邪气亢盛，正不敌邪；或慢性疾病，长期消耗，气虚至极；或因大汗、大吐、大泻、大出血而致气随津脱，气随血脱所致。

临床表现多见面色苍白、四肢厥冷、汗出不止、目闭口开、全身瘫软、二便失禁、脉微欲绝等危重证候。

2. 血失常

（1）**血虚**：是指血不足及其功能低下的病理变化。

血虚的形成原因，或因大出血等导致失血过多，新血未能及时补充；或因化源不足，如饮食营养不足，血液来源减少，或脾胃虚弱，运化无力，或肾精亏损，精不化血等；或因久病不愈，或思虑太过，或寄生虫暗耗营血等；或因瘀血阻络，新血不生所致。

临床表现以面色无华、疲倦乏力、脉细为重要特点。由于全身各脏腑、经络等组织器官，皆依赖于血的濡养作用而维持其正常的生理功能，故血虚则不能充养周身组织器官，脏腑组织失荣失养，以致营养不足，功能活动逐渐衰退，因而临床常见全身或某一局部的虚弱性症状或体征。如血虚则肌肤爪甲失养，可见面色苍白，唇、舌、爪甲色淡；血虚则头目失养，可见头晕目眩、两目干涩、视物昏花；血虚不能养心，可见心悸怔忡；血虚则心神失养，可见失眠多梦、健忘、注意力难以集中；血虚则筋失所养，可见手足发麻、肢节屈伸不利。由于心主血，肝藏血，脾为血液化生之源而又统血，故血虚与此三脏关系最为密切。因此又可见心肝及其所主组织的异常，如心悸怔忡、失眠多梦、唇甲淡白、两目干涩、视物昏花、肢体麻木或关节屈伸不利等。

（2）**血液运行失常**：是指在疾病发展过程中，脏腑功能或气的功能失调，使得血液运行迟滞不畅，或血液运行加速，甚至血液妄行，溢出脉外的病理变化。人体血液的正常运行，取决于心、肝、脾、肺等脏腑的功能正常，以及气的推动、温煦、固摄等作用的共同配合。当致病因素导致上述脏腑功能以及气的功能失调，均可以引起血液运行失常。血液运行失常，主要包括血瘀、血热、血寒和出血四个方面。

①血瘀：是指血液运行迟缓或流行不畅的病理变化。

血瘀的形成原因很多，血非气不运，血又得寒而凝，得热而行，故血瘀的形成与气的功能、血中寒热关系十分密切。气虚则行血无力；气滞则阻滞血行；血寒则血液凝滞；血热则血液黏滞；痰浊则阻滞血脉，皆可影响血的运行。

临床表现可见局部刺痛，固定不移，拒按，甚则有肿块；出血反复不止，色泽紫黯，夹有血块，或大便色黑如柏油；面色黧黑，肌肤甲错，口唇爪甲青紫，或皮下紫斑，或腹部青筋外露；妇女经行不畅、经闭或痛经；舌质紫黯，或见瘀斑瘀点，脉细涩。

②血热：是指血分有热、血液运行加速的病理变化。

血热的形成原因，或因外感阳热邪气；或因情志过极化火；或因痰湿等阴邪郁久化热，热入血分所致。

临床表现以既有热象，又有动血、出血等为其特征。常见有高热烦躁、面赤口渴、舌干红或绛、脉弦数及咳血、吐血、尿血、衄血等。

③血寒：是指血脉受寒、血液运行迟缓或流行不畅的病理变化。

血寒的形成原因，或因感受阴寒邪气；或因阳虚生寒等所致。

临床表现可见疼痛，唇舌、爪甲和皮肤青紫。如寒凝心脉，可见真心痛；寒凝肝脉，可见胁下、少腹、阴部冷痛，或妇女痛经、闭经等。

④出血：是指血液运行不循常道，溢出脉外的病理变化。

出血的形成原因，或因感受阳热邪气或脏腑阳气旺盛，迫血妄行；或因气虚无力摄血；或因外伤损伤脉络或瘀血阻滞，血不归经等。

临床表现为人体脏腑、组织、器官等不同部位出现出血。如鼻窍脉络受损，则为衄血等；肺络受损，则为咳血；胃络受损，则为呕血、便血；大肠络受损，则为便血；膀胱或尿道络受损，则为尿血；冲任脉络受损，则月经量多和经期提前。若出现突然性大出血，则亦可致气随血脱，甚则发生"精气乃绝"而死亡。

3. 气血关系失调　气血之间相互依存、相互为用。"气为血之帅"，气能生血、气能行血、气能摄血；"血为气之母"，血液能濡养和运载气。在疾病发生时，气与血也相互影响，气的虚衰和升降出入运动失常，必然累及血。

(1) 气滞血瘀：是指气机郁滞，运血受阻，以致血行障碍，继而出现血瘀的病理变化。由于肝主疏泄气机而藏血，心主血脉而行血。因此，气滞导致的血瘀中，以肝郁气滞和气滞心脉多见。

气滞血瘀的形成原因，多因情志内伤，抑郁不遂；或因闪挫外伤等所致。

临床表现可见胸胁胀满疼痛，走窜疼痛，性情急躁，胁下癥块，刺痛拒按，妇女可见经闭或痛经，经色紫黯或夹有血块，舌紫黯或见紫斑，脉涩。气滞心脉所致血瘀，可见心胸憋闷疼痛，痛如针刺刀割，胸闷气短等。

(2) 气虚血瘀：是指气虚运血无力，以致血行瘀滞的病理变化。由于肺主一身之气而助心行血，脾为气血生化之源，因此，气虚导致的血瘀中，以肺脾气虚多见。

气虚血瘀的形成原因，或因先天禀赋不足、后天失于调养等导致气的化生不足；或因劳倦过度、大病久病等导致气的耗散太过，气虚无力行血。

临床表现轻者可见血行迟缓，运行无力；重者，可见局部瘫软不用，甚至萎缩。

(3) 气不摄血：是指气虚统摄血液无力，以致血不循经，血溢脉外而出血的病理变化。

气不摄血的形成原因，或因先天禀赋不足、后天失于调养等导致气的化生不足；或因劳倦过度、大病久病等导致气的耗散太过，气虚无力摄血。

临床表现既有气短、少气懒言、疲倦乏力、面色无华、舌淡、脉细弱等气虚表现，又有吐血、便血、皮下瘀点瘀斑、女性崩漏等出血之象。

(4) 气随血脱：是指在大量出血的同时，气随着血液流失而脱散，从而形成气血并脱危象的病理变化。血为气之载体，血脱则气失其附载，故气亦随之暴脱而亡失。

气随血脱的形成原因，或因外伤、呕血、便血、妇女分娩、崩漏等大失血所致。

临床表现多见大量出血，突然晕厥、面色苍白、四肢厥冷、大汗淋漓、舌苔淡而白、脉微弱等症。

（5）气血两虚：是指气虚和血虚同时存在的病理变化。

气血两虚的形成原因，多因久病耗气，气虚不能生血；或因慢性失血，气随血耗或血虚不能养气所致。

临床表现既可见头晕目眩、少气懒言、乏力、自汗等气虚之象，又可见面色淡白或萎黄、心悸失眠、舌淡而嫩、脉细弱等血虚表现。

4. 津液代谢失调 津液代谢失调，是指津液生成、输布以及排泄障碍的病理变化。津液的代谢，实质上就是津液不断生成、不断输布和排泄的过程。津液的正常代谢主要取决于肺、脾、肾、肝、三焦、膀胱等多个脏腑的密切配合，也离不开气的升降出入运动和气化功能活动的正常。这一过程是在五脏的共同参与下完成的，其中以脾的运化、肺的通调和肾的气化尤为重要。因此，肺、脾、肾等脏腑的功能失常，气的升降出入运动失去平衡均可以导致津液代谢失常，从而形成体内津液不足，或水液停聚于体内，产生痰饮、水湿、水肿等津液失调的病机变化。

（1）津液不足：是指津液亏少，不能润泽濡养脏腑组织，而产生一系列干燥失润的病理变化。津液不足，分为伤津与脱液两类。

津液不足的形成原因，多因外感阳热邪气；或因过用汗法、吐法、下法；或因情志化火，或因大病久病，或因辛燥药物引起津液耗伤所致。

临床表现可见口干舌燥、肌肤干燥、目陷颧瘪、尿少便干等伤津症状；或见形瘦骨立、大肉尽脱、皮肤干燥、毛发枯槁、舌光红干枯，甚则手足蠕动、痉挛、肉瞤等脱液症状。

（2）津液输布排泄障碍：是指津液不能正常输布和排泄，导致津液在体内流动迟缓或留滞于某一局部的病理变化。

津液输布排泄障碍的形成原因，或因外感六淫邪气；或因情志变化；或因饮食失宜所致。

临床表现较为复杂，湿浊困阻可见胸脘痞闷、恶心、呕吐痰涎、腹泻便溏、头身困重、面黄肤肿、苔腻脉滑等；痰饮阻肺可见咳喘咯痰；痰阻于胃，则恶心、呕吐痰涎；痰扰于心，则胸闷心悸；痰阻咽喉，则见咽喉如有物梗阻，吐之不出，咽之不下的梅核气等。水饮潴留可见水肿或腹水。

5. 津液与气血关系失调 津液的生成、输布和排泄，依赖于肺、脾、肾等脏腑功能正常和气的升降出入运动的平衡，而气的运行也以津液为载体，通达于全身各处。同时津液的充足，也是保持血脉充盈和运行流畅的重要条件。因此，津液与气血的关系协调，是保证人体生命活动正常的重要条件。如果津液亏少，或代谢障碍，均可导致津液与气血关系失调的病理变化。

（1）津停气阻：是指津液代谢障碍，水湿痰饮潴留导致气机阻滞的病理变化。

津停气阻的形成原因，多因水湿痰饮停积，阻滞气的运动所致。

临床表现较为复杂，水饮阻肺，肺气壅滞，宣降失职，可见喘促不得平卧、咳嗽胸闷、痰多；水气凌心，心气被抑，则可见心悸、心痛；水饮停滞中焦，阻遏脾胃气机，则清气不升，浊气不降，可见头昏困倦、脘腹胀满、嗳气纳呆；水饮停于四肢，则可见肢体水肿、沉重、胀痛不适等症。

（2）气随津脱：是指津液突然大量丢失而致气暴脱的病理变化。

气随津脱的形成原因，多因高热伤津，或大汗，或严重吐泻等伤津，气随津脱所致。

临床表现见大汗、大吐或大泻的同时，还可见倦怠乏力、少气懒言、脉虚弱无力，甚则面色苍白，四肢厥冷，脉微欲绝等气脱的危重证候。

（3）津枯血燥：是指津液亏耗，不能补充血液而致血脉中的津液干涸的病理变化。

津枯血燥的形成原因，或因高热，或因烧伤，或因阴虚内热，或因严重吐泻，津液耗伤所致。

临床表现可见心烦盗汗、五心烦热、骨蒸潮热、形体消瘦、鼻咽干燥、皮肤干燥，或肌肤甲错、皮肤瘙痒、脱屑、小便短少、舌红少津、脉细数等症。

（4）津亏血瘀：是指由于津液亏损导致血行瘀滞的病理变化。津液是血液的重要组成部分。在正常情况下，脉外的津液可以根据人体的需要进入血脉，以补充血液的不足，而当人体津液大量亏损时，为补充津液的不足。脉中的津液亦可以出于脉外，导致血中津液的不足，血容量减少，血液黏滞，形成血瘀。

津亏血瘀的形成原因，或因高热、大面积烧烫伤；或因大吐、大泻、大汗出等因素所致。

临床表现可见口燥咽干、小便不利、消瘦、皮肤干燥，以及舌质紫黯，或有瘀斑、瘀点等症。

（5）血瘀水停：是指因血液运行瘀滞导致津液输布障碍，并引起水液停聚的病理变化。由于脉中运行的血液主要由津液与营气组成，当血液运行迟缓之时，血液中的津液就会不断渗透到血脉之外，并停滞为水肿，或在体内形成积液。

血瘀水停的形成原因，多因心、肺、脾、肝等脏腑功能失常，不能有效推动血液运行，阻滞津液运行所致。

临床表现可见心悸怔忡、口唇爪甲青紫、咳嗽气喘、痰多清稀、不能平卧、面部水肿、下肢水肿、尿少等症。

（四）内生五邪

所谓内生"五邪"，是指在疾病的发展过程中，脏腑和气血津液等功能失常而产生类似于风、寒、湿、燥、火五种外感邪气致病的病理变化。由于病起于内，不是由外感所引起，故称为内生"五邪"，即"内风""内寒""内湿""内燥""内火"。

1. 风气内动

（1）概念：风气内动，又称"内风"，是指在疾病发展过程中，因为阳气亢盛；或阴虚不能制约阳气，导致阳升无制，出现动摇、眩晕、震颤、抽搐等类似风动特征的病理变化。

（2）形成原因及临床表现：内风的病理变化主要有肝阳化风、热极生风、阴虚生风动、血虚生风等。

①肝阳化风：肝阳化风的形成原因，多因肝阳亢逆无制或阴虚筋失其养，皆可导致内风。如《素问·至真要大论》说："诸风掉眩，皆属于肝"，明确指出了内风与肝的功能失调有关。

临床表现以各种动摇症状为特征，轻者出现头痛剧烈、眩晕欲仆、肢麻震颤、筋惕肉瞤等症状；严重者猝然仆倒、两眼上翻、口眼㖞斜、半身不遂，或为闭证，或为脱厥。如《素问·至真要大论》说："诸暴强直，皆属于风。"

②热极生风：是指在疾病发展过程中，因邪热亢盛，煎灼津液，伤及营血，燔灼肝经，筋脉失其濡养而致的病理变化。多见于热性病的极期。

热极生风的形成原因，多因外感阳热邪气，热势炽盛煎灼津血，累及筋脉而致。

临床表现在高热不退的基础上，出现痉厥、颈项强直、角弓反张、抽搐、两目上视、鼻翼煽动，或神昏、谵语等症。

③阴虚生风：是指在疾病发展过程中，精血阴液亏虚，甚至枯竭，无以濡养筋脉，筋脉失养的病理变化。多见于热性病的后期。

阴虚生风的形成原因，多因热病后期，阴精亏损；或因久病耗伤，阴液大亏所致。

临床表现既可见低热或潮热盗汗、五心烦热、目陷、消瘦、口干咽燥、舌光少津、脉细等阴虚之象，又可见筋惕肉瞤、手足蠕动等风象。

④血虚生风：是指在疾病发展过程中，血液化生减少，导致筋脉失养，或血不荣络而致的病理变化。

血虚生风的形成原因，或因久病耗伤营血，致使肝血不足；或因年老精亏血少；或因失血过多等。

临床表现可见肢体麻木、筋跳肉瞤，或时有手足拘挛不伸等。

外风与内风的鉴别：外风是外感风邪而发病，具有明显的外感症状，如发热、恶风等，多数具有发病急、变化快和病位游移不定的特点；内风属于脏腑功能失调而产生的内伤病机，因症状具有动摇不定的特点而命名，尤其是与肝的关系最为密切，其临床表现以眩晕、肢麻、震颤、抽搐为主要特征。

2. 寒从中生　寒从中生，又称"内寒"，是指人体阳气虚衰，温煦、气化功能减退，阳不制阴，虚寒内生的病理变化。

内寒的形成原因，多因阳气虚损，阴寒内盛，脏腑组织失于温煦所致。以脾肾阳虚为主，肾阳虚衰尤为关键。如《素问·至真要大论》说："诸寒收引，皆属于肾"。

临床表现复杂多样，若温煦功能减退则面色苍白、畏寒喜暖、四肢不温、舌淡不渴、苔白滑润、脉沉迟弱以及筋脉拘挛、肢节痹痛等；若气化功能减退而水液代谢障碍，则尿频清长、涕唾痰涎稀薄清冷，或大便泄泻，或水肿、痰饮等。不同脏腑的内寒病变，其临床表现也各不相同。心阳虚，则心胸憋闷或绞痛，面唇青紫等；脾阳虚，则便溏泄泻；肾阳虚，则腰膝冷痛、下利清谷、小便清长、男子阳痿、女子宫寒不孕。

3. 湿浊内生 湿浊内生，又称"内湿"。多指由于脾失健运，津液输布障碍，水湿、痰浊蓄积停滞的病理变化。

内湿的形成原因，或因素体肥胖，痰湿过盛；或因素体阳虚；或因恣食生冷、肥甘所致。

根据湿浊停留的部位不同，而有不同的临床表现。如湿邪留滞经脉，则见头重如裹，肢体重着或屈伸不利；湿犯上焦，则胸闷咳嗽；湿阻中焦，则脘腹痞满、食欲不振、口腻或口甜，舌苔厚腻；湿滞下焦，则腹肿便溏，小便不利；若水湿泛滥，溢于皮肤肌腠之间，则发为水肿。故《素问·六元正纪大论》说："湿胜则濡泄，甚则水闭胕肿。"

4. 津伤化燥 津伤化燥，又称"内燥"，指津液不足，导致全身脏腑组织失其濡润，而出现一系列干燥枯涩的病理变化。

内燥的形成原因，多因久病伤津；或因汗吐下或亡血失精导致津液亏损；或因阳热邪气伤津所致。脏腑之中，由于肺喜润恶燥而为娇脏，肺主敷布津液；胃为阳腑，主腐熟水谷而喜湿恶燥；大肠主津而传化糟粕，与肺互为表里，所以内燥常见于肺、胃、大肠等脏腑。

临床表现多见一系列津液枯涸失润的症状，如肌肤干燥不泽、起皮落屑，甚则皲裂、口燥咽干唇焦、鼻干目涩、爪甲脆折等。以肺燥为主者，可兼见干咳无痰，甚或咯血；以胃燥为主者，可兼见舌光红无苔；以肠燥为主者，可兼见便秘等症。肾藏精，肾阴又为五脏阴液之本，故肾阴虚，精亏不足，则亦可化燥，而成阴虚内热，命火妄动之证，可见骨蒸潮热、性功能亢进等症。筋骨失于濡养，则可见关节屈伸不利，甚则拘急痉挛等症。另外，内燥病变，阴虚津亏则虚热内生，甚则可引发命火妄动，可见手足心热，或骨蒸潮热、心烦不寐、脉细数等症。

5. 火热内生 火热内生，又称"内火"或"内热"，是指由于阳盛有余，或阴虚阳亢，或邪郁日久，或五志化火等而致火热内扰、功能亢奋的病理变化。

（1）形成原因

①阳气过盛化火：人身之阳气在正常情况下具有温煦脏腑组织的作用，在这种正常情况下的阳气，中医学称之为"少火"。但在病理情况下，在阳邪的作用下，导致机体阳气过亢，功能亢奋，以致伤阴耗液，便失去其正常生理作用，而成为病理损伤之因素，此种病理性的阳气过亢，中医学称为"壮火"，即所谓"气有余便是火"。

②邪郁化火：表现为两个方面。一是外感六淫中的寒、湿等阴邪，在疾病发展过程中，邪气郁久而化热；二是体内产生的代谢产物，如痰湿、瘀血、饮食积滞等，郁久而化火。邪郁化火的机制，主要在于患者偏于阳盛的体质，阴寒之邪从阳化热。

③五志过极化火：情志变化，影响脏腑气血阴阳，导致机体阳气过盛，或造成气机郁结，加上患者偏于阳盛的体质，气郁日久而从阳化热。

④阴虚火旺：多由于阴液大伤，阴不制阳，阳气偏亢，而致虚火内生。

（2）临床表现

①实火：起病急，病程短。可见壮热面赤、口渴喜冷饮、心烦、小便短少、大便干硬等症。

②虚火：起病缓，病程长。可见骨蒸潮热，午后颧红，心烦盗汗，眩晕耳鸣，形体消瘦等症。

【同步训练】

1. 易袭阳位，具有升发向上特性的邪气是
   A. 暑邪　　　　　B. 燥邪　　　　　C. 风邪　　　　　D. 火邪　　　　　E. 寒邪

2. 下列何气能兼其他五气
   A. 暑　　　　　　B. 湿　　　　　　C. 寒　　　　　　D. 风　　　　　　E. 热

3. 六淫中最易导致疼痛的邪气是
   A. 寒邪　　　　　B. 火邪　　　　　C. 风邪　　　　　D. 燥邪　　　　　E. 湿邪

4. 六淫致病，季节性最强的邪气是
   A. 风邪　　　　　B. 寒邪　　　　　C. 燥邪　　　　　D. 湿邪　　　　　E. 暑邪

5. 六淫中具有病程长，难以速愈的邪气是
   A. 寒邪　　　　　B. 火邪　　　　　C. 风邪　　　　　D. 暑邪　　　　　E. 湿邪

6. 其性趋下的病邪为
   A. 火邪　　　　　B. 燥邪　　　　　C. 湿邪
   D. 风邪　　　　　E. 以上都不是

7. 致病后可出现各种秽浊症状的邪气是
   A. 风邪　　　　　B. 寒邪　　　　　C. 热（火）邪　D. 湿邪　　　　　E. 燥邪

8. 燥邪致病最易损伤人体
   A. 津液　　　　　B. 气血　　　　　C. 肾精　　　　　D. 肝血　　　　　E. 阳气

9. 怒则
   A. 气缓　　　　　B. 气上　　　　　C. 气下　　　　　D. 气消　　　　　E. 气结

10. 恐则
    A. 气消　　　　　B. 气上　　　　　C. 气泄　　　　　D. 气耗　　　　　E. 气下

11. 劳则
    A. 气上　　　　　B. 气下　　　　　C. 气收　　　　　D. 气耗　　　　　E. 气缓

12. 《素问·宣明五气篇》提出：久卧伤
    A. 气　　　　　　B. 血　　　　　　C. 肉　　　　　　D. 精　　　　　　E. 筋

13. 属于病理产物形成的病因是
    A. 疠气　　　　　B. 六淫　　　　　C. 七情　　　　　D. 瘀血　　　　　E. 劳逸

14. 下列不属于水湿痰饮致病特点的是
    A. 致病广泛　　　B. 变化多端　　　C. 扰乱神明　　　D. 局部刺痛　　　E. 阻滞气机

15. 瘀血形成之后可致疼痛，其特点为

    A. 胀痛   B. 掣痛   C. 隐痛   D. 灼痛   E. 刺痛

16. 瘀血引起出血的特点

    A. 出血量多   B. 出血颜色鲜明

    C. 出血量少   D. 出血伴有血块

    E. 出血色淡质清稀

17. 以下哪项不属瘀血致痛的特点

    A. 痛处固定   B. 刺痛   C. 疼痛喜按

    D. 疼痛拒按   E. 疼痛夜间加重

18. 疾病发生的内在因素是

    A. 邪气强盛   B. 正气不足   C. 邪胜正负   D. 正虚邪不胜   E. 正胜邪衰

19. 疾病发生的重要条件是

    A. 邪气   B. 正气   C. 地域因素

    D. 饮食习惯   E. 生活和工作环境

20. 邪气侵犯人体后能否发病取决于

    A. 正气的盛衰   B. 邪气的性质   C. 感邪的轻重

    D. 禀赋的强弱   E. 邪正斗争的胜负

（赵欣　白建民）

第六章 病情观察

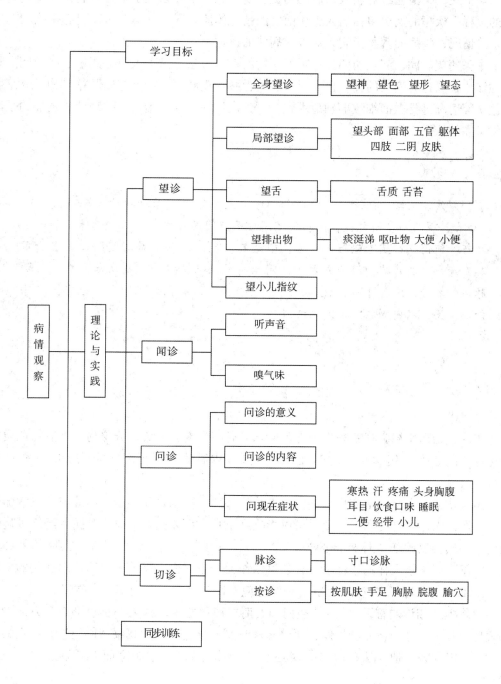

📚 学习目标

1. 了解四诊的概念及注意事项。
2. 掌握望神、望色、望舌、问现在症状、脉诊的内容及临床意义。
3. 了解望小儿指纹及问诊的方法和内容。

病情观察，指通过对病人疾病的病史和现状进行全面系统了解，对病情做出综合判断的过程。疾病的病史包括病人患病前后的精神体质状况、环境及可能引起疾病的有关因素等情况；疾病的现状指病人对当前病状的诉述。

中医的望、闻、问、切四诊是观察病情的基本方法。护理人员运用望、闻、问、切四种诊法，通过对病人的神、色、形、态、舌脉、皮肤、五官九窍以及排泄物、分泌物的色质等情况进行全面细致准确地观察，可为疾病的诊断、治疗、护理及并发症的预防提供可靠的依据。

知识链接

> 望诊、闻诊、问诊、切诊合称四诊。最早源于《难经·六十一难》，曰："经言，望而知之谓之神，闻而知之谓之圣，问而知之谓之工，切脉而知之谓之巧。何谓也？然：望而知之者，望见其五色，以知其病。闻而知之者，闻其五音，以别其病。问而知之者，问其所欲五味，以知其病所起所在也。切脉而知之者，诊其寸口，视其虚实，以知其病，病在何脏腑也。经言，以外知之曰圣，以内知之曰神，此之谓也。"

第一节 望 诊

望诊，指运用视觉观察病人的神色形态、局部表现、舌象、分泌物、排泄物色质的变化等，以获得与疾病相关的辨证资料，测知内脏病变，了解疾病状态的一种诊察方法。

中医认为，人是一个有机的整体，人体的外部，特别是面部、舌体等与五脏六腑关系最密切，人体外部的局部病变也可以影响到全身，而体内的气血、脏腑、经络等病理变化，必然会反映于人体外部的神、色、形、态等各方面。因此，观察人体的外部变化，不仅可以了解人体的整体情况，还可以作为分析气血、脏腑等生理病理变化的依据之一。正如《灵枢·本脏》所说："视其外应，以知其内脏，则知所病矣。"

望诊为"四诊之首"，并有"望而知之谓之神"之说。病人的神色形态等方面的外部表现，只有通过望诊才能了解，所以诊病时要充分利用视觉观察。但望诊有一定的局限性，不能代替其他诊法，故诊病时还须"四诊合参"，才能全面地了解病情。正如

《脉诀汇辨》所说：“望闻问切，犹人有四肢也。一肢废不成其为人，一诊缺不成其为医。”

望诊的内容，包括全身望诊（望神、色、形体、姿态）、局部望诊（望头面、五官、躯体、四肢、二阴、皮肤）、望舌、望排出物（望痰涎涕、呕吐物、大便、小便等）和望小儿指纹等。

一、全身望诊

全身望诊，又称整体望诊，指在诊察病人时，首先对病人的神、色、形、态等整体表现进行扼要观察，以了解整体情况的诊病方法。全身望诊的内容，包括望神、望色、望形体、望姿态四个方面。

（一）望神

1. 望神的意义　神是生命之主宰，为人身三宝之一，与精气的关系非常密切。精气是神的物质基础，而神是精气的外在表现，两者盛则同盛，衰则同衰。故神可以通过色泽形态的综合表现流露于外。通过望神，可对病情的轻重缓急和病性的寒热虚实，获得一个总体的印象，为进一步深入细致地诊察病情打下基础。《素问·移精变气论》曰：“得神者昌，失神者亡。”

2. 望神的内容　神是人体生命活动的综合外在表现，可通过精神意识、面色眼神、呼吸语言、形体动态和对外界的反应等多方面表现出来，但望神的重点在于两目、神情、气色和体态四个方面。

两目：眼睛是心灵之窗，人的精神活动，往往于无意之中流露于目，又因目系通于脑，其活动受心神支配，故眼神是心神的外在反映。《灵枢·大惑论》曰：“目者，心使也。”

神情：指人的精神意识和面部表情，为心神和脏腑精气盛衰的外在表现。

气色：指人的周身皮肤（以面部为主）和体表组织的色泽，其荣润或枯槁，为脏腑精气盛衰的重要表现。《医学法律》曰：“色者，神之旗也，神旺则色旺，神衰则色衰，神藏则色藏，神露则色露。”

体态：指人的形体动态。形体丰满还是瘦削，动作自如还是艰难，也是机体功能强弱的主要标志。

望神时除重点观察上述几方面外，还要结合神在其他方面的表现，如语言、呼吸、舌象、脉象等，进行综合判断。

考点链接

“望神”的重点是：

A. 眼神　　B. 动态　　C. 形体　　D. 皮肤　　E. 语言

3. 神的分类及判断 按神的盛衰、病情的轻重划分，可以将神大体分为得神、少神、失神、假神和神乱五个方面。其临床表现及意义如下：

（1）得神：又称"有神"，表现为神志清楚，语言清晰，目光明亮，呼吸平稳，面色荣润、表情自然，反应灵敏，动作灵活，体态自如，肌肤润泽，肌肉不削等。得神是精气充盛，正气充足，脏腑功能正常，为健康的表现。若见于病人，则说明其正气未伤，脏腑功能未衰，属病情较轻，预后良好。

（2）少神：又称"神气不足"，表现为精神不振，两目乏神，面色少华，肌肉松软，倦怠乏力，动作迟缓，少气懒言等。少神是精气轻度损伤，正气不足，脏腑功能减弱的表现。多见于病情较轻或恢复期病人，亦可见于体质虚弱者。

（3）无神：又称"失神"，表现为精神萎靡，目光晦暗，动作失灵，反应迟钝，甚则神志昏迷，语言不清，循衣摸床，撮空理线，或猝然昏倒，目闭口张，手撒遗尿等。无神是精亏神衰，脏腑功能衰减，或邪盛神乱的重病表现。多见于慢性久病、重病病人，预后较差。

（4）假神：指重危病人出现精神"暂时好转"的虚假表现，是临终前的预兆。表现为久病重病之人，本已失神，突然精神转佳，目光转亮而浮光外露，言语不休，想见亲人；或原来语声低微续断，突转语声清亮；或原来毫无食欲，突然食欲倍增等虚假现象。假神是脏腑精气衰竭已极，正气将脱，阴阳即将离绝的危候，常是临终前的征兆。古人常称之为"回光返照"或"残灯复明"。

（5）神乱：即精神错乱或神志异常，多见于癫、狂、痫证病人。神乱的表现只能作为诊病依据，而不具有前述"失神"的临床意义。如癫证者，表现为表情淡漠、寡言少语、闷闷不乐，甚至痴呆、哭笑无常等，多因痰浊蒙蔽心神所致。狂证者，表现为烦躁不安、登高而歌、弃衣而走、呼号怒骂、打人毁物、不识亲疏等，多因痰火扰乱心神所致。痫证者，表现为突然昏倒、昏不知人、口吐涎沫、四肢抽搐、醒后如常人等，多因痰迷心窍，肝风内动所致。

（二）望色

望色，又称"色诊"，指通过观察病人全身皮肤（主要是指面部皮肤）的色泽变化来诊察病情的方法。

1. 望色的意义 心主血脉，其华在面，手足三阳经皆上行于头面，特别是多气多血的足阳明胃经分布于面，面部的血脉丰盛，为脏腑气血之外荣。故脏腑的虚实，气血的盛衰，皆可通过面部色泽的变化而反映于外。如《灵枢·邪气藏府病形》曰："十二经脉，三百六十五络，其血气皆上于面而走空窍"。另外，面部皮肤薄嫩外露，其色泽变化易于观察，故常将面部作为望色的主要观察部位。望面色，可了解脏腑功能状态和气血盛衰情况。

2. 色与泽的原理及意义 色，皮肤的颜色，即色调的变化；泽，皮肤的光泽，即明亮度的变化。面部皮肤颜色，属血、属阴，主要反映血液的盛衰和运行情况。在病理状态下，则反映不同性质和不同脏腑的疾病。面部皮肤光泽，属气、属阳，是脏腑精气外荣的表现，主要反映脏腑精气的盛衰和病情轻重预后。就色泽而言，泽的多少与有无，对判断病情的轻重和预后比色更为重要。

3. 面色的分类　面色可分为常色与病色两类。

（1）常色：即正常的、健康时的面色。中国人属黄种人，其正常面色（即常色）为红黄隐隐，明润含蓄。常色是人体精充神旺、气血津液充足、脏腑功能正常的表现。分为主色和客色两种。

主色，是由于先天个体差异，偏于以某色为主，生来就有，一生基本不变。我国人民的健康肤色为红黄隐隐，明润光泽。《医宗金鉴·四诊心法要诀》曰："五脏之色，随五行之人而见，百岁不变，故为主色也。"客色，是因各种非疾病因素（如气候、昼夜、情绪、饮食等）影响而发生正常变化的面色。如《医宗金鉴·四诊心法要诀》曰："四时之色，随四时加临，推迁不常，故为客色也。"如夏天面色稍赤，冬天面色稍黑，这些变化均属正常范围。除上述变化外，人的面色也可因情绪变化、剧烈运动、饮酒、水土影响等而发生变化，但只要明润含蓄，均非病色。

（2）病色：指因病而发生异常改变的面色。乃脏腑精气已衰、胃气不能上荣的表现。分为善色和恶色两种。善色，指面色光明润泽，虽病而脏腑精气未衰，属新病、轻病、阳证。其病易治，预后较好；恶色，指面色晦暗枯槁，说明脏腑精气已衰，属久病、重病、阴证。其病重难治，预后欠佳。

4. 五色主病　病色分为青、赤、黄、白、黑五种，故根据病人面部五色变化诊察疾病的方法，称为"五色主病"，又称"五色诊"。五色既可代表不同脏腑的病变，又可代表不同性质的病邪。《灵枢·五色》曰："以五色命脏，青为肝，赤为心，白为肺，黄为脾，黑为肾。"又说："青黑为痛，黄赤为热，白为寒。"

（1）青色：主寒证、痛证、气滞、血瘀、惊风证。多由寒凝气滞，或痛则不通，或瘀血内阻，或筋脉拘急所致。临床上，面色苍白淡青者，多属寒邪外袭；面色青灰，口唇青紫，伴心胸疼痛者，多属心阳不振，心血瘀阻；小儿高热，眉间、鼻柱、唇周青紫者，常为惊风先兆。

（2）赤色：主热证，亦可见于戴阳证。多因热盛而面部脉络扩张，气血充盈所致，亦可见于虚阳上越的病人。临床上，满面通红多为阳盛之实热证；午后两颧潮红娇嫩，多为阴虚火旺的虚热证；重病、久病之人面色苍白，却时而颧红如妆，嫩红带白，游移不定，多为虚阳浮越之"戴阳证"，此属"真寒假热"之危重证候。

（3）黄色：主脾虚、湿证。多因脾虚机体失养，或湿邪内蕴、脾失运化所致。临床上，面色淡黄，枯槁无泽，称为"萎黄"，多属脾胃气虚，营血不能上荣之故。面色黄而虚浮，称为"黄胖"，多属脾虚湿盛。面目一身俱黄，称为"黄疸"。黄而鲜明如橘皮色者，属"阳黄"，多属湿热熏蒸之故；黄而晦暗如烟熏者，属"阴黄"，为寒湿郁阻之故。

（4）白色：主虚证、寒证、脱血、夺气证。凡阳气虚衰，气血运行迟缓，或耗气失血，气血不充，或寒凝血滞，经脉收缩，皆可导致面呈白色。临床上，面色淡白无华，多为营血亏虚；色白而无光泽，称为"㿠白"，多为阳气不足；㿠白虚浮，多为阳虚水泛；急性病突然面色苍白，伴冷汗淋漓，多为阳气暴脱；小儿面部有白色斑点，多见于肠道寄生虫病；里寒证剧烈腹痛，或虚寒战栗时，可见面色苍白，多为阴寒凝滞，经脉拘急所致。

（5）黑色：主肾虚证、水饮证、寒证、血瘀证。多因肾阳虚衰，阴寒内盛，脉络拘急，血行不畅所致。临床上，面色黑而暗淡，多属阴寒内盛的水气证；妇女眼眶周围发黑，多为肾虚水饮，寒湿下注的带下证；面色黧黑，肌肤甲错，多因血瘀日久所致。

知识链接

　　面部分候脏腑方法有二：一是《素问·刺热论》分候法，其以额部候心，鼻部候脾，左颊候肝，右颊候肺，颏部候肾。二是《灵枢·五色》分候法，其以阙上（眉心上）候咽喉，阙中（印堂、眉心）候肺，阙下（下极、山根、鼻根）候心，下极之下（直下、年寿、鼻柱）候肝；肝部左右（鼻柱旁）候胆；肝下（面王、准头、鼻尖）候脾；方上（鼻翼、脾两旁）候胃；中央（颧骨下）候大肠；挟大肠（颊）候肾。一般内伤病多用《灵枢·五色》的分候法，而外感风寒多用《素问·刺热篇》分候法。

（三）望形体

望形体，是观察病人形体的强弱胖瘦、体质形态和异常表现以诊察病情的方法。《素问·经脉别论》曰："诊病之道，观人勇怯、骨肉、皮肤、能知其情，以为诊法也。"

1. 望形体的意义　人内有五脏，外有五体（皮毛、肌肉、血脉、筋腱、骨骼），五体与五脏关系密切，如心之合脉也，肺之合皮等。也就是说，五体（形体）赖脏腑精气充养，脏腑精气盛衰和功能强弱可通过形体（五体）反映于外，而形体的强弱与五脏功能的盛衰相统一，内盛则外强，内衰则外弱。故观察形体的强弱胖瘦，可以了解内在脏腑的虚实、气血的盛衰或有关的病变。此外，不同的形体特质、阴阳盛衰，对疾病的易感性和患病后疾病的发展转归也不同。如素体阳盛者，患病易从阳而化热；素体阴盛者，患病易从阴而转寒。故观察体质类型也有助于对疾病的诊断。

2. 望形体的内容　包括望形体强弱、胖瘦及体质形态。

（1）形体强弱：可反映脏腑虚实和气血盛衰。体强者，表现为胸廓宽厚、骨骼强健、肌肉丰满、皮肤润泽、精力充沛、食欲旺盛等，提示内脏坚实，气血旺盛，抗病能力强；体弱者，表现为胸廓狭窄、骨骼细小、肌肉瘦削、皮肤枯槁、精神不振、食少纳呆等，提示内脏脆弱，气血不足，抗病能力弱。

（2）形体胖瘦：可反映脏腑气血功能。形体稍胖，肌肉坚实，神旺有力，属精气充足，身体健康；若形体过于肥胖，食少，肉松皮缓，神疲乏力，多属形盛气虚，为阳气不足，多痰多湿之征象，而易患痰饮、中风等病证。形体稍瘦，肌肉结实，精神饱满，亦属健康。若体瘦颧红，皮肤干焦，多属阴血不足，内有虚火，每见于肺痨等病证；久病骨瘦如柴，卧床不起，为脏腑精气衰竭，气液枯涸，属病危之象。

（3）体质形态：可了解阴阳气血盛衰，预测疾病的发展转归。阴脏人大多体型矮胖、头圆颈粗、肩宽胸厚、身体姿势后仰，多为阳虚阴盛，患病易从阴化寒。阳脏人大多为体型瘦长、头长颈细、肩窄胸平、身体姿势前俯，多为阴虚阳盛，患病易从阳化热。平脏人体型大多介于前两者之间，为阴阳平衡，气血调匀，是大多数人的体质类型。

（四）望姿态

望姿态，又称望态，是观察病人的动静姿态和肢体的异常动作以诊察疾病的方法。

1. 望姿态的意义 一是病人的动静姿态、体位动作与机体的阴阳盛衰和病性的寒热虚实关系密切。如阳证、热证、实证病人机体功能亢进，多表现为躁动不安；而阴证、寒证、虚证病人机体功能衰减，多表现为喜静懒动。二是不同的疾病又常常使病人采取不同的体位姿态以减轻痛苦。因此，望姿态可以诊察病性的阴阳寒热虚实、脏腑的病变程度及某些疾病。

2. 望姿态的内容 主要包括动静姿态、衰惫姿态及异常动作。

（1）动静姿态：可了解脏腑疾病的虚实寒热。一般来说，动者、强者、仰者、伸者，多属阳证、热证、实证；静者、弱者、俯者、屈者，多属阴证、寒证、虚证。

从卧位来看，若仰面伸足，揭去衣被，不欲近火者，多属热证；卧时缩足，喜加衣被，或向火取暖者，多属寒证，或有剧痛。从坐形来看，若坐而喜伏，少气懒言，多为肺虚少气；坐而喜仰，胸胀气粗，喘促痰多，多属肺实气逆；坐不得卧，卧则气逆，多属心阳不足，水气凌心；卧而不能坐，坐则昏眩，多属气血俱虚，或肝风内动。从立位来看，若站立不稳，其态似醉，常并见眩晕者，多属肝风内动；两手护腹，俯身前倾者，多为腹痛；不耐久站，依物支撑者，多属气血虚弱等。

（2）衰惫姿态：可了解脏腑疾病程度和预测疾病预后。如头部低垂，无力抬起，两目深陷，呆滞无光，是精气神明将衰惫之象；后背弯曲，两肩下垂，是心肺宗气衰惫之象；腰酸软疼痛不能转动，是肾将衰惫之象；不能久立，行则振摇不稳，是髓不养骨，骨将衰惫之象。

（3）异常动作：可以协助诊断疾病。若病人唇、睑、指、趾颤动者，如见于外感热病，多为动风先兆；如见于内伤虚证，多为气血不足，筋脉失养，虚风内动。颈项强直，两目上视，四肢抽搐，角弓反张者，属肝风内动，常见于热极生风，或小儿惊风，或破伤风。猝然跌倒，不省人事，口眼歪斜，半身不遂者，属中风病。猝然神昏，口吐涎沫，四肢抽搐，口中如作猪羊叫声，醒后如常者，属痫病。

考点链接

> 不属于整体望诊的是：
> A. 望神　　B. 望色　　C. 望形体　　D. 望皮肤　　E. 望姿态

三、局部望诊

局部望诊，又称"分部望诊"，是在全身望诊的基础上，再根据病情和诊断的需要，对病人的某些局部进行深入细致地观察，进一步了解病情，补充全身望诊的不足，有利于诊察局部和全身的病变。局部望诊的内容包括望头面、五官、躯体、四肢、二阴、皮肤等。

（一）望头部

1. 望头部的意义　头为诸阳之会，精明之府，内藏脑髓，为元神所居之处；脑为髓海，为肾所主，肾之华为发，发为血之余；头为诸阳之会，脏腑精气皆上荣于头。所以，诊察头部之外形、囟门、动态及发的色泽变化情况，可以了解肾、心（脑）的病变和脏腑精气的盛衰。

2. 望头部的内容　主要包括望头颅、囟门和头发。

（1）望头颅：可以了解小儿颅骨发育情况。若小儿头颅均匀增大，颅缝开裂，面部较小，智力低下者，称"巨颅"。多因先天不足，肾精亏损，水液停聚于脑所致；小儿头颅狭小，头顶尖圆，颅缝早合，智力低下者，称"小颅"。多因肾精不足，颅骨发育不良所致；小儿头颅前额左右突出，头顶平坦，颅呈方形者，称"方颅"。多因肾精不足或脾胃虚弱，颅骨发育不良所致，多见于佝偻病、先天梅毒等患儿；头摇不能自主者，无论成人或小儿，多为肝风内动之兆，或为老年气血虚弱，脑失所养所致。

（2）望囟门：可了解小儿的发育情况和营养状况。如囟门凹陷，即"囟陷"，属虚证，多因肾精不足或吐泻伤津，中气下陷所致；前囟高突，即"囟填"，属实证，多因温病火毒上攻或颅内水湿停滞所致；囟门迟闭，即"解颅"，多因肾气不足、发育不良所致，多见于佝偻病患儿，常兼有"五软"（头软、项软、手足软、肌肉软、口软）、"五迟"（立迟、行迟、发迟、齿迟、语迟）等表现。

（3）望头发：可以了解肾气的强弱和精血的盛衰。正常人发黑稠密润泽，是肾气充盛、精血充足的表现。若发黄干枯，稀疏易落者，多因肾气亏虚，精血不足所致；青壮年发白，伴有耳鸣、腰膝酸软者，多为肾虚所致；突然片状脱发，显露圆形或椭圆形光亮头皮者，称"斑秃"，多因血虚受风所致；头皮发痒、多屑、多脂（脂溢性脱发）者，为血热化燥所致；小儿发结如穗，枯黄无泽，伴面黄肌瘦者，多见于脾胃失调的疳积病。

（二）望面部

1. 望面部的意义　面部，又称"颜面"，指包括额部在内的脸面部。面部是脏腑精气上荣的部位，尤其是心之气血及心神活动外华之处。因此，观察面部的色泽形态和神情表现，不仅可以了解神的盛衰，还可诊察脏腑精气的盛衰和有关的疾病。

2. 望面部的内容　主要包括面形异常和特殊面容。

（1）面形异常：①面肿：颜面水肿而不红，多为水肿。有阴水与阳水之分。若颜面、眼睑先肿，皮薄光亮，发病较迅速者，为"阳水"。因外感风邪，肺失宣肃所致；下肢先肿，面色㿠白，发病缓慢者，为"阴水"，因脾肾虚损，水湿泛滥所致。若头面皮肤焮红肿胀，色如涂丹而疼痛者，为"抱头火丹"。多由风热火毒上攻所致，易邪毒内陷。②腮肿：若一侧或两侧腮部以耳垂为中心突然肿起，边缘不清，按之有柔韧感或压痛者，名为"痄腮"，因外感温毒之邪所致，多见于儿童，属传染病；颧骨之下，腮颌之上，耳前一寸三分，发疽肿起，名为"发颐"，属少阳、阳明经热毒上攻所致。③口眼㖞斜：若单见一侧口眼歪斜而无半身不遂，患侧面肌弛缓，额纹变浅，目不能合，鼻唇沟变浅，口角下垂，向健侧歪斜，且不能皱眉鼓腮，饮食言语皆不利者，为风邪中络。

（2）特殊面容：面部肥胖似满月，色红润，多痤疮者，称为"满月脸"；面肌痉挛，牙关紧闭，口微张开，似苦笑状者，谓之"苦笑貌"，多见于新生儿脐风、破伤风；前额、眼睛周围出现凹凸不平的结节，头发与眉毛脱落，面部皮肤肥厚紧张，正常表情消失，状如狮面，谓之"狮面脸"，为麻风病的面容特征，证属风毒。

（三）望五官

1. 望五官的意义　面部眼、耳、口、鼻、舌五官，与五脏密切相关。故诊察五官的异常变化，可以了解脏腑病变。

2. 望五官的内容　包括望目、望鼻、望耳、望口唇、望齿龈和望咽喉。

（1）望目：观察眼睛的神、色、形、态的变化，可了解脏腑精气的盛衰。①目神：视物清楚，精彩内涵，神光充沛者，称"目有神"。提示精气未虚，虽病易治；反之，视物昏暗，浮光显露者，称"目无神"。提示精气亏虚，病重难治。②目色：全目赤肿，为肝经风热上攻所致；白睛发黄，为黄疸的主要标志，多因湿热或寒湿内蕴，肝胆疏泄失常，胆汁外溢所致；目眦淡白，为血少不能上荣于目所致。③目形：目窠微肿，是水肿病初起之征；目窝凹陷，多见于吐泻伤津或气血虚衰者。若久病重病目窝凹陷，甚则视不见人，则为阴阳竭绝之候，属病危。④目态：目睛上视，不能转动，称戴眼反折，多为脏腑精气衰竭而肝风内动之危候。横目斜视多属肝风内动。

（2）望鼻：观察鼻之色泽、形态及分泌物的变化，可诊察肺与脾胃的病变，判断胃气的盛衰。①望鼻之色泽：正常人鼻色红黄隐隐，含蓄明润，通气良好，是胃气充足，肺气宣通的表现。若鼻端微黄明润，是胃气未伤或病后胃气来复的表现，属病轻。鼻头色赤，属肺脾蕴热之征；鼻头枯槁，是脾胃虚衰，胃气失荣之候等。②望鼻之形态：若鼻端生红色粉刺者，称为"酒齇鼻"，多因肺胃蕴热所致；鼻头红肿生疮，多属胃热或血热；鼻翼煽动，呼吸喘促者，称为"鼻煽"，多见于肺热或哮喘病人，是肺气不宣，呼吸困难的表现。③望鼻之分泌物：鼻流清涕，多属外感风寒；鼻流浊涕，多属外感风热；鼻流腥臭脓涕者，称"鼻渊"，多因外感风热或胆经蕴热所致。鼻腔出血，称为"鼻衄"，多为肺胃蕴热，灼伤鼻络或外伤所致。

（3）望耳：观察耳之色泽、形态及耳内病变的变化，可诊察肾、胆和全身的病变。①望耳之色泽：正常耳廓色泽红润，是气血充足的表现。若耳轮淡白，多属气血亏虚；耳轮红肿，多为肝胆湿热或热毒上攻所致；耳轮干枯焦黑，多为肾精亏耗，精不上荣所致，为病重。②望耳之形态：正常人耳部肉厚而润泽，是肾气充足之象。若耳廓瘦小而薄，多因先天亏损，肾气不足所致；耳廓肿大，是邪气充盛之象；耳轮干枯萎缩，多为肾精竭绝之危候。③望耳内病变：耳内流脓水者，称"脓耳"，多属肝胆湿热熏蒸所致。耳内长出小肉，形如樱桃或羊奶头，称为"耳痔"，因湿热痰火上逆，气血瘀滞耳道所致。

（4）望口唇：观察口唇之色泽、形态的变化，可了解脾胃的病变。①望唇之色泽：正常人唇色红润，是胃气充足、气血调和的表现。若唇色淡白，多属气血亏虚；唇色青紫，多属血瘀证，可见于心气、心阳虚衰和严重呼吸困难的病人；唇色深红而干者，为热极伤津。②望口之动态：口闭难开，兼四肢抽搐，可见于痉病、惊风、破伤风等；口角向一侧㖞斜，多为风痰阻络所致，常见于中风病人；口频繁开阖，不能自禁，是胃气虚弱之象。③望口唇之形态：口角流涎者，小儿多属脾虚湿盛，成人多为中风口歪不收所致；口腔糜烂，口气臭秽者，多属脾胃蕴热或阴虚火旺；唇干而裂，为津液已伤，多属燥热伤津或阴液虚亏；唇边生疮，红肿疼痛，为心脾积热；唇内溃烂，其色淡红，为虚火上炎所致。

（5）望齿龈：观察齿龈之色泽、形态的变化，可诊察肾、胃的病变以及津液的盈亏，对温病的诊断尤有重要意义。①望齿：正常牙齿洁白、润泽而坚固，是肾气充足、津液未伤的表现。若牙齿干燥，为胃阴已伤；牙齿光燥如石，为阳明热甚，津液大伤；牙齿燥如枯骨，多为肾阴枯燥，精不上荣所致；齿焦有垢，为胃肾热盛，但气液未竭；齿焦无垢，为胃肾热甚，气液已竭。②望龈：正常人齿龈淡红而润泽，是胃气充足，气血调匀的表现。若龈色淡白，多属血虚或失血，因血少不能充于龈络所致；牙龈红肿或兼出血者，多属胃火亢盛，熏灼牙龈所致；齿龈出血，而不痛不红微肿者，因脾虚不能摄血或肾阴虚而虚火上炎所致。

（6）望咽喉：观察咽喉之色泽、形态的变化，可以诊察肺、胃、肾的病变。①望咽喉之色泽：健康人咽喉淡红润泽，不痛不肿，发音正常，呼吸通畅，食物下咽顺利。若咽喉红肿而痛，属实热证，多因肺胃热毒壅盛所致；咽部嫩红，肿痛不显者，多因肾阴不足，虚火上炎所致。②望咽喉之形态：若一侧或两侧喉核红肿疼痛，形如乳头或乳蛾，表面或有脓点者，称为"乳蛾"，多由肺胃热毒壅盛所致；咽部溃烂，分散浅表者，为肺胃之热轻浅或虚火上炎所致；咽部溃烂成片，或洼陷者，多因肺胃火毒壅盛所致。

（四）望躯体

1. 望颈项 可以诊察脏腑的病变及气血的盛衰。

（1）望形态：正常人颈项直立，两侧对称，活动自如，气管居中，颈侧动脉搏动安静时不易见到。若颈前喉结处，有肿块突起，或大或小，或单侧或两侧，可随吞咽而上下移动，皮色不变，逐渐增大，缠绵难消者，称"瘿瘤"或"颈瘿"，多因肝郁气结痰凝所致，或与地方水土有关；颈侧颔下有肿块如豆，推之不移，累累如串珠，溃后流脓清稀，不易愈合者，称"瘰疬"，多因肺肾阴虚，虚火灼津，结成痰核，或外感风火时毒，挟痰结于颈部所致。

（2）望动态：正常人颈项转侧俯仰自如。若颈项软弱，抬头无力，多属肾气亏损；头项部强痛不舒，兼见恶寒发热者，多因外感风寒侵袭太阳经脉，经气不利所致；颈项强直，不能前俯，兼见壮热、神昏、抽搐者，多因温病热极生风所致。

2. 望胸胁 可以诊察心、肺的病变和宗气的盛衰，以及肝胆、乳房疾患。

（1）望形态：正常人胸廓呈扁圆柱形，两侧对称。若胸骨下部明显前突，胸廓前后径长而左右径短，肋骨侧壁凹陷者，俗称"鸡胸"，多见于小儿佝偻病，因先天不足或后天失养，肾气不充，骨骼发育异常所致；若胸廓较正常人扁平，前后直径小于左右径的一半，颈部细长，锁骨突出，锁骨上、下窝凹陷者，称"扁平胸"，多见于形瘦，或肺肾阴虚、气阴两虚者；若胸廓较正常人膨隆，前后径与左右径约相等，颈短肩高，锁骨上、下窝平展，肋间加宽，胸廓成圆桶状久病者，称"桶状胸"，多因咳喘，肺肾气虚，以致肺气不宣而壅滞，日久促成胸廓变形所致；妇女哺乳期乳房局部红肿热痛，乳汁不畅，甚至溃破流脓，身发寒热者，称"乳痈"，多因肝气不舒，胃热壅滞，或外感邪毒所致。

（2）望动态：正常人呼吸均匀，节律整齐，每分钟 16～20 次，胸廓起伏左右对称，均匀轻松。妇女以胸式呼吸为主，男子和儿童以腹式呼吸为主。若胸式呼吸减弱，腹式呼吸增加，多为胸部疾患，可见于肺痨、悬饮、胸部外伤等病人；腹式呼吸减弱，胸式呼吸增加，多为腹部疾患，可见于鼓胀、腹内癥积、腹部剧痛等病人，亦可见于妊娠妇女；吸气时间延长，吸气时胸骨上窝、锁骨上窝及肋间凹陷者，多因吸气困难所致，见于急喉风、白喉等病人；若呼气时间延长，伴有口张目突，端坐呼吸者，多因呼气困难所致，见于哮病、肺胀、肺尘埃沉着病（尘肺）等病人；呼吸微弱，胸廓起伏不明显，多为肺气亏虚，气虚体弱所致。

3. 望腹部 可以诊察内在脏腑的病变及气血的盛衰。

（1）望外形：正常人腹部对称、平坦，直立时腹部可稍隆起，约与胸平，仰卧时则稍凹陷。若单腹膨胀，四肢消瘦者，多见于鼓胀病人，因肝气郁滞，湿阻血瘀所致；若腹部凹陷，形体消瘦，多属脾胃虚弱，气血不足，可见于久病脾胃气虚，或新病吐泻太过、津液大伤者；腹大坚满，腹壁青筋怒张者，多因肝郁气滞，脾虚湿阻日久，脉络瘀阻所致，可见于鼓胀重证。

（2）望动态：正常人腹部动态主要与呼吸活动有关。腹部动态异常，多因某些病变导致腹式呼吸强度改变。

4. 望腰背部 可以诊察有关脏腑经络的病变。

（1）望外形：正常人腰背部两侧对称，直立时脊柱居中，颈、腰段稍向前弯曲，胸、骶段稍向后弯曲，但无左右侧弯。若脊柱过度后弯，致使前胸塌陷，背部凸起者，俗称"驼背"，多因肾气亏虚、发育异常，或脊椎疾患所致，亦可见于老年人；脊柱离开正中线向左或右歪曲，称"脊柱侧弯"，多因小儿坐姿不良，或先天肾精亏损、发育不良所致，亦可见于一侧胸部有病者；痈、疽、疮、疖生于脊背部位者，统称"发背"，多因火毒凝滞于肌腠所致。

（2）望动态：正常人腰背部俯仰转侧自如。若脊背后弯，反折如弓状，常兼项颈强直，四肢抽搐者，称"角弓反张"，多因肝风内动，经脉拘急所致，常见于热极生风之惊风、破伤风、马钱子中毒等病人；腰部疼痛，活动受限，转侧不利者，称"腰部拘急"，多因寒湿内侵，腰部脉络拘急，或跌仆闪挫，局部气滞血瘀所致。

（五）望四肢

1. 望四肢的意义 就脏腑而言，心主四肢血脉，肺主四肢皮毛，肝主四肢之筋，脾主四肢肌肉，肾主四肢之骨，故四肢与五脏关系密切。就经脉而言，上肢为手三阳、手三阴经脉循行之处，下肢为足三阴、足三阳经脉循行之处。故观察手足、掌腕、指趾的外形变化和动态异常，可以诊察五脏病变和循行于四肢的经脉病变。

2. 望四肢的内容 包括望手足、望掌腕和望指趾。

（1）望手足：①望外形：若四肢消瘦、萎缩，松软无力，多因气血虚弱或经络闭阻，肢体失养所致；四肢肿胀，兼红肿热痛者，多因瘀血或热壅血瘀所致；膝部红肿热痛，屈伸不利者，多因风湿郁久化热所致；小腿青筋暴露，形似蚯蚓者，多因寒湿内侵，络脉血瘀所致。②望动态：若四肢筋脉挛急与弛张间作，舒缩交替，动作有力者，见于惊风，多因肝风内动，筋脉拘急所致；一侧上下肢萎废不用者，见于中风病人，多因风痰阻闭经络所致；双下肢萎废不用者，见于瘫痪病人，多因腰脊外伤、瘀血阻络所致；双手或下肢颤抖或振摇不定，不能自主者，多因血虚经脉失养或饮酒过度所致，亦可为动风之兆；病人神志不清，不能自主地伸手抚摸衣服、床沿，或伸手向空，手指时分时合，为病重失神之象。

（2）望掌腕：①望形态：手掌厚实者，是脏气充实之象；手掌瘦薄者，是脏气不足之象。掌腕肌肤滑润，是津液充足之征；掌腕肌肤干涩，是津液不足之征。手掌水疱、脱屑、粗糙、干燥皲裂，自觉痒痛者，称"鹅掌风"，多因风湿蕴结，或血虚风燥，肌失所养所致。②望鱼际：鱼际属手太阴肺经之部，故察鱼际可候胃气之强弱。若鱼际大肉未削，是胃有生气；反之，鱼际大肉消瘦，是胃无生气。鱼络色青，是胃中有寒；鱼络色赤，是胃中有热。

（3）望指趾：①望形态：手指拘挛，不能伸直者，俗称"鸡爪风"，多因血虚不能养筋，复感寒邪所致；手指关节呈梭状畸形者，称"梭状指"，多因风湿久蕴，痰瘀结聚所致；指趾末节膨大如杵，称"杵状指"，多因久病心肺气虚，血瘀痰阻所致；指头干瘪，螺纹显露者，称为"螺瘪"，多因吐泻太过，津液暴脱所致。②望爪甲：正常爪甲红润，是气血充盛，荣润于甲的表现。若甲色深红，是气分有热；甲色鲜红，多为阴液不足，虚火内生；甲色发黄，多为湿热交蒸之黄疸；甲色紫黑，多属血脉瘀阻，血行不畅所致。

（六）望二阴

1. 望二阴的意义 二阴，即前阴和后阴。肾开窍于二阴又司二便，精窍通于肾，阴户连于胞宫，与肾相关，肝脉绕前阴，故望二阴可诊察肝、肾、膀胱与脾胃、肠之病变。

2. 望二阴的内容

（1）望前阴：①外阴肿胀：男性阴囊肿大，若因小肠坠入或睾丸肿胀引起者，称"疝气"，多因肝气郁结、久立劳累或寒湿侵袭所致；阴囊或阴户红肿、瘙痒、热痛者，多因肝经湿热下注所致。②外阴收缩：若男性阴囊、阴茎，或女性阴户收缩，拘急疼痛者，多因寒邪侵袭肝经，凝滞气血所致。③外阴生疮：若前阴生疮，或有硬结溃破糜烂，时流脓水或血水者，多因肝经湿热下注，或感染梅毒所致。④外阴湿疹：男子阴囊，或女子大小阴唇起疹，瘙痒灼痛、湿润或有渗液者，分别称为"肾囊风""女阴湿疹"，多因肝经湿热下注，风邪外侵所致。

（2）望后阴：若肛周局部红肿疼痛，状如桃李，破溃流脓者，称"肛痈"，多因湿热下注或外感邪毒所致；肛门与肛管的皮肤黏膜有狭长的裂伤，排便时疼痛流血，可伴有多发性溃疡者，称"肛裂"，多因热结肠燥，或阴津不足，燥屎内结，或湿热下注所致；肛门内外有紫红色柔软肿块，突起如峙者，称"痔疮"，多因湿热蕴结或血热肠燥，血脉瘀滞所致；直肠黏膜或直肠全层脱出肛外者，称"脱肛"，多因中气下陷所致。

（七）望皮肤

1. 望皮肤的意义 皮肤乃人体之藩篱，卫气循行其间，内合于肺脏，感受外邪，皮肤首当其冲，脏腑气血的病变，亦可通过经络反映于肌表。因此，观察皮肤之色泽形态的变化及表现于皮肤的病证，可以诊察脏腑的虚实、气血的盛衰、体内的病变，判断病邪的性质及病情轻重和预后。

2. 望皮肤的内容

（1）望色泽：正常人皮肤荣润有光泽，是精气旺盛、津液充沛的征象。若皮肤突然鲜红成片，色如涂丹，边缘清楚，灼热肿胀者，称"丹毒"。多因风热化火，或湿热化火，或外伤染毒所致；面目、皮肤、爪甲俱黄者，称"黄疸"。多因外感湿热疫毒或脾虚湿困，血瘀气滞等所致；周身皮肤发黑可见于肾阳虚衰的病人。

（2）望形态：若全身肌肤肿胀，或只有胞睑、足胫肿胀，按之有凹痕者，为水肿，因水湿内停所致；皮肤干枯粗糙，状如鱼鳞者，为肌肤甲错，因血瘀日久，肌失所养而致。

（3）望病症：斑疹常见于麻疹、风疹、瘾疹等病，多因外感风热时邪或过敏，或热入营血所致；水疱常见于白疹、水痘、湿疹等，多因外感湿热或湿热蕴结所致；疮疡常见于痈、疽、疔、疖等，多因外感火热邪毒，或湿热蕴结，或气血亏虚，阴寒凝滞所致。

三、望舌

望舌，又称"舌诊"，是通过察看舌象（即舌质、舌苔），了解机体病理变化的独特诊法。舌诊是中医诊法的特色之一，是望诊的重要组成部分。舌质和舌苔的综合变化称为"舌象"。正常舌象的特征是舌色淡红明润，舌体大小适中，柔软灵活；舌苔色白，颗粒均匀，薄薄地铺于舌面，干湿适中。简称为"淡红舌，薄白苔"。望舌包括望舌质和望舌苔两个方面。

（一）望舌质

1. 望舌质的意义 舌是由横纹肌组成的肌性器官，主要由舌肌、血管、神经、腺体和黏膜等组成。舌质，又称舌体，指舌的肌肉脉络组织，包括舌色、形质和动态，是脏腑气血盛衰的外在表现。故望舌质可以诊察脏腑气血盛衰。

2. 望舌质的内容 包括望舌质的神、色、形质、动态以及舌下络脉等方面的内容。

（1）望舌神：舌神主要表现为舌质的荣枯。舌色红活鲜明，舌质滋润，舌体活动自如者，称为"荣舌"，表明舌有神气。虽病亦说明病情轻浅，预后良好；舌色晦暗枯涩，活动不灵便，称"枯舌"，表明舌无神气。

（2）望舌色：舌色，即舌质的颜色。一般分为淡红、淡白、红、绛、青、紫六种。①淡红舌：指舌体颜色淡红润泽，白中透红，为气血调和的征象，常见于正常人。亦可见于外感病初起，病情轻浅，尚未伤及气血及内脏，故舌色仍可保持正常。②淡白舌：指舌色较正常舌色浅淡，白色偏多红色偏少。主气血两虚、阳虚证。若舌质淡白无泽，舌体瘦薄，多为气血两虚证；舌质淡白湿润，舌体胖嫩，边有齿痕，多为阳虚寒湿内盛。③红绛舌：舌色较正常舌色红，呈鲜红色者，称为"红舌"；较红舌更深，或略带暗红色者，称为"绛舌"。红绛舌一般主热证。若舌色稍红或仅见舌边尖红，多见于外感风热表证初起；舌红绛而起芒刺，或兼苔黄厚者，多属实热证；舌色红绛而少苔或无苔者，多属虚热证；舌尖红赤破碎，多为心火上炎；舌两边红赤，多为肝经热盛。④青紫舌：指舌呈青色或紫色，或在舌色中泛现青紫色，主血行不畅，亦可见于某些先天性心脏病，或药物、食物中毒等。如舌色紫黯或见瘀斑，多属气滞血瘀；舌绛紫而干枯少津，多为热盛伤津，气血壅滞；舌淡紫润滑者，多为阴寒内盛或阳气虚衰，血行瘀滞。

（3）望舌形：舌形即舌的形状。常见的舌形改变有老嫩、胖瘦、裂纹、芒刺等。①老嫩舌：舌质老嫩是舌色和形质的综合表现。若舌体坚敛苍老，纹理粗糙或皱缩，舌色较暗者，为"老舌"，多主实证；舌体浮胖娇嫩，纹理细腻，舌色浅淡者，为"嫩舌"，多主虚证。②胖瘦舌：舌体大而厚，伸舌满口，色偏淡者，称为胖大舌，多主实证。若舌体胖大，舌边有齿痕，多为脾肾阳虚，水湿痰饮停滞；舌鲜红肿胀，多为心脾有热。舌体比正常舌瘦小而薄者，为瘦薄舌，多主虚证。若舌瘦薄而色淡白，多属气血两虚；舌瘦薄而色红绛干燥，多属阴虚火旺，津液耗伤。③齿痕舌：指舌体边缘有牙齿压迫的痕迹。多因舌胖大而受齿所压而致，亦有因舌体不胖大所致。若舌体胖大，舌色淡白，伴有齿痕者，多为气虚、阳虚；舌体不胖而有齿痕，舌质嫩者，多为脾虚，或气虚，或气血两虚。④裂纹舌：指舌面上出现各种形状的裂纹、裂沟，深浅不一，多少不等。多由阴血亏虚，或阴津损耗，舌体失养所致。若舌红绛有裂纹，多为热盛伤津或阴液亏损；舌淡白有裂纹，多为气血不足。⑤芒刺舌：指舌乳头增大、高突，并形成尖峰，形如芒刺，抚之棘手，多为热盛所致。若舌尖生芒刺，多为心火亢盛；舌边生芒刺，多为肝胆火盛；舌中生芒刺，多为胃肠热盛。

（4）望舌态：正常舌态是舌体运动灵活，伸缩自如，提示脏腑机能旺盛，气血充盛，经脉调和。常见的病理舌态有强硬、萎软、短缩、颤动、吐弄、歪斜等。

①强硬舌：指舌体失其柔和、屈伸不利，或板硬强直、不能转动。多见于热入心包、高热伤津、风痰阻络。若舌体强硬而色红绛少津者，多为热盛伤津；舌体强硬、胖大兼厚腻苔者，多为风痰阻络；突然舌强、语言謇涩，伴有肢体麻木、眩晕者，为中风先兆。

②萎软舌：指舌体软弱，屈伸无力，不能随意伸缩回旋。多见于阴液亏损，气血亏虚。若舌体萎软而红绛少苔者，多见于外感热病后期，热极伤阴，或内伤杂病，阴虚火旺所致；舌体萎软而淡白无华，多因慢性久病，气血俱虚，舌体失养所致。

③短缩舌：指舌体卷缩不能伸长，严重者舌不抵齿，常与舌萎软并见，多为病情危重的征象。若舌短缩，色淡白或青紫而湿润者，多因寒凝筋脉或气血俱虚所致；舌短缩而色红绛干燥者，多因热盛伤津，筋脉挛急所致；舌短缩而胖大，苔滑腻者，多因脾虚不运，痰浊内蕴，经气阻滞所致。

④颤动舌：又称"舌战"，指舌体不自主地颤动，动摇不宁。轻者仅伸舌时颤动，重者不伸舌时亦抖颤难宁，为肝风内动的征象，可因热盛、阳亢、阴虚、血虚等所致。如新病舌红绛而颤动，多为热极生风；久病舌淡白而颤动，多为血虚生风；舌红少津而颤动，多为阴虚动风或肝阳化风。

⑤吐弄舌：舌伸出口外，不能立即回缩者，称"吐舌"；伸舌即回缩如蛇舔，或反复舔口唇四周，抖动不宁者，称"弄舌"。吐舌多见于疫毒攻心，或正气已绝；弄舌多见于小儿智力发育不全，或动风先兆。

⑥歪斜舌：指伸舌时舌体偏斜一侧。若病在左舌体偏向右；病在右则舌体偏向左。多见于中风或中风先兆，因肝风内动，夹痰或夹瘀，痰瘀阻滞一侧经络所致。

（5）舌下络脉：正常人舌下位于舌系带两侧各有一条纵行的大络脉，称"舌下脉络"。其长度不超过舌尖至舌下肉阜连线的3/5，颜色暗红。脉络无紧张、紧束、增生、弯曲，排列有序。望舌下络脉的长短、颜色、粗细、有无怒张、弯曲等变化，可分析气血运行情况。如舌下络脉细而短，周围小络脉不明显，舌色及舌下黏膜色偏淡者，多因气血不足，脉络不充所致；舌下络脉粗胀，或呈清紫、绛紫、紫黑色，或舌下络脉曲张如紫色珠子状，大小不等的结节等改变者，多因瘀血阻滞脉络所致。

（二）望舌苔

1. 望舌苔的意义 舌为脾之外候，足太阴脾经连舌本、散舌下。舌苔指舌面上附着的一层苔状物。《辨舌指南》曰："苔乃胃气之所熏蒸，五脏皆禀气于胃"。故望舌苔可以了解胃气的强弱及脏腑气血的盛衰。

2. 望舌苔的内容 主要包括望苔质和望苔色两个方面。

（1）望苔质：苔质即舌苔的质地、形态。主要观察舌苔的厚薄、润燥、腐腻、剥落等方面的改变。

①厚、薄苔：可反映邪正的盛衰情况及邪气的深浅。舌苔的厚薄以"见底"或"不见底"为衡量标准。透过舌苔能隐隐见到舌质者，称为薄苔，属正常舌苔或主表证；透过舌苔见不到舌质者，称为厚苔，主邪入里，或内有痰湿食积。

舌苔的厚薄转化，一般是渐变的过程。一般来说，薄苔变厚苔，提示邪气渐盛或表邪入里，为病进的征象；厚苔变薄苔，提示内邪消散外达或正胜邪退，为病退的征象。若薄苔突然增厚，提示邪气极盛，迅速入里；厚苔骤然消失，舌上无新生薄苔，则提示正不胜邪或胃气暴绝。

②润、燥苔：可反映体内津液的盈亏和输布情况。包括润苔、滑苔、燥苔、糙苔四种。舌苔干湿适中，不滑不燥者，称"润苔"，多属正常舌苔，或津液未伤，如表寒证等；舌面水分过多，伸舌欲滴，扪之湿滑者，称"滑苔"，主痰饮、湿证；舌苔干燥无津，甚则干裂者，称"燥苔"，多属津液耗伤，或湿浊内阻；舌苔干结粗糙，津液全无者，称为"糙苔"，多为热盛伤津之重证。若舌苔由润变燥，表示热盛津伤，或津失输布；反之，舌苔由燥转润，表明热退津复，或饮邪始化。

③腐、腻苔：可测知阳气和湿浊的消长。苔质颗粒较粗大而疏松，如豆腐渣堆积于舌面，边中皆厚，揩之易去者，称为"腐苔"，多因阳热有余，蒸腾胃中秽浊之邪上犯而成，主食积胃肠或痰浊内蕴；苔质颗粒细腻致密，融合成片，中间厚、周边薄，紧贴舌面，揩之不去，刮之不脱者，称为"腻苔"，多因湿浊内遏阳气，湿浊痰饮不化所致，主湿浊、痰饮、食积等。

④剥（落）苔：一般主胃气不足，胃阴枯竭或气血两虚，亦是全身虚弱的一种征象。舌苔全部或部分剥落，剥落处舌面光滑无苔者，称为"剥苔"；舌苔全部剥落，舌面光滑如镜者，称为"镜面舌"。如舌红苔剥多为阴虚；舌淡苔剥多为血虚或气血两虚；镜面舌色红者，为胃阴干涸；镜面舌色白如镜，毫无血色者，主营血大亏，阳气将脱，病危难治。

（2）望苔色：苔色的变化主要有白苔、黄苔、灰黑苔三类。临床上可单独出现，也可相兼出现。

①白苔：指舌苔上所附着的苔垢呈白色。多主表证、寒证、湿证，亦可主热证。若舌苔薄白而润，可为正常舌象，或表证初起，或里证病轻，或阳虚内寒；舌苔薄白而干，常见于风热表证；舌苔薄白而滑，多为外感寒湿，或脾肾阳虚，水湿内停；舌苔白厚腻，多为湿浊内停，或为痰饮食积。

②黄苔：有淡黄、深黄和焦黄之分。黄苔一般主里证、热证。苔色愈黄，邪热愈甚。如淡黄苔为热轻，深黄苔为热重，焦黄苔为热结。薄黄苔多见于风热表证，或风寒化热入里；黄白相兼苔，是外感表证处于化热入里、表里相兼的阶段；黄腻苔多见于湿热或痰热内蕴，或食积化腐；黄滑苔多为阳虚寒湿之体，痰饮聚久化热，或气血亏虚，复感湿热之邪所致。

③灰黑苔：灰黑苔多由白苔或黄苔转化而成，主里证，常见于里热证，亦可见于寒湿证。苔质的润燥是鉴别灰黑苔寒热属性的重要指征。若苔灰黑而湿润多津者，多为寒湿；苔灰黑而干燥无津者，多为里热；热极伤阴，或阳虚阴盛；舌尖、舌边部呈白腻苔，而舌中、舌根部出现灰黑苔，舌面湿润，多为阳虚寒湿内盛，或痰饮内停；舌尖、舌边部呈黄腻苔，而舌中为灰黑苔，多为湿热内蕴，日久不化所致。

四、望排出物

望排出物，指观察病人的分泌物、排泄物和某些排出体外的病理产物的形、色、质、量的变化以诊察疾病的方法。"排泄物"指人体排出体外的代谢废物；"分泌物"指官窍所分泌的液体。在病理状态下其分泌量增大，也成为排出体外的排泄物，两者总称"排出物"。

一般来说，排出物变化总的规律是：色白、质地清稀、量多者，多属虚证、寒证；色黄、质地稠浊、量少或多、秽浊不洁者，多属实证、热证。

（一）望痰涎涕

1. 望痰　"脾为生痰之源""肺为贮痰之器"，因此，望痰可以诊察肺、脾的病变。若痰白而清稀者，多属寒痰，因寒邪伤阳，津凝不化，聚而为痰，或脾阳不足，湿聚为痰，上犯于肺所致；痰黄而黏稠有块者，多属热痰，因邪热犯肺，灼津为痰，肺失清肃所致；痰少而黏，难以咯出者，多属燥痰，因燥邪犯肺，耗伤肺津，或肺阴虚津亏，清肃失职所致；痰白滑而量多，易咯出者，属湿痰，因脾失健运，水湿内停，上犯于肺所致；痰中带血，色鲜红者，多属肺阴亏虚或肝火犯肺，火热灼伤肺络所致。

2. 望涎　涎为脾之液，由口腔分泌，属正常分泌物，但当人体有病时涎可发生异常改变或流出口外。故望涎可以诊察脾与胃的病变。若口流清涎量多者，属脾胃虚寒，多因脾胃阳虚，气不化津所致；口中时吐黏涎者，属脾胃湿热，多因湿热困阻中焦，脾失运化，湿浊上泛所致；睡中流涎，多因胃热或宿食内停；小儿口角流涎，多因脾虚湿盛或胃热虫积，迫津外泄所致。

3. 望涕　涕为肺之液。正常情况下，涕能润泽鼻窍且不外流。故涕的变化可以反映肺的功能是否正常。若鼻流清涕者，多为外感风寒；鼻流浊涕者，多为外感风热；久流浊涕，质稠、量多、气腥臭者，为鼻渊，多因外感风热或胆经蕴热所致。

（二）望呕吐物

呕吐是胃气上逆所致，外感内伤皆可引起，故观察呕吐物的色、质、量的变化，可以了解胃气上逆的原因，判断病性的寒热虚实。如呕吐物清稀无酸臭味者，属寒呕，多因脾胃虚寒或寒邪犯胃所致；呕吐物酸臭秽浊者，属热呕，多因邪热犯胃，胃失和降所致；呕吐酸腐未消化的食物者，属伤食呕，多因食积所致；呕吐黄绿苦水者，多因肝胆郁热或湿热所致；吐血鲜红或紫黯有块，夹有食物残渣者，属肝火犯胃，或胃有积热，或胃腑血瘀。因热伤胃络，络破血溢则吐血。出血量多，立即吐出则血色鲜红。出血量少，蓄积后吐出则血色紫黯等。

（三）望大便

大便的形成与脾、胃、肠的功能关系密切，此外，还与肝的疏泄和命门之火的温煦有关，故观察大便的异常改变，可以诊察脾、胃、肠的病变和肝肾的病变，判断病性的寒热虚实。如大便清稀如水样，多属寒湿泄泻，因外感寒湿，或饮食生冷，脾失健运，清浊不分所致；大便黄褐如糜而臭，属湿热泄泻，多因湿热或暑湿伤及胃肠，大肠传导失常所致；大便清稀，完谷不化，或如鸭溏，属脾虚泄泻或肾虚泄泻，多因脾胃虚弱，运化失职或火不温土，清浊不分所致；大便带血，或便血相混，或全血，称为"便血"。其中血色鲜红，附在大便表面或于排便后滴出者，为近血（降结肠及其以下部位出血），见于风热灼伤肠络所致的肠风下血，或痔疮、肛裂出血等；血色暗红或紫黑如柏油样，与大便混合均匀者，为远血（升结肠及其以上部位出血），多因内伤劳倦或肝胃郁热所致。

（四）望小便

小便的形成与肾和膀胱的功能密切相关，此外，还与肺的肃降、脾的运化、三焦的通调和津液的盈亏有关。故观察小便的异常改变，不仅可以诊察肾、膀胱、肺、脾、三焦的病变，还可以了解津液的盈亏和病性的寒热虚实。若小便清长，量多而色清者，多属虚寒证，亦可见于消渴；小便短赤，量少而色黄，多属实热证，因热盛伤津，或汗、吐、下、利伤津所致；尿中带血，见于尿血、血淋等病人，多因热伤血络，或湿热、砂石蕴结膀胱，或脾肾不固所致；小便混浊如米泔水或滑腻如脂膏，称为"膏淋"，多因脾肾亏虚，清浊不分，或湿热下注，气化不利，不能制约脂液下流所致。

五、望小儿指纹

望小儿指纹，又称"望小儿食指络脉"，指通过观察小儿两侧食指掌侧前缘的浅表络脉的形色变化，以诊察病情的方法。本法仅适用于 3 岁以内的小儿。

（一）望小儿指纹的意义

小儿食指络脉为寸口脉的分支，与成人寸口脉同属于手太阴肺经，其形色变化可以反映寸口脉的变化，故望食指络脉的诊病原理与诊寸口脉原理相同。因小儿寸口脉短小，切脉时只能"一指定三关"，且诊脉时常啼哭躁动，容易影响脉象的真实性，脉诊不易准确。加之小儿皮肤薄嫩，脉络易于暴露，食指脉络更为显著，因此，小儿常以望指纹辅助脉诊。

望小儿食指络脉的形色变化，可以诊察脏腑气血的盛衰，病位的表里，病性的寒热虚实，判断病情的轻重和预后。

（二）望小儿指纹的方法

1. 食指络脉的三关定位及诊法 小儿食指络脉分"风""气""命"三关。食指第一节（掌指横纹至第二节横纹之间）为"风关"；食指第二节（掌指第二节横纹至第三节横纹之间）为"气关"；食指第三节（掌指第三节横纹至指端）为"命关"。望指纹时，家长抱小儿向光，医者用左手拇指和食指轻握小儿食指末端，再以右手拇指在小儿食指掌侧前缘从命关向气关、风关推擦数次，用力要适中，使指纹更为明显，便于观察。

2. 正常指纹 纹色淡红，在食指掌侧前缘，隐现于风关之内，既不明显浮露，也不超出风关。多为斜形、单支、粗细适中。

3. 病理指纹

（1）三关测轻重：根据络脉在食指三关显露部位不同，可预测邪气的深浅，病情的轻重。若指纹显于风关者，是邪气入络之征象，提示邪浅病轻，多见于外感病初起；指纹过风关而显于气关者，是邪气入经之征象，提示邪深病重；指纹过气关而显于命关者，是邪入脏腑之征象，提示病情严重。若指纹透过风、气、命三关，延伸到指端者，称为"透关射甲"，提示病情凶险，预后不佳。

（2）红紫辨寒热：纹色的变化可反映病邪的性质。如纹色鲜红多属外感风寒；纹色紫红，多主里热证；纹色青，主惊风或疼痛证；纹色青紫或紫黑色，为血络瘀闭，病情危重之候；纹色淡白，多见于脾虚或疳积。

知识链接

小儿指纹色紫红，属于

A. 外感风寒　　B. 里热证　　C. 脾虚证　　D. 痛证　　E. 寒证

据现代研究，小儿指纹的色泽在某种程度上可反映缺氧的程度，缺氧愈甚，血中还原血红蛋白就愈多，则指纹的青紫就愈明显。因此，在肺热及心气心阳虚衰的患儿中多见青紫色的指纹，而血虚患儿则由于红细胞及血红蛋白减少，则指纹也变淡。

（3）浮沉分表里：络脉的浮沉变化可反映病邪的深浅。如络脉浮显易见者，为病位表浅，多见于外感表证；沉隐模糊者，为病邪入里，多见于外感病的里证阶段或内伤病证。

（4）淡滞定虚实：若指纹增粗或弯曲，分支多或显见者，多属实证、热证，因邪正相争，气血壅滞所致。指纹变细或较直，分支少或不显者，多属虚证、寒证，因气血不足，脉络不充所致。

总之，望小儿指纹的要点是：浮沉分表里，红紫辨寒热，淡滞定虚实，三关测轻重，纹形色相参，留神仔细看。

第二节 闻 诊

闻诊，是通过听声音和嗅气味来诊察了解病情的诊断方法，为临床诊察疾病的重要方法之一，颇受历代医家重视。早在《内经》中就有根据病人发出的声音来测知内在病变的记载，如《素问·阴阳应象大论》提出以五音、五声应五脏的理论；《素问·脉要精微论》提出以声音、语言、呼吸等来判断疾病过程中正邪盛衰状态。

一、听声音

听声音，指听辨病人言语气息的高低、强弱、清浊、缓急等变化，以及脏腑功能失调所发出的异常声响，如咳嗽、嗳气、呕吐等，以判断疾病的寒热虚实性质的诊察方法。

（一）听声音的意义

声音的产生，不仅是喉、会厌、舌、齿、唇、鼻等器官直接作用的结果，而且与心、肺、肾等内脏，尤其与肺气之虚实盛衰有着十分密切的关系。因此，听声音不仅能判断器官的病变，而且根据声音的变化，可以进一步推断脏腑和整体的变化。

（二）听声音的内容

正常声音具有发声自然，声调和畅，柔和圆润，语言流畅，应答自如，言与意符等特点。听声音的内容主要包括辨病人的语声、鼻鼾、呻吟、惊呼等语声、语调及异常声响，以判断正气的盛衰，邪气的性质及病情的轻重。

1. 语声 主要是诊察语音的强弱、高低。一般来说，凡发音高亢洪亮，连续不断，多言而烦者，多为阳证、实证、热证；声低细弱，断续无力，少气懒言者，多为阴证、虚证、寒证。如语声重浊，多因肺气失宣，鼻窍不通所致，见于外感风寒、湿浊阻滞。新病音哑或失音，多因风寒、风热袭肺或痰湿壅肺，肺失清肃，邪闭清窍所致。久病音哑或失音，多因肺肾精气耗伤，虚火上炎所致。

2. 语言 "言为心声"，故语言的异常多与心神病变有关。如神识不清，烦躁多言，语无伦次，声高有力者，称"谵语"，为热扰心神的实证，多见于温病邪陷心包或阳明腑实证；神识不清，语言重复，时断时续，声音低弱者，称"郑声"，为心气大伤，精神散乱的虚证，多见于久病、重病后期；自言自语，喃喃不休，见人语止，首尾不续者，称"独语"，多因心气不足，神失所养，或气郁痰凝，蒙蔽心神所致，见于癫证、郁证；语言错乱，语后自知，不能自主者，称"错语"，多因心气不足，神失所养，或痰浊、瘀血、气郁等阻蔽心神所致；神志尚清楚，但语言不流利，吐字不清，常与舌体强硬并见者，称"言謇"，多因风痰阻络所致，见于中风先兆或中风后遗症。

3. 呼吸　肺主呼气，肾主纳气，故呼吸异常多与肺、肾两脏的病变有关。一般来说，呼吸气粗而急，声高有力者，多属实证、热证，因邪气有余，肺气不利所致；呼吸气微而缓，声低无力者，多属虚证、寒证，因正气不足，肺肾两虚所致。

（1）哮喘：喘指呼吸困难，短促急迫，甚至张口抬肩，鼻翼煽动，不能平卧。哮指呼吸急促似喘，喉中哮鸣有声，时发时止，反复发作，缠绵难愈。哮与喘常同时存在，故常以"哮喘"并称。

（2）短气：指呼吸急而短促，不相接续，似喘而不抬肩，虽急并无痰声。短气有虚实之分。实证，多突然发病，呼吸声粗，伴胸腹胀满，多因痰饮、胃肠积滞或气滞或瘀阻所致；虚证，多见久病，声低息微，形疲神倦，多因体质衰弱或元气大伤所致。

（3）少气：又称气微，指呼吸微弱而声低，气少不足以息，言语无力。多因久病体虚，或肺肾气虚所致。

4. 咳嗽　指肺失宣降，肺气上逆作声，咯吐痰液。一般而言，有声无痰谓之咳，有痰无声谓之嗽，多为痰声并见，难以截然分开，故常以咳嗽并称。咳声重浊有力者，多属实证；咳声低微无力者，多属虚证。伴痰白而清稀多为风寒咳嗽；痰黄而黏稠难咯多属肺热；干咳无痰或少痰多属肺燥。

5. 呕吐　是胃失和降，胃气上逆，使胃内容物从口而出的症状。一般来说，吐势较猛，声音洪亮，吐出黏稠黄水，或酸腐或苦者，多为实证、热证；吐势徐缓，声音低弱，吐物清稀者，多属虚证、寒证。

6. 呃逆　俗称打呃，指胃气上逆，使咽喉发出不由自主的呃呃冲击声音，声短而频。一般来说，新病呃逆声高有力，连续不断，为实证，多因寒邪或热邪犯胃所致；久病、重病呃逆不止，声低无力，属于胃气衰败之危候。

7. 嗳气　俗称打饱嗝，指胃气上逆，使气从胃中向上，出于咽喉而发出的长而缓的声音。如嗳气频作，声高有力，嗳气后脘胁胀满感减轻，并随情绪变化而增减者，多因肝气犯胃所致；嗳气频发，连续不止，兼脘腹冷痛者，多属寒邪犯胃；嗳气有酸腐气味，兼脘腹胀满而厌食者，多为宿食停积；嗳气低沉断续，兼纳差食少，多因胃虚气逆所致，常见于老年人或久病体虚之人。

8. 太息　又称叹息，指情志抑郁，胸胁胀闷不舒而不自主发出的长吁短叹之声，叹后舒适，因肝气郁结所致。

考点链接

肝气郁结常见的临床表现是
A. 少气　　B. 太息　　C. 呃逆　　D. 嗳气　　E. 气喘

二、嗅气味

嗅气味，指嗅辨与疾病有关的气味（包括病体、病室、分泌物、排泄物，如口气、汗气等）以诊察疾病的方法。

（一）嗅气味的意义

人体气味是脏腑气化活动的产物，异常气味则是邪气干扰气化，气血津液发生质变的结果。故嗅气味可以探测脏腑病变。

（二）嗅气味的内容

1. 病体之气　指病人身体散发出的各种异常气味。包括口气、汗气、二便之气等。

（1）口气：指从口中散发出的异常气味。若口中散发出臭气者，称"口臭"，多因龋齿、口腔不洁或消化不良等所致；口气酸臭，食少纳呆，脘腹胀满者，多因胃肠积滞所致；口气臭秽者，多因胃热炽盛所致；口气腐臭，咳吐脓血者，多因内有溃腐脓疡所致。

（2）汗气：指病人随汗出而散发的气味。若汗出有腥臊味，多因风湿热邪久蕴肌肤熏蒸于外所致；汗出臭秽，多因瘟疫或暑热火毒炽盛所致；腋下随汗散发阵阵臊臭味者，多因湿热内蕴所致，可见于狐臭病。

（3）痰涕之气：指病人咳痰流涕散发的气味。若咳吐浊痰脓血，腥臭异常，多为热毒炽盛，壅结成脓的肺痈；咳痰黄稠味腥，多为热邪壅肺；咳吐痰涎清稀，无异常气味，多为寒邪阻肺；鼻流浊涕味腥秽，为鼻渊；鼻流清涕无异味，为外感风寒。

（4）呕吐物之气：指病人呕吐物散发的气味。若呕吐物清稀无臭味，多为虚寒；呕吐物臭秽，多为胃热；呕吐物酸腐气味，多为饮食停滞；呕吐脓血而腥臭，多为内有溃疡。

（5）排泄物之气：主要是指二便、妇女经带散发的气味。若小便混浊，臊臭异常，多为膀胱湿热所致；小便频多，清长无味，多为下焦虚寒；小便有烂苹果样气味，多为消渴病。大便臭秽难闻，多为肠中郁热；大便溏泻而腥，多为脾胃虚寒；大便泄泻，臭如败卵，矢气酸臭，多为伤食。妇女月经臭秽，多为热证；经血味腥，多为寒证；带下臭秽黄稠，多为湿热；带下腥臭清稀，多为寒湿；崩漏或带下奇臭，兼有色质等变化，须进一步检查，排除女性恶性肿瘤的病变。

2. 病室之气　指病人所居住的病室散发出的气味。多由病人身体或分泌物、排泄物散发而成。如病室有腐臭气味者，多为溃腐疮疡；病室有尸臭气味者，多为脏腑败坏，病情危重；病室有血腥臭味者，多为失血；病室有尿臊味（氨气味）者，多为水肿病晚期；病室有烂苹果味者，多为消渴病。

考点链接

胃热病人的口气是

A. 腥气　　B. 酸气　　C. 恶臭气　　D. 臭秽气　　E. 腐臭气

第三节 问 诊

问诊是医务人员通过对病人或陪诊者的系统询问获取病史资料，经过综合分析而做出临床判断的一种方法。

一、问诊的意义

病人的自觉症状、病史等病情资料，需问诊方能获得。故问诊是了解病情，诊察疾病的重要方法，在四诊中占有十分重要的地位。首先，问诊可以帮助我们掌握第一手病情资料，了解疾病的发生、发展、诊治经过，以及病人的既往病史、家族史、生活习惯、饮食爱好等诸多情况。这是望诊、闻诊、切诊无法取代的。例如，以咳嗽、咯血为主要症状时，若同时伴有午后低热、盗汗等病史，则提示可能是肺结核。进行详细的肺部体格检查和 X 射线检查，一般即可明确诊断。其次，问诊有利于疾病的早期诊断和治疗。因为有些疾病的早期往往以主观表现为主，客观体征尚不明显，问诊便成为获取诊断线索的重要途径，以便对疾病做出早期的分析和判断，及早提出针对性的治疗方案。另外，通过与病人面对面交流，能了解其精神心理状态，有利于对心因性疾病开展针对性的心理疏导和健康教育。

二、问诊的内容

问诊的内容主要包括一般情况、主诉、现病史、既往史、个人史、家族史、婚育史等。

（一）问一般情况

一般情况包括姓名、性别、年龄、籍贯、民族、出生地、婚姻状况、工作单位、职业、通讯地址、联系方式、病史陈述者及可靠程度等。故询问一般情况既方便与病人及其家属联系，对病人的诊治负责，对病人的病情进行跟踪随访，又可从中获取与疾病有关的资料，做为诊治疾病的依据。如妇女多见经、带、胎、产方面的病证；男性多见遗精、滑精、阳痿、早泄等病证。小儿多见水痘、麻疹、顿咳等疾病；中老年易患中风、眩晕、胸痹等病。矽肺、汞中毒、铅中毒等，多与职业有关等。此外，季节的更替，同样影响疾病的发生。如夏秋之交胃肠道疾病如肠炎、痢疾等最为常见；冬春季节则易发生咳嗽、哮喘等肺系病变等。

（二）问主诉

主诉，指病人就诊时最感痛苦的症状、体征及其持续时间。主诉是病人就诊的主要原因，也是疾病的主要症状。确切的主诉常可初步反映病情的轻重缓急，并提供对某系统疾患的诊断线索。临床上要善于围绕主诉，进行深入、细致地询问，如主诉产生的原因、部位、性质、程度、时间、相关的症状等。

疾病部位、病变性质、自发病至就诊的时间，称为"主诉的三要素"。主诉记录时应简明、准确，用一两句话加以概括，尽可能用病人自己描述的症状，文字一般不超过25个字。如"腹痛、腹泻2天""咽痛、高热2天""胃脘痛二十年，加剧半年""恶寒、发热、咳嗽、右胸痛3天"等。在描述主诉时，不能用诊断术语，如"风热表证""肾阴虚证"等，而只能用具体症状、体征进行描述。

（三）现病史

现病史，指病人围绕主诉，从起病到此次就诊时，疾病的发生、发展及诊治经过。现病史是病史中的主体部分，主要内容包括以下几个方面。

1. 发病情况 主要包括起病的时间，病程的长短，突然发病或起病缓慢，发病原因或诱因，最初的症状及其性质、部位，曾经做何处理等。了解发病情况对辨别疾病的病因、病位、病性等起着至关重要的作用。一般来说，凡起病急、时间短者，多为外感病，多属实证；凡患病已久，反复发作，经久不愈者，多为内伤病，多属虚证，或虚实夹杂证。

2. 病变过程 指病人从起病到就诊时的病情发展、变化情况。询问病变过程可以了解疾病邪正盛衰以及病情进展。一般可按照发病时间的先后顺序进行询问。如某一阶段出现哪些症状，症状的性质、程度有何变化，何时好转或加重，病情有无变化规律等。

3. 诊治经过 指病人患病后至此次就诊前所接受过的诊断和治疗情况。如病人曾接受过其他医疗单位诊治时，则应询问已经接受过何种诊断措施及其结果；对已进行过治疗者，则应问明其用过的药物名称、剂量、时间和疗效，为本次诊治疾病提供重要的参考和借鉴，且不可盲目地用既往的诊断代替本次诊断。

4. 现在症状 指病人就诊时所感到的所有痛苦和不适，是问诊的主要内容。

> **考点链接**
>
> 不属于问现病史内容的是
> A. 起病情况　B. 病变过程　C. 诊治经过　D. 生活经历　E. 现在症状

（四）既往史

既往史，又称过去病史，指病人就诊以前的健康状况和过去曾患过的疾病等，尤其是与现病史有密切关系的疾病。问明既往史对诊断当前疾病有一定参考价值。既往史一般包括下列内容。

1. 既往一般健康状况 一般来说，素体健壮的人患病后多实证；体弱多病的人患病后多虚证。

2. 传染病史 询问病人是否患过麻疹、白喉、水痘、痢疾等传染病；是否患过淋病性阴道炎、尖锐湿疣、艾滋病等传染病。

3. 预防接种史 小儿应询问预防接种、传染病和传染病接触史；成人也应询问预防接种史，如乙肝疫苗、甲肝疫苗、麻疹疫苗等注射史。

4. 其他疾病史 询问有无手术外伤史、输血史、药物（食物）过敏史等。

（五）个人史

个人史，指病人的日常生活、工作、学习等方面的有关情况，又称个人生活史。包括病人的生活经历、饮食嗜好、劳逸起居及婚育状况等。生活经历方面，劳动性质（体力或脑力）、精神情志、经济状况等对疾病的发生有一定的影响。如心情愉悦，则气血调和，多为健康无病；而经历曲折，心情苦闷，多患肝郁气滞等病。在饮食方面，五味偏嗜易导致脏腑机能偏盛偏衰。如喜热恶凉者，多属阴气偏盛；喜凉恶热者，多属阳气偏盛；生活艰苦，劳倦过度者，多见劳伤病证；生活富裕、好逸恶劳者，脾不健运，多生痰湿。

（六）家族史

家族史，主要询问与病人有血缘关系的直系亲属如父母、兄弟、姐妹、子女以及与病人密切接触人（配偶）的健康情况。如有无与病人类似疾病史，如有死亡，应注意询问死亡原因及时间。对于重要的遗传性疾病，应充分调查，如唇裂、白化病、先天性聋哑等。

（七）婚育史

对成年男女应询问其是否结婚、结婚年龄以及配偶健康情况等。女性病人要询问经、带、胎、产、乳情况，如有无生育、妊娠分娩情况、产后出血史情况等。

三、问现在症状

问现在症状，指对病人就诊时所感到的痛苦和不适，以及与病情相关的全身情况进行详细询问，是诊病、辨证的主要依据。通过问诊掌握病人的现在症状，可以了解疾病目前的主要矛盾，并围绕主要矛盾进行辨证，从而揭示疾病的本质，对疾病作出确切的判断。明代张景岳认为问诊是"诊病之要领，临证之首务"。

现在症状大多是病人的主观症状，如头痛、恶心、眩晕、腹泻等，只有通过详细询问才能了解清楚，为求问得全面准确，无遗漏，一般是以张景岳《十问歌》为顺序。即"一问寒热二问汗，三问头身四问便，五问饮食六胸腹，七聋八渴俱当辨，九问旧病十问因，再兼服药参机变，妇女尤必问经期，迟速闭崩皆可见，再添片语告儿科，天花麻疹全占验。"《十问歌》便于初学者记诵，但在临床应用时须随病情之变化，灵活而有针对性询问，不可机械套用。

（一）问寒热

问寒热可以辨别病邪的性质和阴阳的盛衰。

寒热即怕冷、发热，是疾病中极其常见的症状，是辨别病邪性质和机体阴阳盛衰的重要依据，是问诊的重要内容。

临床常见的寒热类型有恶寒发热、但寒不热、但热不寒、寒热往来四种类型。

1. 恶寒发热 寒，指病人自觉怕冷的感觉，是病人的主观感觉。临床上有恶寒、恶风、畏寒之别。若病人自觉怕冷，加衣被或近火取暖仍觉寒冷者，称为"恶寒"，多因外邪束表，卫阳被遏所致；病人身寒怕冷，加衣被或近火取暖则寒冷可以缓解者，称为"畏寒"，多因阳气虚衰，失其温煦所致；病人遇风觉冷，避之可缓，常较恶寒轻者，称"恶风"，一般为外感风邪，或肺卫气虚，卫表不固所致。

恶寒发热，指病人恶寒与发热同时出现，是表证的特征性症状。由于感受外邪的性质不同，寒热症状又有轻重的区别，临床上常可分为以下三种类型：

（1）恶寒重发热轻：病人感觉恶寒明显，并有轻微发热症状。是风寒表证的特征，由外感风寒所致。

（2）发热重恶寒轻：病人感觉发热明显，同时又有轻微发热怕冷症状。是风热表证的特征，由外感风热所致。

（3）发热轻微恶风：病人感觉有轻微发热，并有遇风觉冷、避之可缓的症状，称恶风，较恶寒轻。是伤风表证的特征，因外感风邪所致。

2. 但寒不热 指病人只感怕冷而不觉发热的症状，是里寒证的寒热特征。根据发病的缓急和病程的长短，临床上又常可分为以下两种类型：

（1）新病恶寒：指病人突然感觉怕冷，但体温不高的症状。常伴有四肢不温，脘腹冷痛，喜温拒按，或呕吐泄泻，或咳喘痰鸣，脉沉迟有力等症。多见于里实寒证。

（2）久病畏寒：指病人经常怕冷，四肢凉，得温可缓的症状。常伴有脘腹冷痛隐隐，喜温喜按，面色淡白，舌淡胖嫩，脉弱等症。多见于里虚寒证。

3. 但热不寒 指病人只发热而无怕冷之感的症状。多因阳盛或阴虚所致，是里热证的寒热特征。根据发热的轻重、时间、特点不同，临床上又可分为壮热、潮热、微热三种类型。

（1）壮热：病人高热持续不退（体温39℃以上），不恶寒而恶热者，称为"壮热"。常伴面赤、烦渴、大汗出、脉洪大等热盛症状。多因风寒入里化热，或风热内传所致，属里实热证。

（2）潮热：发热如潮汐之有定时，即按时发热或按时热甚者，称为"潮热"。根据发热特征和病机的不同，临床上主要分为以下三种情况。①日晡潮热：属阳明腑实证，又称"阳明潮热"。其特点是日晡（即申时，下午3~5时）之时发热明显，或热势更甚，兼腹胀满、疼痛拒按，大便燥结，口渴喜冷饮，舌苔黄燥等症。②湿温潮热：属湿温病。其特点是身热不扬（即虽自觉热甚，但初按肌肤多不甚热，扪之稍久才觉灼手），多在午后热势加剧，兼头身困重。③阴虚潮热：午后或夜间潮热，并表现为五心烦热，骨蒸发热等特点者，属虚热证。因阴虚不能制阳，虚热内生所致。

（3）微热：轻度发热，热势不高，体温一般不超过38℃，或仅自觉发热者，称为"微热"，或"低热"。微热一般发热时间较长，病机较为复杂，多见于温病后期或某些内伤杂病。临床上常有阴虚发热、气虚发热、气郁发热及小儿夏季热之别。①阴虚发热：长期低热，常伴形体消瘦、颧红、盗汗、五心烦热等症。②气虚发热：长期低热，劳累则甚，常伴神疲乏力、气短懒言、自汗等症。因气虚下陷，清阳不升，郁而发热所致。③气郁发热：每因情志不舒时有低热，常伴急躁易怒、胸闷等症。因肝气郁滞，郁而化火所致。④小儿夏季热：小儿在夏季气候炎热时，长期发热不已，秋凉自愈，兼有烦渴、多尿、无汗等症。因气阴两虚所致。

4. 寒热往来 指病人自觉恶寒与发热交替发作的症状，又称"往来寒热"。是邪正相争，互为进退的病理表现，为半表半里证的寒热特征。见于少阳病和疟疾。临床上有以下两种类型：

（1）寒热往来，发无定时：指病人自觉时冷时热，一日发作多次而无时间规律。常见于少阳证。

（2）寒热往来，发有定时：指恶寒战栗与高热交替发作，每日或二三日发作一次，发有定时的症状。伴有有头痛剧烈、口渴、多汗等症。常见于疟疾。

考点链接

1. 恶寒发热并见，多见于
A. 疟疾　B. 湿温病　C. 外感病表证阶段　D. 半表半里证　E. 阳明病
2. 但热不寒，不包括
A. 日晡潮热　B. 五心烦热　C. 壮热不退　D. 往来寒热　E. 身热不扬

（二）问汗

问汗，指询问病人有无汗出异常的情况。汗液是体内阳气蒸化津液从玄府达于体表而成，是由津液所化。《素问·阴阳别论》概括为"阳加于阴谓之汗"。

正常汗出有调和营卫、滋润肌肤、排泄废物等作用。正常人在剧烈运动、进食辛辣、气候炎热、衣被过厚、情绪紧张等情况下出汗，属于生理现象。若当汗无汗，或不当汗而多汗，或仅见身体的某一局部汗出者，均属病理现象。问汗时，应首先询问病人有无汗出，若有汗出，再进一步询问汗出的时间、多少、部位及主要兼证；若无汗出，则应重点问其兼证。

1. 有汗无汗 在疾病过程中，尤其对外感病人，询问汗的有无，是判断感受外邪的性质和卫阳盛衰的重要依据。如表证无汗者，多见于风寒表证；里证无汗者，多因阳气虚或津伤血亏所致，见于久病里证；表证有汗者，多见于中风表虚证或风热表证；里证有汗者，多见于里热证或里虚证。

2. 特殊汗出 指具有某些特征（出汗的时间、出汗的状况等）的病理性汗出。主要有以下四种情况：

（1）自汗：指醒时经常汗出不止，活动尤甚的症状。常见于气虚、阳虚证。

（2）盗汗：指睡则汗出，醒则汗止的症状。多见于阴虚内热证。气阴两虚证者常自汗、盗汗并见。

（3）绝汗：指在病情危重的情况下，出现大汗不止的症状。常是亡阴或亡阳的表现，又称"脱汗"或"绝汗"，属危候。若久病或重病，大汗淋漓，汗出清冷，伴面色苍白，四肢厥冷，脉微欲绝等症者，称"亡阳之汗"；久病或重病，汗出如油，热而黏手，伴烦躁口渴、尿少、脉细数等症者，称"亡阴之汗"。

（4）战汗：指病人先恶寒战栗而后汗出的症状。战汗是邪正相争、病情变化的转折点，应注意观察。若汗出热退，脉静身凉者，是邪去正复之佳象；反之，汗出而身热不减，烦躁不安，脉来疾急者，是邪盛正衰之危候。

3. 局部汗出 指身体的某一部位出汗或不出汗。局部汗出是体内病变的反映，其病理有虚实寒热之别，应注意询问汗出具体部位及伴随症状，以审证求因。

（1）头汗：又称"但头出汗"，指仅见头部或头项部汗出量多的症状。多因上焦热盛，迫津外泄，或因中焦湿热蕴结，湿热熏蒸，或素体阳气偏亢，热蒸于头所致。

（2）心胸汗：指心胸部易出汗或汗出过多的症状。多见于虚证。如心胸汗多，伴心悸失眠、食少便溏、神疲倦怠等症者，多属心脾两虚；心胸汗多，伴心悸烦躁、失眠多梦、腰膝酸软等症者，多属心肾不交。

（3）手足心汗：指手足心汗出的症状。手足心微汗出者，一般属生理现象。若手足心汗出过多者，则为病理性汗出。如手足心汗出过多，伴口咽干燥，五心烦热，脉细数者，多因阴经郁热，热蒸迫津外泄所致；手足心汗出连绵不断，兼烦渴冷饮，尿赤便秘，脉洪数者，多因阳明燥热内结，迫津外泄所致；手足心汗出过多，伴头身困重，身热不扬，苔黄腻者，多因中焦湿热郁蒸所致。

（三）问疼痛

疼痛是临床最常见的一种自觉症状。疼痛有虚实之分。实性疼痛多因感受外邪，或气滞血瘀，或痰浊凝滞，或食滞、虫积等，阻滞脏腑经络，气血运行不畅所致，即所谓"不通则痛"。其疼痛特点是痛势较剧，持续时间长，痛而拒按；虚性疼痛多因气血不足，或阴精亏损，脏腑经络失养所致，即所谓"不荣则痛"。其疼痛特点是痛势较缓，时痛时止，痛而喜按。

问疼痛，应重点询问疼痛的性质、部位、程度、时间、喜恶及兼症等。

1. 问疼痛的性质

（1）胀痛：指疼痛兼有胀满感的症状。多是气滞致痛的特点。如胸胁脘腹胀痛，时发时止者，多因肺、肝、胃、肠气机郁滞所致。但头目胀痛者则多因肝阳上亢或肝火上炎所致。

（2）刺痛：指疼痛如针刺之感的症状。是瘀血致痛的特点。如头部、胸胁脘腹等部位刺痛者，多是瘀血阻滞，血行不畅所致。

（3）冷痛：指疼痛兼有冷感，痛而喜暖，得温痛减的症状。是寒邪致痛的特点，多见于腰脊、脘腹、巅顶及四肢关节等处。寒邪致痛有虚实之分。一般来说，寒邪阻滞经络所致者，为实证；阳气亏虚，脏腑经脉失于温煦者，为虚证。

（4）灼痛：指疼痛兼有灼热感，痛而喜凉，得凉痛减的症状。是火热之邪致痛的特点，常见于咽喉、口舌、胁部、脘腹、关节等处。火热之邪致痛有虚实之分。一般来说，火邪窜络致痛者，为实证；阴虚火旺致痛，为虚证。

（5）走窜痛：指疼痛部位游走不定，或走窜攻痛的症状。多因气滞或风痹所致。如胸胁脘腹疼痛而走窜不定者，称为窜痛，多因肝郁气滞；肢体关节疼痛而游走不定者，称为风痹，多因风邪偏盛所致。

（6）固定痛：指疼痛部位固定不移的症状。多因寒湿、湿热阻滞，或热壅血瘀所致，常见于胸胁脘腹、四肢关节等处。一般来说，胸胁脘腹疼痛固定者，多因瘀血所致；四肢关节疼痛固定者，多因寒湿、湿热阻滞，或热壅血瘀所致。

（7）重痛：指疼痛兼有沉重感的症状。是湿邪致痛的特点，常见于头部、四肢、腰部以及全身。如肢体关节重痛者，称为湿痹。但头重痛亦可因肝阳上亢、气血上壅所致。

（8）酸痛：指疼痛兼有酸软的症状。多因湿邪侵袭肌肉关节，气血运行不畅所致。亦可因肾虚骨髓失养引起。

（9）掣痛：指疼痛兼有抽掣牵引感的症状。多因筋脉失养或阻滞不通所致。如胸痛彻背，背痛彻胸，是瘀阻心脉的真心痛；小腿掣痛，可因寒凝经脉或肝血亏虚。

（10）绞痛：指疼痛剧烈，如刀绞割的症状。多因有形之邪（如瘀血、结石、虫积等）闭阻经络气机，或寒邪凝滞气机所致，多属实证。如心脉痹阻所致的"真心痛"、结石阻滞胆管所致的上腹痛、寒邪犯胃所致的胃脘痛等，皆具有绞痛的特点。

（11）隐痛：指疼痛不剧烈，尚可忍耐，缠绵不休的症状。多因阳气、精血亏虚，脏腑经脉失于温煦、充养所致，多为虚证。常见于头、胸、脘、腹等部位。

（12）空痛：指疼痛兼有空虚感的症状。多因气血精髓空虚，脏腑组织器官失于充养所致，常见于头部或小腹部等。

一般来说，新病疼痛，痛势较剧，持续不解，或痛而拒按者，属实证；久病疼痛、痛势较轻，时痛时止，或痛而喜按者，属虚证；疼痛喜温，得温痛减，遇寒加重者，属寒证；疼痛喜凉，得热痛不减者，属热证。

2. 问疼痛的部位 由于机体的各个部位与一定的脏腑、经络相联系，所以通过询问疼痛的部位，可以测知病变所在的脏腑、经络，对于诊断有重要的意义。

（1）头痛：指整个头部或头的某一部分疼痛的症状。

①根据头痛的部位，确定病属何经。"头为诸阳之会"，三阳经直接上行头面，足厥阴肝经亦上行于巅顶，与督脉相交，其他阴经也多间接与头部相联系，故根据头痛的部位，结合经络的循行理论，可确定头痛属于哪一经。如前额连眉棱骨痛者，属阳明经头痛；后头部连项痛者，属太阳经头痛；巅顶痛者，属厥阴经头痛；头两侧疼痛者，属少阳经头痛。②根据头痛的性质，确定病之虚实。一般来说，头胀痛、刺痛、绞痛、固定痛者，多属实证，多因六淫、瘀血、痰浊阻滞气机或上扰脑窍所致；空痛、隐痛者，多属虚证，多因气血阴精亏虚，不能上荣于头，脑窍失养所致。另外，痨虫犯脑、疟

疾、中毒等皆可引起头痛。临床上应根据病史、兼症及疼痛性质，以辨头痛之病因。

（2）胸痛：指胸部正中或偏于一侧疼痛的症状。胸居上焦，内藏心肺，故胸痛多与心肺病变有关。如胸痛憋闷，痛引肩臂者，为胸痹，多因痰瘀阻滞心脉所致；胸背彻痛剧烈，面色青灰，手足青至节者，为真心痛，多因心脉痹阻所致；胸痛，颧赤盗汗，午后潮热者，为肺痨，多因肺阴亏虚，虚火灼伤肺络所致；胸痛，壮热，咳吐脓血腥臭痰者，为肺痈，多因痰热阻肺，热壅血败肉腐成脓所致。

（3）胁痛：指胁肋部的一侧或两侧疼痛的症状。两胁为足厥阴肝经和足少阳胆经的循行部位，肝胆又位于右胁下，故胁痛多与肝胆病变有关。如胁肋胀痛，抑郁寡欢者，多为肝郁气滞；胁肋灼痛，急躁易怒者，多为肝郁化火；胁肋胀痛，身目发黄，为肝胆湿热；胁部刺痛，固定不移，为跌仆闪挫，瘀血阻滞，经络不畅所致。

（4）胃脘痛：指上腹部、剑突下疼痛的症状。脘，指上腹部，在剑突下，是胃所在部位，又称"胃脘"。故胃脘痛多与胃病有关。如胃脘冷痛，得热痛减者，因寒邪客胃所致；胃脘灼热，消谷善饥，口臭便秘者，因胃火炽盛所致；胃脘刺痛，痛处固定者，因瘀血阻滞胃腑所致；胃脘隐痛，喜温喜按者，属胃阳虚；胃脘隐痛，饥不欲食，舌红少津者，属胃阴虚。

（5）腹痛：指胃脘以下至耻骨联合上缘部位的疼痛，或其中某一部位疼痛的症状。腹部的范围广，有大腹、小腹和少腹之分。脐以上为大腹，属脾胃；脐以下至耻骨联合上缘以上正中为小腹，属膀胱、胞宫、大小肠；小腹两侧为少腹，是足厥阴肝经循行的部位。如大腹隐痛，喜温喜按，便溏者，因脾胃虚寒所致；小腹胀痛，小便不利，为癃闭，因膀胱气化不利所致；小腹刺痛，小便自利，为蓄血，因瘀血停于下焦所致；少腹冷痛，牵引阴部，因寒凝肝脉所致。

（6）腰痛：指腰脊正中，或腰部两侧疼痛的症状。"腰为肾之府"，故腰痛多与肾脏有关。如腰部经常绵绵作痛，酸软无力，以两侧为主者，多属肾虚；腰部冷痛沉重，阴雨天加剧者，多因寒湿所致；腰痛如针刺，痛处固定不移，拒按，或痛引下肢者，多因瘀血阻络或腰椎病变所致；一侧腰部剧痛如刀绞状，向下腹部放射，伴血尿者，多因结石阻滞所致；腰痛连腹，绕如带状者，多因带脉损伤所致等。此外，骨痨、外伤亦可导致腰痛。临床上应根据病史及疼痛性质，以确定引起腰痛的原因。

（7）背痛：指后背两侧，或脊骨部位疼痛的症状。背部中央为脊骨，督脉行于脊里，脊背两侧为足太阳膀胱经所过之处，两肩背部为手三阳经分布部位。故背痛常与督脉、足太阳膀胱经、手三阳经有关。如脊痛不可俯仰，多因督脉损伤所致；背痛连项部，多因风寒之邪客于太阳经所致；肩背疼痛，多因风寒湿阻滞，经脉不利所致。

（8）四肢痛：指四肢的肌肉、筋脉、关节等部位疼痛的症状。常见于痹证，多因风寒湿邪侵袭，或湿热蕴结，阻滞气血，或脾胃虚损，四肢失养所致。如四肢酸软无力者，多因脾胃虚损所致；独见足跟或胫膝酸痛者，多因肾虚所致。

（9）周身痛：指头身、腰背及四肢等部位皆痛的症状。一般来说，新病骤起，持续不减，按之不舒者，属实证，多因外邪袭表（寒邪为主），经络阻滞所致；久病渐至，时轻时重，按之则舒者，属虚证，多因气血亏虚，筋脉失养所致。

考点链接

1. 疼痛的性质为走窜痛，部位不固定，多属
A. 血瘀　　B. 气滞　　C. 精伤血少　　D. 湿阻　　E. 寒凝
2. 后头部连项痛，多属哪一经病变
A. 太阳经　　B. 阳明经　　C. 少阳经　　D. 太阴经　　E. 厥阴经

（四）问头身胸腹

问头身胸腹，指问头身、胸腹部位除疼痛以外的其他不适或异常，如头晕、胸闷、心悸、胁胀、脘痞、腹胀、身重、麻木等症状的有无、程度及特点等。

1. 头晕　指病人自觉头脑晕眩，轻者闭目即止，重者感觉自身或眼前景物旋转，如坐舟车，不能站立的症状。头晕是临床常见症状之一，且病因病机复杂，故询问时应熟悉诱发或加重头晕的原因及伴随症状，有助于头晕的辨证。如头晕昏沉，伴胸闷呕恶，舌苔白腻，多因痰湿内阻，清阳不升所致；头晕而胀，伴面红目赤，口苦，易怒，脉弦数，多因肝火上炎、肝阳上亢，脑神被扰所致；头晕耳鸣、腰膝酸软、遗精者，多因肾虚精亏，髓海失养所致；头晕目眩，劳则加重，伴面色淡白，神疲乏力，舌淡苔薄，脉细弱，多因气血亏虚，脑失充养所致；头晕刺痛，夜间尤甚，有外伤史者，多因外伤后瘀血阻滞，脑络不通所致。

2. 胸闷　指病人自觉胸部痞塞满闷的症状，亦称"胸痞"。胸闷与心、肺等气机不畅，肺失宣降，肺气壅滞密切相关。如胸闷气短，少气不足以息者，多为肺气虚或肺肾气虚；胸闷气短，畏寒肢冷者，多为心阳不振；胸部憋闷，心痛如刺，面唇青紫者，多为心血瘀阻；胸闷痰多，咳嗽气喘者，多为痰湿阻肺。

3. 心悸　指病人自觉心跳、心慌不安，不能自主的一种症状。心悸包括惊悸和怔忡，多是心神或心脏病变的反映。因受惊而致心悸，或心悸易惊，时发时止，恐惧不安者，谓之"惊悸"，多因外界异常刺激引起，全身情况较好，病情较轻；无明显外界诱因，心跳剧烈，上至心胸，下至脐腹，持续时间较长，劳累后加重者，谓之"怔忡"。多由内因导致，全身情况较差，病情较重。怔忡多由惊悸发展而来。

4. 胁胀　指一侧或两侧胁部有胀满不舒的症状。由于肝胆居于右胁，其经脉均分布于两胁，故胁胀多见于肝胆病变。如胁肋胀满，精神抑郁或急躁易怒，善太息者，多为肝气郁结；胁胀口苦，身目发黄，舌苔黄腻者，多为肝胆湿热等。

5. 脘痞　又称脘闷，指病人自觉胃脘部胀闷不舒的症状。脘痞是脾胃病变的反映。如脘痞，食少，便溏者，多为脾胃气虚；脘痞，腹胀，纳呆，呕恶痰涎，苔腻者，多为痰湿困脾；脘痞，干呕，饥不欲食者，多为胃阴不足；脘痞，腹胀，嗳腐吞酸者，多为食积胃脘。

6. 腹胀　指病人自觉腹部胀满痞塞不舒，如物支撑的症状。腹胀有虚实之分。腹胀而喜按者，属虚证，多因脾胃虚弱，健运失常所致；腹胀而拒按者，属实证，多因食

积胃肠，或实热内结，阻塞气机所致。如腹胀如鼓，皮色青黄，腹壁青筋暴露者，称鼓胀。多因酒食不节，或情志所伤，或虫积血瘀，致使肝、脾、肾功能损伤，气、血、水互结，聚于腹内而成。

7. 身重 指病人自觉身体沉重如负重物的症状。身重与肺、脾两脏病变有关。如身重，脘闷，苔腻者，多因湿困脾阳，阻滞经络所致；身重，水肿者，多因水湿泛滥肌肤所致；身重，嗜睡，神疲乏力者，多因脾气虚，不能运化精微布达四肢、肌肉所致；热病后期症见身重乏力，多系邪热耗伤气阴，形体失养所致。

8. 麻木 指病人肌肤感觉减退，甚至消失的症状，亦称"不仁"。多见于头面、四肢等部位。麻木多因气血亏虚、风寒入络、肝风内动、风痰阻络、痰湿或瘀血阻络，肌肤、经脉失养所致。临床上应结合伴随症状进行鉴别。

（五）问耳目

耳与目均是人体的感觉器官，分别与脏腑、经络有着密切的联系。所以，问耳目，不仅能够了解耳目局部的病变，而且根据耳目的异常变化还可以了解推断全身脏腑的有关病变，尤其是肝、胆、肾与三焦的病变。

1. 问耳

（1）耳鸣：指病人自觉耳内鸣响的症状。耳鸣有虚实之分。突发耳鸣，声大如潮声，按之不减或加重者，为实证，多因肝胆火盛，上扰清窍所致；渐鸣声小，如闻蝉鸣，按之鸣声减轻或暂停者，为虚证，多如肝肾阴虚或髓海不充所致。

（2）耳聋：指不同程度的听力减退，甚至听觉完全丧失的症状。耳聋亦有虚实之分。新病暴聋者，为实证，多因实邪上壅于耳，清窍闭塞，或因药毒损伤耳窍而致，久病渐聋者，属虚证，多因年老精衰气虚，耳窍失养所致。

（3）重听：指听力减退，听音不清，声音重复的症状。日久渐致重听者，属虚证。常因肾之精气虚衰，耳窍失养所致；耳骤发重听者，属实证，常因痰浊上蒙，或风邪上袭耳窍所致。

耳鸣、耳聋、重听均是听觉异常的症状，轻者为重听，重者为耳聋。耳鸣、耳聋常可单独出现，亦可同时出现，或先后发生，耳聋常由耳鸣发展而来。两者症状有所不同，但病因病机基本一致。正如《杂病源流犀烛》所说："耳鸣者，聋之渐也，惟气闭而聋者则不鸣，其余诸般耳聋，未有不先鸣者。"临床上应注意询问其特点、新久、程度及兼症等，作为辨证依据。

2. 问目 目病繁多，病因复杂。在此仅就常见症状及其临床意义作以下介绍。

（1）目痒：指眼睑、眦内或目珠瘙痒，轻者揉拭则止，重者奇痒难忍的症状。如两目奇痒，羞明流泪，并有灼热感者，乃肝经风热上扰所致；两目微痒而干涩者，多因肝血不足，目失濡养所致。

（2）目痛：指单目或双目疼痛的症状。目胀痛，伴面红目赤、急躁易怒，多为肝火上炎；目赤肿痛，伴羞明眵多，多为风热外袭；目微赤微痛，时痛时止，伴目干涩，多属阴虚火旺。

（3）目眩：又称眼花，指视物旋转动荡，或眼前如有蚊蝇飞动的症状。兼有头晕头胀、面赤口渴者，多为风火上扰清窍所致；兼有头晕胸闷、脘痞恶心、舌苔厚腻、脉滑者，多为痰浊上蒙清窍；兼有头晕乏力、气短懒言、食少便溏，多为脾气下陷，清阳不升所致；兼有头晕耳鸣、腰膝酸软、失眠健忘者，多为肝肾不足，目窍失养所致。

（4）目昏、雀盲、歧视：视物昏暗不明，模糊不清，视力减退者，称目昏；白昼视力正常，每至黄昏视物不清，夜间尤甚，如雀之盲，称雀盲；视一物为二物者，称歧视。目昏、雀盲、歧视三者，均为程度不一的视力减退，其病因病机基本相同，多因肝血不足，肾精亏虚，目失濡养所致。常见于年老、体弱或久病之人。

（六）问饮食口味

问饮食口味，指询问病人的食欲、食量、口渴与口味等情况。问饮食口味的变化情况，可以了解脾胃功能，判断疾病性质及预后。《景岳全书》曰："病由外感而饮食不断者，知其邪未及脏，而恶食不恶食可知；病因内伤而饮食异常者，须辨其味有喜恶，而爱冷爱热可知。"

1. 食欲与食量　食欲指进食的要求和对进食的欣快感觉，食量指实际的进食量。询问病人的食欲与食量，对于判断病人脾胃功能的强弱、病情的轻重及预后具有重要意义。

（1）食欲减退：又称"纳呆"或"纳少"，指病人进食的欲望减退，甚至不想进食的症状。如久病食欲减退，兼面色萎黄，食后腹胀者，多因脾胃气虚所致；纳呆少食，脘闷腹胀，头身困重，便溏苔腻者，多因湿邪困脾所致；纳呆少食，脘腹胀闷，嗳腐食臭者，多因食滞胃脘所致；纳少，厌油食，兼见黄疸胁痛，身热不扬者，多因肝胆湿热所致。

（2）厌食：又称"恶食"，即厌恶食物或恶闻食物。厌食，兼脘腹胀痛，嗳气酸腐者，为食滞胃脘；厌食油腻，兼脘闷呕恶，便溏不爽，肢体困重者，为湿热蕴脾；厌油腻厚味，伴胁胀痛，身热不扬者，为肝胆湿热。

（3）消谷善饥：又称"多食易饥"，指食欲过于旺盛，食后不久即饥饿，进食量多。多伴有身体逐渐消瘦等症状。可见于胃火亢盛、胃强脾弱等证。亦可见于消渴病。若久病重病之人，本不能食，突然欲食或暴食者，称"除中"，是胃气将绝的征象。

（4）饥不欲食：指病人有饥饿感，但不欲食或进食不多。多因胃阴不足，虚火内扰所致。

2. 口渴与饮水　询问口渴与饮水的情况，可以了解体内津液的盛衰和输布情况以及病证的寒热虚实。如口渴多饮，是津液大伤的表现，多见于实热证；渴不多饮，是津液轻度损伤或津液输布障碍的表现，可见于阴虚、湿热、痰饮、瘀血等证；口不渴，表明津液未伤，多见于寒证、湿证，或燥热之象不明显。

3. 口味 指病人口中的异常味觉。因脾开窍于口，其他脏腑之气亦循经脉上至于口，口中的异常味觉，常是脾胃功能失常或其他脏腑病变的反映。故询问口味的异常变化，亦可诊察内在脏腑的病变。如口淡乏味，多因脾胃气虚而致；口甜或口腻，多因脾胃湿热所致；口中黏腻不爽，多属湿困脾胃；口中泛酸，多因肝胃蕴热所致；口气酸腐，多属食积胃肠或肝胃不和所致。此外，不同脏腑的疾病也可产生不同的饮食嗜味，如肝病嗜酸、心病嗜苦、脾病嗜甘、肺病嗜辛、肾病嗜咸等，可作为临床辨证参考。

（七）问睡眠

睡眠，是人体生命活动的重要组成部分。睡眠除与人体卫气循行和阴阳盛衰相关外，还与气血的盈亏及心肾功能相关。故通过询问睡眠时间的长短、入睡难易、梦的多少等情况，可以了解机体阴阳气血的盛衰、心肾等脏腑功能的强弱。常见的睡眠失常分为失眠和嗜睡两种。

1. 失眠 又称不寐，或不得眠，是以不易入睡，或睡后易醒，难以复睡，甚或彻夜不眠为其证候，常伴有多梦。如不易入睡，兼见心烦多梦、潮热盗汗、腰膝酸软者，多为心肾不交；睡后易醒，兼见心悸、健忘、食欲减退、倦怠乏力者，多为心脾两虚；失眠而时时惊醒，兼见眩晕胸闷、胆怯心烦、口苦恶心者，多为胆郁痰扰；失眠而夜卧不安，兼见脘闷嗳气、腹胀不舒、舌苔厚腻者，多为食积内停等。

2. 嗜睡 又称多寐，是以不论昼夜，神疲困倦，睡意浓浓，经常不自主入睡为其证候特征。如食后神疲困倦易睡，兼见形体衰弱、食少纳呆、少气乏力者，多为脾气虚弱；困倦易睡，兼见头重身困、胸闷脘痞、苔腻脉濡者，为痰湿困脾；病后嗜睡，精神疲乏，是正气未复；神识朦胧，昏睡不醒，谵语，身热夜甚，或发斑疹，舌绛脉数者，为温病热入营血，邪陷心包。

嗜睡与昏睡的区别在于，前者呼之即醒，醒时神志清楚；后者则呼之不醒，神志不清，属昏迷范畴。

（八）问二便

大便是饮食水谷经胃之腐熟，脾之运化，大肠之传导等，形成糟粕并排出体外。故问大便可了解脾、胃、大肠的病变及肾脏的盛衰。小便是水液经脾之运化，肺之宣降，肾和膀胱之气化所形成的。故问小便可诊察肺、脾、肾、膀胱等脏腑的病变及体内津液的盈亏状况。

1. 问大便 问大便应重点询问便次、便质、便色及排便感的异常等。

（1）**便次异常** 正常大便一日一次，成形不燥，排便通畅，多呈黄色，内无脓血、黏液及未消化的食物。便次异常包括泄泻和便秘两种情况。①泄泻：指大便次数增多，粪便稀薄，甚至泻下如水样。一般而言，新病暴泻为实证，久病缓泻为虚证。如长期黎明前腹痛泄泻，泻后痛减，伴形寒肢冷、腰膝酸痛者，称"五更泄"，多因脾肾阳虚所致；大便时溏时泻，食欲减退，食后脘腹胀满，舌苔淡白，脉细弱者，称"脾虚泻"，多因脾胃气虚，运化无权所致；泄泻暴作，伴急迫腹痛、泻下不爽、肛门灼热者，称湿热泻，多因湿热蕴结大肠所致；泻下清稀，伴腹部冷痛、肠鸣、舌苔白腻者，称寒湿泻，多为寒湿困脾所致；泻下臭秽，伴呕吐酸腐、脘腹胀满、纳呆，苔厚腻者，称伤食泻，多因食滞胃肠所致。②便秘：指大便干结，排出困难，便次减少，甚至数日不便者。便秘有寒热虚实之分。如大便干结，小便短赤，舌红苔黄，脉数者，称热结便秘，多因胃肠积热、耗伤津液、肠道干结所致；大便秘结，腹中胀痛，胸胁满闷，嗳气频作，舌苔薄，脉弦者，称气滞便秘，多因气机郁滞，传导失职所致；大便艰涩，排出困难，腹中冷痛，四肢不温，舌淡苔白，脉沉迟者，称寒结便秘，多因寒邪内结，大肠传导失职所致；大便秘结，面白无华，头晕目眩，心悸失眠，舌质淡嫩，脉弦细者，称血虚便秘，多因血虚津少，肠道失润所致；粪质并不干硬，也有便意，但临厕排便困难，需努挣方出，便后乏力，汗出短气，舌淡嫩，脉虚者，称气虚便秘，多因肺气虚，大肠传送无力所致。

（2）便质异常　大便质地除干燥和稀溏之外，还可见如下情况：①完谷不化：指粪便中含有较多未消化食物。多为脾胃虚寒、脾肾阳虚或饮食积滞。②溏结不调：大便时干时稀，多因肝郁脾虚，肝脾不调所致；大便先干后稀，多因脾胃气虚所致。③便血：指血液从肛门排出的现象。若先便后血，大便暗红或紫黑，或黑如柏油者，为远血，多见于胃脘等部位出血；先血后便，便血鲜红，粪血不融合，为近血，多见于内痔、肛裂等；大便中夹有脓血黏液，常因湿热蕴结肠道，气血瘀滞所致，多见于痢疾。

（3）排便感异常　①肛门灼热：指排便时肛门有灼热感。多因大肠湿热，或热结旁流，热迫直肠所致。②里急后重：指便意窘迫，时时欲便，肛门重坠，便出不爽，有便意难尽之感。常见于湿热痢疾，因湿热内阻，肠道气滞所致。③排便不爽：指排便不通畅，有滞涩难尽之感。多因湿热蕴结大肠，或食滞胃肠，或肝脾不调所致。④肛门气坠：指肛门有下坠感，劳累或排便后加重，甚则脱肛。多因脾虚中气下陷所致。⑤滑泻失禁：指大便不能控制，不自主滑出，又称滑泻。多因脾肾虚衰，肛门失约所致。

2. 问小便　应重点询问尿量、尿次、排尿感觉异常等。

（1）尿量异常：正常成人日间排尿 3 ~ 5 次，夜间 0 ~ 1 次，昼夜总尿量为 1000 ~ 2000mL，尿色淡黄而清亮，无特殊气味。尿量异常包括过多和过少两种情况。①尿量过多：指尿次、尿量皆明显超出正常。常见于虚寒证及消渴病。如小便清长量多，畏寒喜暖者，为虚寒证；多尿，伴多饮、多食、消瘦乏力者，为消渴病。②尿量过少：指尿次、尿量皆明显少于正常。如小便短赤，发热面赤者，属实热证，多因热盛伤津所致；尿少伴水肿者，为水肿病，多因肺脾肾功能失常，气化不利，水湿内停所致；小便短少，口干咽燥，皮肤干燥者，为伤津证，多因汗、吐、下伤津太过所致。

（2）尿次异常：①小便频数：又称尿频，指排尿次数增多，时欲小便。常见于下焦湿热或虚寒证。若小便频数，短赤而急迫，属下焦湿热证，多因膀胱或小肠湿热，气化不利所致；小便频数，量多色清，夜间尤甚者，属下焦虚寒证，多因肾阳虚弱，肾气不固，膀胱失约所致。②癃闭：小便不畅，点滴而出者，为癃；小便不通，点滴不出者，为闭。癃和闭只是程度上的不同，其病机相同。如小便色清，排尿不畅，头晕耳鸣，形寒肢冷，脉沉细者，为肾阳虚衰，因命门火衰，膀胱气化失司所致；小便短赤，排尿不畅，或尿有砂石，舌红苔黄，脉数者，因膀胱湿热，气化不利所致；或癃或闭，咽干烦渴，呼吸短促，苔黄脉数者，因邪热壅肺，肺失宣降，水道不通所致。

（3）排尿感异常　①小便涩痛：指小便排出不畅而痛，或伴急迫、尿道灼热等症。多因湿热下注，膀胱气化不利所致。常见于淋证。如小便频数涩痛，欲出未尽，小腹拘急者，为淋证。若小便排出砂石者，为石淋；小便混浊如米泔或滑腻如膏者，为膏淋；尿血而痛者，为血淋；小腹胀满，小便难涩疼痛，尿有余沥者，为气淋；小便灼热刺痛者。②余沥不尽：指小便后点滴不尽，又称尿后余沥，多为肾气不固，膀胱失约。常见于老年体弱或久病体衰者。③小便失禁：指病人在清醒时，小便失控而自遗。多因肾气不固，或下焦虚寒，膀胱失煦，不能制约水液所致。④遗尿：指睡眠中小便自行排出，醒后方知，俗称尿床。小儿因肾气未充，膀胱失约所致；成人因肾气不固，膀胱失约所致。神昏而小便自遗者，属病情危重之候。

考点链接

1. 小便余沥不尽，多属
A. 膀胱虚衰　B. 肾气不固　C. 湿热蕴结　D. 肾阴亏损　E. 阳虚水泛
2. 大便夹有不消化的食物，酸腐臭秽者，多因
A. 大肠湿热　B. 寒湿内盛　C. 伤食积滞　D. 脾胃虚弱　E. 肝胃不和

（九）问经带

月经、带下、妊娠、产育等是女性特有的生理特点，疾病发生时，常可引起上述方面的病理改变。因此，对青春期开始之后的女性病人，除了一般的问诊内容外，还应注意询问其经、带、胎、产等情况。

1. 问月经　应注意询问月经的周期，行经天数，月经的量、色、质，有无闭经、痛经等。

（1）经期　正常月经周期一般为28天左右。若月经周期提前7天以上者，为月经先期，多因血热妄行，或气虚不摄所致；月经周期错后7天以上者，为月经后期。多因血寒、血虚、血瘀而致；月经周期不定，或先或后，超前或延后在7天以上者，称为月经先后无定期，又称经乱，多因肝气郁结、肾亏虚所致。

（2）经量　月经周期正常，但经量明显增多者，称月经量多。若月经量多，色淡质稀，伴气短者，多属气虚；月经量多，色鲜红或紫红，质地黏稠有瘀块，伴有心烦口渴者，多属血热；月经量多而色紫黑有瘀块，伴小腹疼痛拒按者，属血瘀。月经量少，色淡无瘀块，伴头晕者，属血虚；经量少且色紫黑有瘀块，伴小腹胀痛拒按者，属血

瘀。月经周期正常，但经量明显减少，甚至点滴即净者，称月经量少。若月经量少，色淡红，质黏腻如痰者，多属痰湿阻滞；经血突然而下，量多不止或淋漓不尽者，称为"崩漏"；超过 18 周岁还未来潮，或者行经正常而又中断 3 个月以上者，称为"闭经"。

（3）经色、经质　正常经色正红，质地不稀不稠，亦不夹杂血块。若经色深红，质地黏稠，多因血热所致；经色淡红，质地清稀，多因气血虚所致；经色紫黯有瘀块，多为寒凝血瘀所致；经色深红质稠，多为血热内炽所致。

（4）闭经　指女子年逾 18 周岁，月经尚未来潮，或曾来而中断，闭止三个月以上。多因脾肾亏损，血海空虚，或肝郁气滞、寒凝血瘀、痰湿阻滞，胞脉不通所致。

（5）崩漏　指非行经期间，阴道内忽然大量出血，或持续下血，淋漓不止者，称为崩漏。一般而言，来势急，出血量多，称为崩（也称血崩）；来势缓，出血量少，淋漓不止，称为漏。崩与漏在病势上虽表现急缓不同，但两者可相互转化，交替出现，故临床有"崩为漏之甚，漏为崩之渐"之说，两者也常统称为崩漏。崩漏为妇科常见病，也是疑难病。多因热伤冲任，迫血妄行；或脾肾气虚，冲任不固；或瘀阻冲任，血不归经所致。

（6）痛经　指正值经期或行经前后，出现周期性小腹疼痛，或痛引腰骶，甚至痛势剧烈，影响日常工作与学习。一般来说，经前或经期小腹胀痛，经血排出不畅者，多为气滞；经期小腹刺痛，经血紫黯，有血块者，多为血瘀；经期小腹冷痛，得温痛减者，多为阳虚或寒凝；经期或经后小腹隐痛，喜按喜揉者，多为气血虚弱，胞脉失养。

2. 问带下　带下，指妇女阴道分泌的少量白色透明、无臭的分泌物，具有润泽阴道、防御外邪入侵的作用。问带下，可了解其量的多少及色、质和气味等变化。一般来说，凡带下色白而清稀、无臭，多属虚证、寒证；凡带下色黄或赤，稠粘臭秽，多属实证、热证。如带下色白量多，淋漓不绝，清稀如涕，多属寒湿下注；带下色黄，黏稠臭秽，多属湿热下注；白带中混有血液，为赤白带，多属肝经郁热或湿热下注。

3. 问妊娠　妊娠妇女出现厌食、恶心、呕吐，甚则反复呕吐不能进食者，称妊娠恶阻。若兼见神疲倦怠、口淡、腹胀者，因冲脉气盛，胃失和降所致；兼见抑郁易怒、口苦吐酸者，因肝郁化火，肝气犯胃所致；兼见脘闷纳呆、呕吐痰涎者，多因痰浊上逆，胃失和降所致。妊娠后小腹部下坠疼痛，腰部酸痛，或兼见漏红者，称胎动不安，为堕胎或小产的先兆。若兼见面色暗滞，头晕耳鸣，尿频者，为肾虚不能固护冲任所致；兼见面色无华、神疲乏力者，为气血亏虚无以养胎所致。

4. 问产后　产后恶露淋漓不断，持续 20 天以上者，称恶露不绝。若恶露量多色淡质稀，兼见面色萎黄、神疲乏力者，为气虚下陷不能升摄所致；恶露量多色深红质稠，兼见面赤口渴，便秘尿赤者，为血热忘行所致；恶露紫黯有块，兼见小腹刺痛拒按，舌隐青或有瘀斑者，为瘀血内停所致。

（十）问小儿

儿科，古称"哑科"，不仅问诊困难，而且也不一定准确。故问小儿病，除了一般的问诊外，应根据小儿的生理特点，注意询问出生前后（包括孕育和产育期）情况，喂养情况，预防接种情况，有无遗传性疾病以及起病原因等。

1. 问出生前后情况 新生儿（出生后至 1 个月）的疾病多与先天因素或分娩情况有关，故应着重询问母亲妊娠期及产育期的营养健康状况、分娩时是否难产、早产等，可以了解小儿的先天情况。

2. 问喂养情况 婴幼儿生长发育快，若喂养不当，易患营养不良、五迟五软等症。故询问小儿的喂养方法、进食量及坐、爬、立、走、长牙、学语的迟早情况等，可以了解小儿后天营养是否充足，及生长发育情况是否正常。

3. 问预防接种 小儿 6 个月至 5 周岁之间，从母体中获得的先天免疫力逐渐消失，而后天的免疫功能尚未形成，且接触感染机会较多，易感染水痘、麻疹等急性传染病。故应重点询问小儿的预防接种情况、传染病史和传染病接触史。预防接种可帮助小儿建立后天免疫功能，减少疾病发生。

4. 问易致病原因 小儿肺气娇嫩，肝常有余，脾常不足，易受气候、饮食及环境影响而发病。故应重点询问小儿的喂养情况、是否受惊吓，以及有无吐泻、惊叫、发热咳喘等表现。

> **考点链接**
>
> 易使小儿致病的因素不包括
> A. 七情过极　B. 喂养不当　C. 易受惊吓　D. 外感六淫　E. 以上都不是

第四节　切　诊

切诊包括脉诊和按诊，指通过用手在病人体表触摸、按压以诊察病情的方法。

一、脉诊

脉诊，又称"切脉""候脉""按脉"，指运用手指切按病人的动脉搏动，探查脉动应指的形象，以了解病情，辨别病证的诊察方法。

（一）脉诊的意义

脉，指脉道，是气血运行的通道。脉象是脉动应指的形象。脉象的形成与心脏的搏动、脉道的通利和气血的盈亏直接相关。心、脉是形成脉象的主要脏器，气血是脉象形成的物质基础。"心主脉，其充在脉"，心脏搏动以推动血液在脉管中运行，形成脉的搏动。脉道通利，气血充盈，则脉象和缓有力。

脉象的形成，不仅与心、血、脉三者有关，同时与整个脏腑机能活动息息相关。人身气之来源与肺有关，血之生化源于中焦水谷之气，血之运行归心所主，归脾所统，归肝所藏，且赖肺气的调节，而后流注经脉，灌溉脏腑，布于全身。血为阴精，而肾主藏精，中焦之营气，化赤为血都必须籍命门真火的温养，而后始能生化以充养血脉。可见，脉中的血流情况和表现于脉的形象，都与整体脏腑功能活动息息相关。此外，血为神、气的物质基础，与精、气、津、液同属于水谷精微所化，它们之间既相互资生，又相互影响。所以血液的盈亏和血行的流滞，同营卫、津液、精神等，也有一定的关系。因此，诊察脉象，可以了解全身脏腑和精气神的盛衰情况。

（二）脉诊的部位

脉诊部位包括三部九候（遍诊法）、仲景三部诊法和寸口诊法。

1. 遍诊法　指遍诊上中下三部有关的动脉。上为头部，中为手部，下为足部。在上中下三部又有天、地、人三候，故又称"三部九候诊法"。如《素问·三部九候论》曰："人有三部，部有三候，以决死生，以处百病，以调虚实，而除顽疾。"

2. 三部诊法　三部分别是人迎（颈侧动脉）、寸口脉（桡动脉）、趺阳脉（足背动脉）。如《伤寒杂病论》曰："按寸不及尺，握手不及足，人迎趺阳，三部不参，动数发息，不满五十，短期未知决诊，久候曾无仿佛……所谓窥管而已，夫欲死别生，实为难矣。"

以上两种诊脉部位，后世已少采用，自晋以来，普遍选用的切脉部位是寸口。

3. 寸口诊法

（1）寸口的位置：指腕后高骨（桡骨茎突）内侧桡动脉所在的部位。

（2）独取寸口的原理：①寸口部为脉之大会：寸口位于手太阴肺经太渊穴，是十二经脉汇聚之处，故寸口可反映经脉气血的运行情况；②寸口脉可反映宗气的盛衰。脾肺同为太阴经，脉气相通。脾胃将水谷精微上输于肺，肺朝百脉而将营气与呼吸之气布散至全身，脉气变化见于寸口。③寸口脉位置表浅，脉位固定，易于切按。

（3）寸口分布及所候脏腑：寸口，又称气口或脉口，分为寸、关、尺三部（图6-1），以桡骨茎突为标志，桡骨茎突（正对腕后高骨）内侧为"关"部，关前（腕端）为"寸"部，关后（肘端）为"尺"部。左右两手各有寸、关、尺三部，共六部脉。分候的脏腑：左寸候心，左关候肝，左尺候肾；右寸候肺，右关候脾，右尺候肾（命门）。

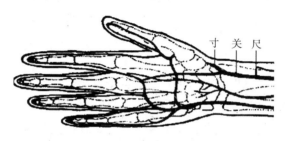

图6-1　诊脉寸关尺示意图

（三）脉诊的方法

包括诊脉的时间、体位、布指疏密、常用指法等。

1. 时间 诊脉最佳的时间是清晨，一般很难做到。诊脉时，诊室须保持安静，先让病人休息片刻，尽量减少干扰因素，使气血平静，呼吸调匀，以达到平旦诊脉的同样效果。但对于一些危重病人，不必拘泥于候诊而耽误救治时间。

2. 体位 病人取坐位或仰卧位，手臂放平与心脏近同一水平上，平臂、仰掌，并在腕关节背部垫上脉枕，以便切诊。若侧卧或上臂扭转，均可致脉管受压，脉气不能畅通；手臂过高或过低，均可以影响气血的运行，使脉象失真。

3. 布指疏密 以左手诊右脉，右手诊左脉。首先用中指定关位，再以食指按在关前以定寸位，以无名指按在关后以定尺位。三指应呈弓形倾斜，指头平齐，以指腹切按脉体。布指的疏密要与病人的身高相应，如身高臂长者三指宜疏，身矮臂短者三指宜密。

4. 常用指法

（1）总按：指三指平布同时用力按脉。

（2）单按：指用一指单按其中一部脉象，微微提起其余两指，以重点地体会某一部脉象。临床上总按、单按常配合使用，这样对比的诊脉方法，颇为实用。单按分候寸口三部，以察病在何经何脏；总按以审五脏六腑的病变。

（3）举法：指指力较轻，按在皮肤上以察脉，又称"浮取"。

（4）按法：指指力较重，按在筋骨以察脉，又称"沉取"。

（5）寻法：指指力不轻不重，按至肌肉以察脉，亦称"中取"，还可亦轻亦重，以委曲求之。此外，当三部脉有独异时，还必须逐渐挪移指位，内外推寻。

5. 诊脉平息 "息"，即一呼一吸。平息指医者在诊脉时要保持呼吸调匀，平心静气。平息的原理及意义有二：一方面医生以自己的一次正常呼吸为时间单位，来检测病人的脉搏搏动次数。正常人呼吸每分钟 16～20 次，脉搏每分钟 60～90 次，以此推算每次呼吸脉动为 4～5 次。另一方面，平息有利于医生思想集中，专注指下，以仔细地辨别脉象。

6. 五十动 指对病人诊脉的时间一般不应少于 50 次脉跳的时间。即每次诊脉，以 2～3 分钟为宜。

（四）正常脉象

正常脉象，又称"平脉"或"常脉"。脉象特点是：三部有脉，不浮不沉，不快不慢，不大不小，和缓从容、节律一致。但平脉常随年龄、性别、形体、季节、气候、情绪等因素的影响而产生相应的变化。如年龄越小，脉搏越快，新生儿 120～140 次/分；5～6 岁的幼儿 90～110 次/分；年龄渐长则脉象渐和缓。青壮年脉搏有力，老年人脉搏较弱。春季脉稍弦，夏季脉稍洪，长夏脉稍缓，秋季脉稍浮，冬季脉稍沉等。

此外，脉不见于寸口部而见于寸口的背侧者，称为"反关脉"；脉由尺部斜向虎口者，称为"斜飞脉"。此两种脉象不做病脉论，是生理性变异。

（五）常见病脉

疾病反映于脉象的变化，即为病脉。最早的脉学专书《脉经》提出 24 种脉象，《频湖脉学》提出 27 种脉象，《诊家正眼》提出 28 种脉象。现将临床常见的 15 种脉象及其临床意义分述如下。

1. 浮脉

【脉象特征】轻取即得，重按稍减而不空，举之泛泛而有余，如水上漂木。

【临床意义】主表证，虚阳外越证。

【机制分析】浮脉主表，反映病邪在经络肌表的部位。邪袭肌腠，卫阳抵抗外邪，则脉气鼓动于外，应指而浮。若久病精气衰竭，阴不敛阳，虚阳外越，故脉浮大无力，不可误作外感论治。

2. 沉脉

【脉象特征】轻取不应，重按始得，如石沉水底。

【临床意义】主里证。有力为里实，无力为里虚。

【机制分析】邪郁于里，气血内困，则脉沉而有力，见于气滞、血瘀、食积、痰饮等证；脏腑虚弱，正气不足，阳虚气陷，不能升举，脉气鼓动无力，故脉沉而无力，见于各脏腑的虚证。

3. 迟脉

【脉象特征】脉来迟慢，一息不足四至（相当于每分钟脉搏60次以下）。

【临床意义】主寒证。有力为寒痛冷积，无力为虚寒。

【机制分析】寒凝气滞，血行不畅，阳气奋力鼓动，故脉象见迟。迟而有力者，为寒痛冷积之实证；迟而无力者，为虚寒证。此外，邪热结聚，阻滞血脉运行，也可见迟脉，但迟而有力，按之必实，迟脉不可概认为寒证，当脉症合参。

4. 数脉

【脉象特征】脉来急促，一息五至以上（相当于每分钟脉搏90次以上）。

【临床意义】主热证。有力为实热，无力为虚热。

【机制分析】邪热亢盛，气血运行加速，故见数脉，必数而有力；久病阴虚，虚热内生，亦见数脉，但数而无力。

5. 缓脉

【脉象特征】一息四至，来至怠缓。

【临床意义】主湿证，脾胃虚弱。

【机制分析】湿性黏滞，气机为湿所困，或脾胃虚弱，气血不足以充盈鼓动，故见缓脉。若有病之人脉转和缓，是正气恢复之征；若脉来从容不迫，均匀和缓，亦是正常人的脉象。

6. 洪脉

【脉象特征】脉形宽大，状若波涛汹涌，来盛去衰。

【临床意义】主气分热盛，亦主虚证。

【机制分析】内热充斥，脉道扩张，气盛血涌，故见洪脉；久病气虚，或虚劳、失血、久泄等病证，亦可见洪脉，多属邪盛正衰的危候。

7. 细脉

【脉象特征】脉细如线，但应指明显。

【临床意义】主气血两虚，诸虚劳损，亦主湿证。

【机制分析】细为气血两虚所致。营血亏虚，不能充盈脉道，气不足则无力鼓动血行，故脉体细小而无力。此外，湿邪阻压脉道，亦可见脉细。

8. 濡脉

【脉象特征】浮细无力而软。

【临床意义】主虚证，湿证。

【机制分析】濡脉脉位表浅，细软无力，虚证、湿证皆可出现。精血两虚或气虚阳衰，不能荣于脉而见濡脉；若湿邪阻压脉道，也可见濡脉。

9. 滑脉

【脉象特征】往来流利，应指圆滑，如珠走盘。

【临床意义】主痰饮，食滞，实热证。

【机制分析】实邪壅盛于内，气实血涌，故见滑脉。平常人脉滑而冲和，是营卫充实之象，亦为平脉。妇女妊娠亦见滑脉，乃气血充盛而调和之象。

10. 涩脉

【脉象特征】往来艰涩不畅，如轻刀刮竹。

【临床意义】主伤精，血少，气滞血瘀，宿食内停。

【机制分析】精伤血少，不能濡养经脉，血行不畅，脉气往来艰涩，故脉涩而无力；气滞血瘀、宿食内停阻滞气机，血行受阻，故脉涩而有力。

11. 弦脉

【脉象特征】端直以长，如按琴弦。

【临床意义】主肝胆病，痛证，痰饮，疟疾。

【机制分析】弦为肝脉，是气机不畅之象。肝主疏泄，调畅气机，以柔和为贵。邪气滞肝，肝失疏泄，气机不利，经络不通，诸痛痰饮阻滞气机，导致脉气紧张而见弦脉。

12. 紧脉

【脉象特征】脉来绷急，应指紧张有力，状如牵绳转索。

【临床意义】主寒证，痛证。

【机制分析】寒邪内侵，阻碍阳气，寒邪与正气相搏，以致脉道紧张而拘急，故见紧脉。寒性主收引，凝滞气机，若寒邪在表，则脉见浮紧；寒邪在里，则脉见沉紧。诸痛而见紧脉，也是寒邪积滞与正气激搏之缘故。

13. 促脉

【脉象特征】脉来数，时而一止，止无定数。

【临床意义】主阳盛实热，气滞血瘀，痰饮，食积。

【机制分析】阳盛实热，阴不和阳，脉气不相接续，故脉来急数而时见歇止，而见促脉。气滞血瘀、痰饮、食积等闭阻气机，脉气不相接续，均可见促脉。

14. 结脉

【脉象特征】脉来缓慢，时而一止，止无定数。

【临床意义】主阴盛气结，寒痰血瘀，癥瘕积聚。亦可见于气血虚衰。

【机制分析】阴寒偏盛，脉气凝滞，故脉缓慢而时一止。凡寒痰瘀血，气郁不疏，脉气阻滞而见结脉。久病气血虚弱，尤其心气、心阳虚衰，脉气不续，亦可见结脉。

15. 代脉

【脉象特征】脉来时见一止，止有定数，良久方来。

【临床意义】主脏气衰微，风证，痛证。

【机制分析】脏气衰微，气血亏损，以致脉气不能衔接而歇止，不能自还，良久复动。风证、痛证见代脉，因邪气所犯，阻于经脉，致脉气阻滞，不相衔接为实证。

临床上，脉象可以单一出现，也可以数种脉象同时出现。两种或两种以上单一脉相兼复合而成的脉象，称为"相兼脉"，又称"复合脉"。相兼脉的主病是各单一脉主病的总和，如浮紧脉主外感风寒之表寒证；浮数脉主外感风热之表热证；沉弦脉主肝郁气滞、寒凝肝脉或水饮内停证；滑数脉主痰热、湿热或食积化热证；沉迟脉主里寒证等。

> **知识链接**
>
> 1. 用不轻不重指力持脉，按到肌肉者，称
> A. 浮取　　B. 总按　　C. 沉取　　D. 单按　　E. 中取
> 2. 浮紧的脉象主病常为
> A. 表虚证　　B. 表寒证　　C. 表热证　　D. 表湿证　　E. 表证挟痰

二、按诊

按诊，指通过用手直接触摸或按压病人肌肤、手足、脘腹以及其他病变部位等，以了解局部冷热、润燥、软硬、压痛、痞块及其他异常变化，从而推断疾病部位、性质和病情轻重等情况的一种诊病方法。

（一）按诊的意义

按诊是切诊的重要组成部分，在辨证中起着重要的作用，是四诊中不可小视的环节。通过按诊不仅可以进一步探明疾病的部位、性质、程度，同时也使一些病证表现进一步客观化。按诊是对望、闻、问诊所获资料的补充和完善，为全面分析病情，判断疾病提供重要的指征和依据。

（二）按诊的方法

按诊的手法包括触、摸、按、叩四法。触，是以手指或手掌轻轻接触病人某一部位，如额头、四肢、胸腹部的皮肤等，以了解肌肤的凉热、润燥等情况。摸，是以手指稍用力抚摸病变部位，如肿胀部位等，以探明局部病变的形态、大小等情况。按，是以重手按压或推寻局部，如胸腹和肿物部位，以了解有无压痛及肿块的形态、大小、质地、性质等情况。叩，即叩击，是用手叩击病人身体某部，使之震动产生叩击音、波动感或震动感，以此来确定病变的性质和程度。

（三）按诊的内容

包括按肌肤、按手足、按胸胁、按脘腹、按腧穴等。

1. 按肌肤 是用手触摸某些部位的肌肤，以探明全身肌表的寒热、润燥以及肿胀等情况。如肌肤热而喜冷者，属阳证、热证；肌肤冷而喜温者，属阴证、寒证。身热初按热甚，久按热反转轻者，是热在表；而久按热更甚者，是热在里。皮肤滑润，多属津液未伤；皮肤干燥，多为伤津液脱。皮肤按之凹陷成坑，不能即起者，为水肿；皮肤肿胀，按之凹陷，应手而起者，为气肿。疮疡按之坚硬，无波动感，多为未化脓；按之顶软，有波动感，是已化脓。

2. 按手足 是通过触摸手足部位的冷热程度，以判断病情的寒、热、虚、实等的诊察方法。正常情况下手足是温润的。若手足俱冷，多为阳虚寒盛；手足俱热，多为阳热炽盛；手足心热者，多为内伤发热；胸腹灼热，而四肢末端厥冷，为真热假寒证。在儿科方面，若小儿指尖冷主惊厥；中指独热主外感风寒；中指末独冷，为麻痘将发之象。

3. 按胸胁 主要用于诊察心、肝、肺、胆、乳房等脏器组织的病变。

（1）按胸部：可以了解心、肺、虚里及腔内（胸膜）等的病变情况。正常胸部叩诊呈清音，但胸肌发达者或乳房较大者叩诊呈浊音。如前胸高突，叩之如鼓音，其音清者，为肺胀，多因痰浊与瘀血交阻，肺气壅滞所致；叩之音浊或呈实音，兼胸痛者，或为肺痈，多因痰热壅肺所致，或为痰饮，多因饮停胸膈所致。

（2）按胁部：肝胆位居右胁，肝胆经脉分布两胁，故按胁部可以了解肝胆疾病。按诊时应注意是否有肿块及压痛，肿块的质地、大小、形态等。如胁下肿块，刺痛拒按者，多为血瘀；右胁下肿块，质硬，表面平或呈小结节状，边缘锐利，压痛不明显者，多为肝积；右胁下肿块，质地坚硬，按之表面凹凸不平，边缘不规则者，多可能为肝癌；疟疾日久，左胁下可触及痞块，按之硬者，为疟母。

4. 按脘腹 主要诊察脘腹有无压痛及包块，以辨脏腑虚实、病邪性质及其积聚的程度。凡腹部按之肌肤凉而喜温者，多属寒证；腹部按之肌灼热而喜凉者，多属寒证。腹痛喜按，按之痛减者，多属虚证；腹痛拒按者，多属实证。脘腹胀满，按之饱满充实而有弹性、有压痛者，为实满；脘腹部虽膨满，但按之虚软而缺乏弹性，无压痛者，为虚满。若腹满叩之如鼓，为气臌；腹满按之如囊裹水者，为水臌。积聚指腹内的结块，或胀或痛的一种病症。腹部肿块固定不移，按之有形，疼痛有定处，为积，病属血分；腹部肿块聚散不定，按之无形，疼痛无定处，为聚，病属气分。

5. 按腧穴 指按压身体上某些特定穴位，通过腧穴的变化和反应，以判断病变所属脏腑的诊察方法。腧穴是脏腑经络之气转输之处，是内脏病变反映于体表的反应点。按腧穴应注意发现腧穴是否有结节、条索状物、痛点或反应过敏点等，再结合望、闻、问、切所得资料综合分析判断内脏疾病。如肝病者，在期门和肝俞穴有压痛；胆囊病者，在胆俞穴有压痛；胃及十二指肠溃疡者，在足三里穴有压痛；急性阑尾炎者，在阑尾穴有明显压痛等。

【同步训练】

1. 下列不属于得神表现的是
   A. 目光精彩　　B. 神志清楚　　C. 颧赤如妆　　D. 形丰色荣　　E. 呼吸均匀
2. 面色通红，多属
   A. 实热证　　B. 虚热证　　C. 真寒假热证
   D. 郁火证　　E. 以上都不是
3. 以下不属于面色发青主病的是
   A. 痛证　　B. 寒证　　C. 惊风　　D. 血瘀　　E. 痰饮
4. 诊察小儿食指三关部位，可知
   A. 病之表里　　B. 病之虚实　　C. 病之轻重　　D. 病之性质　　E. 脏腑部位
5. 小儿指纹色深黯滞，多属
   A. 表证　　B. 里证　　C. 虚证　　D. 实证　　E. 寒证
6. 正常舌象是
   A. 红色　　B. 淡红舌　　C. 淡白色　　D. 紫舌　　E. 绛舌
7. 外感病初期的舌象可为
   A. 绛舌　　B. 淡红舌　　C. 淡白色　　D. 紫舌　　E. 红色
8. 判断邪气之深浅的依据是
   A. 苔之润燥　　B. 苔之腐腻　　C. 苔之厚薄
   D. 苔之剥脱　　E. 舌苔之真假
9. 舌苔形成的原因主要是
   A. 邪气过盛　　B. 正气不足　　C. 胃气熏蒸
   D. 脏腑功能亢进　　E. 饮食积滞
10. 胃热病人的口气多为
    A. 腥气　　B. 酸气　　C. 臭秽气　　D. 恶臭气　　E. 腐臭气
11. 下列不属于喘的特征的是
    A. 呼吸困难　　B. 鼻翼煽动　　C. 张口抬肩　　D. 难以平卧　　E. 喉中痰鸣
12. 消渴病人病室的气味可为

A. 尸臭味　　　　B. 腐臭味　　　C. 血腥味

D. 尿臊味　　　　E. 烂苹果气味

13. 以"十问"来总结概括问诊的医学家是

    A. 张仲景　　　　B. 李时珍　　　C. 喻嘉言　　　D. 叶天士　　　E. 张景岳

14. 下列哪项不属于问诊中一般情况的内容

    A. 姓名　　　　　B. 性别　　　　C. 年龄　　　　D. 职业　　　　E. 主诉

15. 下列哪项不属于问诊中现在症状的内容

    A. 发病情况　　　B. 病变过程　　　C. 诊治经过

    D. 接种疫苗情况　　　　　　　E. 现在症状

16. 下列哪项不属于问诊中个人生活史的内容

    A. 生活经历　　　B. 精神情志　　　C. 饮食嗜好

    D. 素体健康状况　　　　　　　E. 起居

17. 《难经》曰：问而知之谓之

    A. 神　　　　　　B. 圣　　　　　C. 巧　　　　　D. 工　　　　　E. 能

18. 婚姻生育情况属于问诊中

    A. 一般情况　　　B. 现病史　　　C. 既往病史

    D. 家族史　　　　E. 个人生活史

19. 多食易饥，兼见大便溏泄者属

    A. 胃阴不足　　　B. 脾胃湿热　　　C. 胃火亢盛　　　D. 湿邪困脾　　　E. 胃强脾弱

20. 肾气不固所导致的小便改变为

    A. 短赤　　　　　B. 频数而短少　　　C. 浑浊　　　　D. 频数而清　　　E. 涩痛

21. 脉搏流利，圆滑有力属

    A. 浮脉　　　　　B. 数脉　　　　C. 滑脉　　　　D. 涩脉　　　　E. 弦脉

22. 老人骨脆易折，小儿囟门迟闭，骨软无力多因

    A. 肾阴不足　　　B. 肾阳不足　　　C. 肾气不足

    D. 肾精不足　　　E. 肾阴阳亏虚

23. 紫黯舌常见主病下列哪项最不恰当

    A. 阴虚证　　　　B. 气虚证　　　C. 血虚证　　　D. 血瘀证　　　E. 阳虚证

24. 出现瘀血证时，面部颜色可见

    A. 青色、赤色　　　　　　　　B. 黑色、青色

    C. 黄色、黑色　　　　　　　　D. 赤色、白色

    E. 赤色、黑色

25. 关节挛急，屈伸不利，多属

    A. 动风先兆　　　B. 肝风内动　　　C. 中风　　　　D. 痹证　　　　E. 痿证

26. 黄疸可见

    A. 目赤肿痛　　　B. 白睛发黄　　　C. 目眦淡白　　　D. 眼胞赤烂　　　E. 目眦红赤

27. 红黄隐隐，明润含蓄的面色属于

    A. 常色　　　　B. 客色　　　　C. 善色　　　　D. 恶色　　　　E. 病色

28. 腹部肿块，时聚时散，按之无形，痛无定处者属
    A. 癥积　　　　B. 水臌　　　　C. 瘕聚　　　　D. 虫积　　　　E. 气臌

29. 实热证可出现的脉象是
    A. 濡脉　　　　B. 迟脉　　　　C. 紧脉　　　　D. 弦脉　　　　E. 结脉

30. 浮脉主病为
    A. 表证　　　　B. 里证　　　　C. 虚证　　　　D. 表证与虚证　　E. 寒证

31. 脉诊时，右手寸、关、尺各候
    A. 心、肺、肝　　　　　　　B. 肺、脾、命门
    C. 心、肝、肾　　　　　　　D. 心、脾、肾
    E. 上、中、下三焦

32. 肿块固定不移，按之有形，疼痛有定处，病属
    A. 气分　　　　B. 血分　　　　C. 虚痞　　　　D. 肠痈　　　　E. 气肿

33. 患者，男，60岁。腹胀大如鼓，按之如囊裹水，有波动感。应首先考虑的是
    A. 水饮　　　　B. 痞满　　　　C. 积聚　　　　D. 水臌　　　　E. 内痈

34. 按胸胁可诊察下列哪些脏腑的病？
    A. 心肺肝胆　　B. 心肝胆肾　　C. 心肺肝肾　　D. 肺肝胆肾　　E. 心肺胆肾

35. 胁下肿块，质地坚硬，按之表面凹凸不平，边缘不规则，诊断的最大可能性是
    A. 气滞血瘀　　B. 肝癌　　　　C. 肝虚　　　　D. 疟母　　　　E. 肝痈

（白建民　刘爱军）

第七章 中医辨证施护

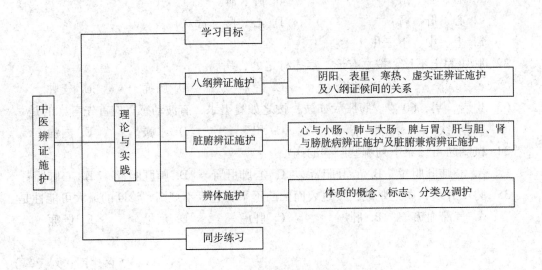

1. 了解八纲辨证、脏腑辨证各证型的辨证要点。
2. 掌握八纲辨证、脏腑辨证各证型的护理要点。
3. 认识体质的分类和各种体质的护理要点。

第一节 八纲辨证施护

八纲是指表里、寒热、虚实、阴阳八个辨证纲领。八纲辨证是运用表里、寒热、虚实、阴阳八个辨证纲领，对疾病的原因、部位、性质和邪正斗争消长情况，进行分析、判断、归纳为不同证候的辨证方法。八纲是辨证的总纲，是对各种辨证方法的高度概括。

一、表里证辨证施护

表里是辨别病变部位深浅和病情轻重的纲领。一般皮毛、肌腠和经络在外属表；脏腑、气血、骨髓在内属里。表证，即病在肌表，病位浅病情轻，多为外感疾病的初期阶段；里证即病在脏腑，病位深而病情重，病程较长（表7–1）。

表7–1 里证与表证鉴别表

证型	病情	病程	病位	寒热	内脏证候	舌象	脉象
表证	轻	短	浅	发热恶寒并见	不明显	少变化	浮
里证	重	长	深	但热不寒或但寒不热或无寒热表现	明显	多变化	沉

（一）表证

表证，是指六淫外邪从皮毛、口鼻侵入机体后，邪留肌表，正气（卫气）抗邪的一系列症状。多见于外感病的初期阶段，具有起病急、病程短、病位浅和病情轻的特点。

【临床表现】发热恶寒（或恶风），舌苔薄，脉浮。兼四肢关节及全身肌肉酸痛、鼻塞、咳嗽等症状。

【证候分析】由于六淫邪气客于肌表，阻遏卫气的正常宣发，郁而发热。卫气受遏，失去温养肌表的功能，故见恶寒。邪气郁滞经络，使气血运行不畅，致头身疼痛。肺主皮毛，鼻为肺窍，邪气从皮毛、口鼻而入肺，肺系皆受邪气，肺气失宣，故鼻塞、流涕、咳嗽。邪气在表，未伤及里，故舌苔可无变化，仍以薄白为主。正气奋起抗邪，脉气鼓动于外，故脉浮。

由于外邪有寒热，故分为表寒证和表热证。

1. 表寒证 以外感寒邪为主。其特点为恶寒重，发热轻，舌苔薄白而润，脉浮紧或浮缓。

2. 表热证 以外感热邪为主。其特点为恶寒轻，发热重，舌苔薄白欠润或薄黄，脉浮数。

【辨证要点】表证为外感病的初期阶段，以恶寒发热并见、舌苔变化不明显、脉浮为辨证依据。

【护理要点】以辛散解表为治疗护理原则。

1. 注意观察病人的寒热、汗、舌苔、脉象的变化，以辨表寒还是表热。

2. 注意随病情的变化增减衣被，避免直接吹风，忌汗出当风。

3. 清淡饮食，忌肥甘、厚腻之品。表寒忌寒凉、表热忌辛辣。多饮水。

4. 药宜温服，服药后注意汗出情况。

（二）里证

里证是相对表证而言，病位深于内（脏腑、气血、骨髓等）的证候。

里证的成因有三种：一是表邪不解，内传入里，侵犯脏腑而成。二是外邪直接入侵内脏、气血、骨髓。三是内伤七情、劳倦、饮食等，直接引起脏腑功能失调。

【临床表现】由于里证病因复杂，病位广泛，临床表现复杂多样，凡非表证的证候大多属里证。具体内容见寒热虚实证辨证施护和脏腑病辨证施护。

一般新病、病程短、发热恶寒并见、舌苔无变化或仅见舌边尖红、脉浮者，为表证。久病、病程长、发热不恶寒或但寒不热、舌苔异常、脉沉者，为里证。

【辨证要点】外感病如无表证，便是里证。内伤病均为里证。

【护理要点】多为脏腑病变，范围甚广，临床表现复杂，护理方法多样，随病情而异。

1. 根据里证中的常见证候进行相应观察。如高热病人，注意观察生命体征。

2. 随病情的不同及气候的变化增减衣被。

3. 饮食要根据病情结合食物的性能而选择。

4. 对于危重病人，要给予鼓励，生活上多关心照顾。

考点链接

鉴别表证和里证，下列哪一项最主要

A. 有无汗出　　B. 舌苔白或黄　　C. 有无头身疼痛　　D. 恶寒发热是否并见　　E. 有无咳嗽

附：半表半里证

病邪既不在表，又未入里，介于表里之间；临床证候不同于表证，又异于里证，为半表半里证。

【临床表现】寒热往来，胸胁苦满，心烦喜呕，默默不欲饮食，口苦，咽干，目眩，脉弦等。

二、寒热证辨证施护

寒热是辨别疾病性质的纲领。寒证是机体阳气不足或感受寒邪所表现的证候，热证是机体阳气偏盛或感受热邪所表现的证候。所谓"阳盛则热，阴盛则寒""阳虚则寒，阴虚则热"。

寒证、热证与恶寒、发热的概念不同。恶寒、发热，是疾病中的两个症状，而寒热之辨证，则不仅仅是依靠恶寒或发热与否来判断，而是通过四诊所得的一系列症状与体征进行分析、归纳得来的。具体地说，热证是对一组有热象的症状、体征的概括；寒证是对一组有寒象的症状、体征的概括。所以，寒证、热证反映了疾病的本质。

寒热辨证在治疗护理上有重要意义。《素问·至真要大论》说："寒者热之""热者寒之"，就是在辨清寒热后确立的治疗护理大法，两者治护正好相反。所以寒热辨证，必须确切无误（表7-2）。

表7-2　寒证与热证鉴别表

证型	寒热	口渴与否	面色	手足	大便	小便	舌象	脉象
寒证	恶寒喜热	不渴	苍白	厥冷	溏薄	清长	舌淡苔白	迟或紧
热证	恶热喜冷	渴喜冷饮	红赤	烦热	燥结	短赤	舌红苔黄	数

（一）寒证

寒证是感阴寒之邪（如寒邪、湿邪）或阳虚阴盛，导致人体机能活动衰减所表现的证候。多因外感寒邪，或过食生冷，或久病伤阳所致。

【临床表现】各类寒证的临床表现不尽相同，常见的表现有：畏寒肢冷，喜暖，口不渴或喜热饮，面色㿠白，痰、涎、涕清稀量多，大便稀溏，小便清长。舌淡、苔白，脉迟或紧。

【证候分析】阳气不足或为外寒所伤，不能发挥其温煦形体的作用，故见畏寒肢冷，喜暖，面色㿠白。阴寒内盛，津液不伤，所以口淡不渴。阳虚不能温化水液，以致痰、涎、涕、尿等排出物皆为澄澈清冷。寒邪伤脾，或脾阳久虚，则运化失司而见大便稀溏。阳虚不化，寒湿内生，则舌淡苔白而润滑。阳气虚弱，鼓动血脉运行之力不足，故脉迟；寒主收引，受寒则脉道收缩而拘急，故见紧脉。

【辨证要点】以冷、白、清、润、迟为辨证要点。

【护理要点】以温里散寒为治疗护理原则。

1. 观察病人的面色、寒热喜恶、肢体温凉、口渴与否等情况。另外，要注意对痰、涕、尿、便等排泄物的观察。

2. 居处宜向阳、通风，室温要适宜。注意防寒保暖。

3. 饮食宜偏温、偏热，忌食生冷、油腻之品。

4. 服用辛温燥热之药，要中病即止，以免辛热之品过用伤阴。

5. 配合针灸、推拿、热敷等方法。

（二）热证

热证是感受阳热之邪（如风邪、热邪、火邪等）或阳盛阴虚，导致人体机能活动亢奋所表现的证候。多因外感火热阳邪，或过服辛辣温热之品，或七情过激，五志化火，致阳热亢盛（实热）所致。亦可因房室劳伤，劫夺阴精（虚热）而致。

【临床表现】各类热证的临床表现也不尽一致，常见的表现有：发热，不恶寒，烦躁不安，口渴喜冷饮，面红目赤，痰涕黄稠，吐血衄血，大便燥结，小便短赤。舌红，苔黄而干，脉数。

【证候分析】阳热偏盛，则发热、恶热喜冷。火热伤阴，津液被耗，故小便短赤，津伤则需引水自救，所以口渴喜冷饮。火性上炎，则见面红目赤。热扰心神，则烦躁不宁。津液被阳热煎熬，则痰涕等分泌物黄稠。火热之邪灼伤血络，迫血妄行，则吐血衄血。肠热津亏，传导失司，势必大便秘结。舌红苔黄为热证，舌干少津为伤阴。阳热亢盛，血行加速故见数脉。

【辨证要点】以热、黄、赤、稠、干、数为辨证要点。

【护理要点】以清泻里热为治疗护理原则。

1. 观察有无发热、出汗、神志、食欲、二便、斑疹、出血、舌象、脉象等，并记录体温、呼吸、脉搏、血压等生命体征的变化。

2. 病室应保持空气新鲜，温度适宜。对时邪疫疠病人，要隔离、消毒，防止相互感染。

3. 饮食宜新鲜清凉，忌食辛辣、滋腻之品。鼓励病人多饮水。

4. 服药宜凉服或微温服。

5. 可采用中药擦浴或灌肠。

案例分析

刘某，男性，52 岁，2005 年 11 月 28 日就诊。主诉：呼吸急促，喉中哮鸣反复发作六年，加重一周。

现病史：哮喘六年，因天冷或受寒发作，夏季缓解。一周前受寒哮喘发作，症见：呼吸急促，喉中哮鸣，胸闷如窒，张口抬肩，痰白量多、无腥臭味，面色青晦，渴喜热饮，形寒肢冷，舌苔白滑，脉弦紧。

思考与讨论：该患者的哮喘是寒证还是热证？护理要点有哪些？

三、虚实证辨证施护

虚实是辨别人体正气强弱和病邪盛衰的纲领。主要反映病变过程中正气的强弱和邪气的盛衰。虚指正气不足，实指邪气过盛。《素问·通评虚实论》曰："邪气盛则实，精气夺则虚。"

通过虚实辨证，可以掌握病体邪正盛衰的情况，为治疗护理提供依据，实证宜攻，虚证宜补。只有辨证准确，才能攻补适宜，以免犯虚虚实实之误（表 7-3）。

表 7-3　虚证与实证鉴别表

证候	病程	体质	声息	疼痛	小便	大便	舌象	脉象
虚证	长	虚弱	声低息微	喜按	清长或失禁	稀溏或泻	舌淡胖嫩	虚弱或细数
实证	短	强壮	声高气粗	拒按	不利或淋沥涩痛	干结或利里急后重	舌质苍老苔厚腻	实大有力

（一）虚证

虚证是指人体正气虚弱而产生的不足、衰退的一系列病证的统称。包括阴虚、阳虚、气虚、血虚等虚损性病证。

虚证的形成，或因体质素弱（先天、后天不足），或因久病伤正，或因出血、失精、大汗，或因外邪侵袭损伤正气等而致。

【临床表现】各种虚证的表现极不一致，很难全面概括，常见的有：面色淡白或萎黄，精神萎靡，神疲乏力，心悸气短，形寒肢冷，自汗，大便滑脱，小便失禁，舌淡胖嫩，脉虚沉迟；或为五心烦热，消瘦颧红，口咽干燥，盗汗潮热，舌红少苔，脉细数。脏腑不足造成的各种虚证在脏腑辨证中讨论。

【证候分析】虚证病机主要表现在伤阴或伤阳两个方面。若伤阳者，以阳气虚的表现为主。由于阳失温运与固摄无权，所以可见面色淡白，形寒肢冷，神疲乏力，心悸气短，大便滑脱，小便失禁等现象。若伤阴者，以阴精亏损的表现为主。由于阴不制阳，失去濡养、滋润的功能，故见手足心热，心烦心悸，面色萎黄或颧红，潮热盗汗现象。阳虚则阴寒盛，故舌胖嫩，脉虚沉迟；阴虚则阳偏亢，故舌红少苔，脉细数。

【辨证要点】以气、血、阴、阳等虚损及脏腑功能减退为辨证要点。

【护理要点】以补虚扶正为治疗护理原则。

1. 观察病人的神志、面色、形态、汗出及二便的变化。

2. 居室宜安静，室温适宜。注意气候变化，防止感冒。生活应有规律，起居有常，避免过度劳累。

3. 加强饮食营养，根据气、血、阴、阳亏损的不同，给予相应的调护。气虚、阳虚、血虚病人，宜食温补之类的饮食。阴虚或血燥的病人，宜清补之类的饮食。阳虚者忌食生冷瓜果之类，阴虚者忌食辛辣、煎炸等动火伤阴之品。

4. 虚证病人，一般服药时间较长，有厌烦服药心理，要做好情志护理。

（二）实证

实证是指邪气亢盛，正气未衰所产生的有余、亢盛的一系列病证的统称。

实证的形成，或因病人体质素壮，外邪突袭而暴病，或因脏腑气血运行障碍，体内病理产物生成，如气滞血瘀、痰饮水湿凝聚、虫积、食滞等。由于病邪的性质及其侵犯的脏腑不同而呈现不同证候，其特点是邪气盛，正气衰，正邪相争处于激烈阶段，治当泻实。

【临床表现】由于病因不同，实证的表现亦极不一致，常见的表现有：发热，腹胀痛拒按，胸闷，烦躁，甚至神昏谵语，呼吸气粗，痰涎壅盛，大便秘结，或下利，里急后重，小便不利，淋沥涩痛，脉实有力，舌质苍老，舌苔厚腻。

【证候分析】邪气过盛，正气与之抗争，阳热亢盛，故发热，实邪扰心，或蒙蔽心神，故烦躁甚则神昏谵语；邪阻于肺，则宣降失常而胸闷，喘息气粗。痰盛者尚可见痰声辘辘。实邪积滞肠胃则腑气不通，故大便秘结，腹胀满痛拒按。湿热下攻，可见下痢里急后重，水湿内停，气化不得，所以小便不利。湿热下注膀胱，致小便淋沥涩痛。邪正相争，搏击于血脉，故脉盛有力。湿浊蒸腾则舌苔多见厚腻。

【辨证要点】以邪气亢盛所致有余的临床表现以及痰饮、瘀血、结石等有形病理产物停积于体内为辨证依据。

【护理要点】以泻实驱邪为治疗护理原则。

1. 注意观察病人的神、色、寒热、汗出等情况。密切观察生命体征。

2. 病室要空气新鲜、流通，室温适宜，环境安静。烦躁者要防坠床。

3. 饮食宜清淡、易消化。忌辛辣刺激肥甘之品。

4. 注意服药后情况，中病即止。

四、阴阳证辨证施护

阴阳是辨别疾病性质的纲领，是八纲辨证的总纲。即表里、寒热、虚实在疾病发生过程中都是既对立又统一的阴阳双方，都可用阴阳来概括。表、实、热证属于阳证，里、虚、寒证属于阴证。故有"二纲六要"之说。所以阴阳是证候分类的总纲，是辨证归类的最基本纲领（表7-4）。

（一）阴证

凡符合"阴"的一般属性的证候，称为阴证。如以抑制、沉静、衰退、晦暗等为主要表现的里证、寒证、虚证，均属于阴证的范畴。

【临床表现】不同的疾病，所表现的证候不尽相同，各有侧重。其特征性表现主要有：面色苍白或暗淡，精神萎靡，身重蜷卧，形寒肢冷，倦怠乏力，语声低怯，纳差，口淡不渴，小便清长，大便溏泄气腥，舌淡胖嫩，脉沉迟，或弱，或细。

【证候分析】精神萎靡，乏力，声低是虚证的表现。形寒肢冷，口淡不渴，大便溏，小便清长是里寒的表现。舌淡胖嫩，脉沉迟、弱、细均为虚寒舌脉。

【辨证要点】以症状、体征符合"阴"的属性为辨证依据。

【护理要点】可参照本章节里证、寒证、虚证和其他辨证施护的有关内容。

（二）阳证

凡符合"阳"的一般属性的证候，称为阳证。如以兴奋、躁动、亢进、明亮等为主要表现的表证、热证、实证，均属于阳证范畴。

【临床表现】不同的疾病，所表现的证候不尽相同，各有侧重。其特征性表现主要有：面色红赤，恶寒发热，肌肤灼热，烦躁不安，语声高亢，呼吸气粗，喘促痰鸣，口干渴饮，小便短赤涩痛，大便秘结或有奇臭，舌红绛，苔黄黑生芒刺，脉浮数、洪大、滑实。

【证候分析】阳证是表证、热证、实证的归纳。恶寒发热并见是表证的特征。面色红赤，心烦躁动，肌肤灼热，口干渴饮为热证的表现。语声高亢，呼吸气粗，喘促痰鸣，大便秘结等，又是实证的表现。舌质红绛，苔黄黑起刺，脉洪大数滑实均为实热之征。

表7-4 阴证与阳证鉴别表

四诊	阴证	阳证
望诊	面色苍白或暗淡，身重蜷卧，倦怠无力，萎靡不振，舌质淡而胖嫩，舌苔润滑	面色潮红或通红，身热喜凉，狂躁不安，口唇燥裂，或苔黑而生芒刺
闻诊	语声低微，静而少言，呼吸怯弱，气短	语声高亢，烦而多言，呼吸气粗，喘促痰鸣，狂言叫骂
问诊	大便溏泄气腥，饮食减少，口淡无味，不烦不渴，或喜热饮，小便清长	大便或硬或秘，或有奇臭，恶食，口干，烦渴引饮，小便短赤
切诊	腹痛喜按，身寒足冷，脉象沉微细涩、迟弱无力	腹痛拒按，身热足暖，脉象浮洪数大、滑实有力

【辨证要点】以症状、体征符合"阳"的属性为辨证依据。

【护理要点】可参照本章节表证、热证、实证和其他辨证施护的有关内容。

（三）亡阴证

亡阴证是指体液大量耗损，阴液严重亏损所表现出的危重证候。

本证多因高热、大汗，大吐、大泻、大出血或其他慢性消耗性疾病致阴液迅速耗伤所致。

【临床表现】汗热而黏、如珠如油，身热肢温，虚烦躁扰，恶热，口渴欲饮，皮肤皱瘪，小便极少，面色赤，唇舌干燥，脉细数疾。

【证候分析】亡阴则真阴外脱，故大汗。阴虚则热，故汗热而黏、肌肤热、口渴欲饮等一系列虚热之象。阴液大量脱失，阳气无所依附，故虚烦躁扰、皮肤皱瘪，小便少等，唇舌干燥，脉细数疾为阴亏内热之象。

【辨证要点】以大汗、汗出而黏、四肢温和、躁扰不安、脉细数无力为辨证要点。

【护理要点】以救阴敛阳为治疗护理原则。

（1）密切观察病人的神志、面色、脉搏、血压、小便等情况。

（2）按危重病护理，去枕平卧，不宜搬动，一旦病情变化，应做好医生的帮手，及时抢救。

（3）根据具体情况，及时做出相应的处理，如汗出过多，要及时更换衣被；烦躁者，要防止坠床等。

（四）亡阳证

指体内阳气极度耗损而表现出阳气欲脱的危重证候。

本证的成因一般是在高热大汗，或发汗太过，或吐泻过度，失血过多的情况下，导致阳气突然衰竭，或阳虚日久，渐至亡脱所致。

【临床表现】冷汗淋漓、汗质清稀，神情淡漠，肌肤不温，手足厥冷，呼吸气微，面色苍白，舌淡而润，脉微欲绝等。

【证候分析】亡阳发生在各种原因所致的阳气虚弱以致亡脱的阶段。阳虚固摄无权，故腠理开而汗大出，汗冷。阳虚则寒，故有肌肤不温、四肢厥冷、呼吸气微、舌淡而润、脉微欲绝等虚寒之象。

【辨证要点】以冷汗淋漓、四肢厥冷、神志昏迷、脉微欲绝为辨证要点。

【护理要点】以回阳救逆为治疗护理原则。

（1）密切观察病人的神志、脉搏、呼吸、血压、汗出情况。

（2）按危重病护理，必要时，配合医生做好抢救工作。

五、八纲证候间的关系

表里、寒热、虚实、阴阳八纲不是单纯、孤立、静止的，而是错综复杂、互相联系、互相转化的。八纲证候间的相互关系，可归纳为证候相兼、证候错杂、证候真假、证候转化四个方面。

1. 证候相兼 指两纲以上的症状同时出现。如外感热病初期，辨为表证，还须进一步辨其寒热，故有表寒证和表热证；久病多虚证，亦当再辨其属虚寒证或虚热证。表寒与表热、里寒与里热、虚寒与实寒、虚热与实热作以下鉴别（表 7 - 5、表 7 - 6、表 7 - 7、表 7 - 8）。

表 7 - 5 表寒证与表热证鉴别表

证候	症状	舌象	脉象
表寒证	恶寒重，发热轻，头身疼痛或无汗	舌淡红，苔薄白润	浮紧
表热证	发热微恶风寒，口微渴，或有汗	舌边尖红，苔薄白干或微黄	浮数

表 7 - 6 里寒证与里热证鉴别表

证候	症状	舌象	脉象
里寒证	形寒肢冷，面色苍白，口淡不渴，或喜热饮，静而少言，尿清便溏	舌质淡，苔白润	沉迟
里热证	身热面红，口渴喜冷饮，烦躁多言，小便短黄，大便干结	舌红绛，苔黄干	洪数

表 7 - 7 虚寒证与实寒证鉴别表

证候	症状	舌象	脉象
虚寒证	精神不振，面色淡白，畏寒肢冷，腹痛喜按，大便稀溏，小便清长，少气乏力	舌质淡嫩，苔薄润或少苔	微或沉迟无力
实寒证	精神尚佳，面色苍白，畏寒肢冷，腹痛拒按，大便秘结或肠鸣腹泻，或痰多喘促，小便清长	苔白厚腻	沉伏或弦紧有力

表 7 - 8 虚热证与实热证鉴别表

证候	症状	舌象	脉象
虚热证	潮热盗汗，两颧红赤，形体消瘦，五心烦热，咽干口燥	舌红少苔	细数
实热证	壮热烦渴，面红目赤，甚或神昏谵语，或腹胀满痛拒按，便秘尿赤	舌红苔黄	洪数或滑实

2. 证候错杂 是指病人同时出现性质互相对立的两纲症状。如表里同病、寒热错杂、虚实夹杂等。

（1）表里同病：病人同时出现表证和里证，大体有三种情况：

①初病既见表证，又见里证：如小儿伤风挟食，既有恶寒、发热、头痛、流涕等表证，又见呕吐酸腐、腹痛、泄泻等食滞不化的里证表现。

②表证未罢，又出现里证：如病人外感风寒，有恶寒、发热、咳嗽、痰稀白等表证，后表证未罢又化热入里，症见壮热、微恶风寒、汗多、口渴、咳嗽、痰转为黄稠等。

③原有里证，又新感外邪：如病人素有食少、腹胀、肠鸣、腹泻等里证，又感风寒

而出现恶寒、发热、鼻塞、流清涕等表证。

（2）寒热错杂：在病人身上同时出现寒证与热证。常见四种情况：

①上热下寒：病人在同一时间内，表现为上部有热，下部有寒的证候。例如，口臭、渴而喜饮、牙龈肿痛，同时又兼见腹痛喜暖、大便溏泻等症。此为胃热肠寒的表现。

②上寒下热：病人在同一时间内，表现为上部有寒，下部有热的证候。例如，胃脘冷痛、呕吐清涎，同时又兼见尿频、尿痛、小便短赤等症。此为胃中虚寒、下焦湿热的表现。

③表寒里热：是表里寒热错杂的一种表现。常见于本有内热，又感风寒；或外邪传里化热而表寒未解的病证。例如，小儿先有食积内热，又外感风寒之邪，临床上既能见到由内热食积引起的腹痛、烦躁、口渴、苔黄，又可兼见恶寒、微发热、身痛等症。此为寒在表，热在里的证候。

④表热里寒：也是表里寒热错杂的一种表现。常见于素有里寒而复感风热，或表热未解，误下以致脾胃阳气损伤的病证。例如，平素脾肾阳虚之人，又感风热之邪，表现为既有肢冷、便溏或下利等症，又兼见发热、恶风、咽喉肿痛等症。此为热在表，寒在里的证候。

（3）虚实夹杂：病人同时出现正虚和邪实两方面的病变。临床上可见实证夹虚、虚证夹实、虚实并重三种情况：

①实证夹虚：此证的发生，常由实证过程中邪气太盛，损伤人体正气而致；亦可见于原来体虚而复感外邪的病人。本病的特点是以邪实为主，正虚为次。例如，外感温热病过程中常见的热甚伤阴之证，既有发热、便秘、舌红、脉数等里热实证的表现，又兼见舌绛苔燥裂、口渴等阴津伤耗的虚证表现。

②虚证夹实：此证可见于素体虚弱，复感邪气，或因正气不足，而兼有瘀血、痰饮、食积的病人。例如，素体脾胃虚弱的病人，常易出现食滞不化的虚中夹实病证。

③虚实并重：此证形成，一为原有较重的实证，迁延日久，正气大伤，而实邪未减；二是正气本已甚弱，又感较重邪气。其特点是正虚与邪实均十分明显，病情较重。例如鼓胀病人，出现腹胀满如鼓、腹壁青筋暴露、二便不通等实邪盛于内之症状，同时又出现形体羸瘦、不能食、精神萎靡等正气大伤之症状，此属虚实并重的证候。

3. 证候真假　即疾病发展到严重阶段时出现的一些与疾病本质相反的假象。即所谓真热假寒、真寒假热、真实假虚、真虚假实。"真"是指疾病的本质属性，"假"是指疾病的某些表面现象。

（1）真热假寒：是指内有真热而外见假寒的证候。临床表现是手足厥冷，脉沉，似属寒证。但肢冷而身热，不恶寒，反恶热；脉沉数而有力。更见烦渴喜冷饮、咽干、口臭、谵语、小便短赤、大便燥结或热痢下重、舌质红、苔黄而干等一派热象。此为阳盛于内，格阴于外形成的"热极似寒"现象，故又称"阳盛格阴"。

（2）真寒假热：是指内有真寒而外见假热的证候。临床可见身热、面红、口渴、脉大，似属热证，但身热反欲盖衣被；口渴喜热饮，饮亦不多；脉大而无力。并可见四肢厥冷、下利清谷、小便清长、舌淡苔白等一派寒象。此为阴盛于内，格阳于外，寒热格拒所形成的"寒极似热"现象，故又称"阴盛格阳"。

（3）真实假虚：指疾病本质为实证，反见某些虚羸现象的证候。即所谓"大实有嬴状"。临床常见神情默默，倦怠懒言，身体羸瘦，脉象沉细等，但仔细观察，虽默默不语却语时声高气粗；虽倦怠乏力却动之觉舒；虽身体羸瘦却胸腹硬满拒按；虽脉沉细却按之有力。

（4）真虚假实：指疾病本质为虚证，反见某些充盛现象的证候。即所谓"至虚有盛候"。临床常出现腹部胀满，呼吸喘促，二便闭塞等症。但仔细观察，则可发现虽腹部胀满而有时缓解，或触之腹内无肿块而喜按；虽喘促而气短息弱；大便虽闭而腹部不甚硬满；虽小便不利但无舌红口渴等症。并有神疲乏力、面色萎黄或淡白，舌淡胖嫩，脉虚弱等症。

4. 证候转化

证候转化是指八纲中相互对立的证候之间，在一定条件下，可以向自己相反的方向发生转化。

（1）表里出入

①由表入里：是指先有表证，后见里证，且表证随之消失，此乃表证转化为里证。提示病邪由浅入深，病势发展。如六淫邪气袭表，先有恶寒发热、脉浮等表证，当恶寒消失，出现发热不恶寒、渴饮、尿赤、舌红苔黄等证时，表明表邪已经入里化热而形成里热证。

②里邪出表：是指侵袭内脏的病邪向体表透达。提示邪有出路，病情有向愈的趋势，但绝非里证转化为表证。如麻疹患儿，初见发热、咳喘、烦躁，继而发热、汗出、疹透，即是里邪外透的表现。

（2）寒热转化：是指疾病的寒热性质发生相反的转化。寒证和热证的相互转化，是由邪正力量的对比所决定的，其关键又在于机体阳气的盛衰。由寒证转化为热证，多属正气尚强，阳气较为旺盛，邪气从阳化热所致；热证转化为寒证，多属邪气虽衰但正气不支，阳气耗损至衰败状态，邪气从阴化寒所致。总之，寒证化热表示阳气旺盛，热证转寒表示阳气衰惫。

（3）虚实转化：是指疾病的虚实性质在一定条件下向相反的方向转化，提示邪正之间的盛衰关系发生了本质的改变。由实转虚是疾病的一般规律，由虚转实则往往提示疾病的虚实夹杂，多为因虚致实，病情较为复杂。

第二节　脏腑辨证施护

脏腑辨证施护，是运用藏象和病因病机等理论，对疾病所表现的症状、体征进行分析、综合，以辨明病因、病位、病性以及邪正之间的关系，确立护理措施的一种技能。

一、心与小肠病辨证施护

心居胸中，心包络卫护于外，属上焦；主要生理功能是主血脉、主神志；开窍于舌，在体合脉，其华在面。小肠居于腹中，属下焦；主要生理功能是受盛化物，泌别清浊。心与小肠通过经脉相互络属构成表里关系，生理上相互联系，病理上相互影响。

心的病变主要表现为主血脉及主神志功能的失常，常见症状有心悸怔忡、心痛、心烦、失眠、多梦、健忘、神昏、神识错乱、脉结代等；小肠的病变主要表现在清浊不分、转输障碍方面，常见症状有腹痛腹胀、肠鸣泄泻、小便失常等。

心的病证有虚实之分。虚证多由思虑劳神太过，或先天不足，脏气虚弱，或久病伤心等因素，导致心气、心阳不足，推动温煦功能减弱，或心血、心阴不足而心神失养所致；实证主要由痰阻、火扰、瘀血、气滞、寒凝等因素引起，常见心火亢盛、心脉痹阻、痰蒙心神、痰火扰心等证。小肠病变主要为小肠实热证。

（一）护理措施

1. 病情观察　主要观察病人的精神情志、睡眠、面色、脉搏及心悸、胸闷、胸痛、眩晕等方面的表现。在心悸怔忡、心痛等证急性发作期，由于病情变化较快，易发生意外，应加强监护，密切观察神志、面色、汗出、体温、脉象、血压、心脏体征、二便等方面的表现。若见脉结代、呼吸不畅、面色苍白等心气衰微表现时，立即予以吸氧，报告医生，并做好抢救准备。

2. 起居护理　居住环境要安静、整洁卫生，避免突发噪声和其他不良刺激。保证充足休息与睡眠，避免剧烈运动，危重病人应绝对卧床休息。保持大便通畅。

3. 饮食护理　饮食宜清淡，营养合理，防过饥过饱，避免过食肥甘厚味及辛辣之物，忌浓茶、烟酒等。

4. 情志护理　关心病人思想情绪的变化，使其心情舒畅，情绪稳定，消除悲观、恼怒等情绪，更要避免大喜、大悲等不良刺激。

5. 其他　某些心脏病人，应随身携带急救药物，以便应急处理。

（二）辨证施护

1. 心气虚证、心阳虚证、心阳暴脱证

心气虚证是指因心气不足，鼓动无力而致的以心悸为主症的虚弱证候，多由素体久虚，或久病失养，或年高脏气衰弱等原因所致；心阳虚证是指心阳虚衰，鼓动无力，虚寒内生所表现的证候，常由心气虚证逐步发展而来，或由其他脏腑病证损伤心阳所致；心阳暴脱证是指心阳衰极，阳气暴脱所表现的危重证候，多是心阳虚证进一步发展的结果，也可因寒邪暴伤心阳，或痰瘀阻塞心窍所致。

【临床表现】心气虚证，可见心悸，胸闷气短，精神疲惫，或自汗，活动后加重，面色淡白，舌质淡，脉虚；心阳虚证，可见心悸怔忡，心胸憋闷或痛，气短，自汗，畏寒肢冷，神疲乏力，面色㿠白，或面色青紫，舌质紫黯，脉弱或结代；心阳暴脱证，在心阳虚证的基础上，突然冷汗淋漓，四肢厥冷，面色苍白，呼吸微弱，或心痛剧烈，神志不清或昏迷，脉微欲绝（表7-9）。

表7-9　心气虚证、心阳虚证、心阳暴脱证鉴别表

证型	共同点	不同点
心气虚	心悸、气短，活动后加重，舌淡苔白，脉细弱或结代	面色苍白，神疲体倦，自汗，少气懒言
心阳虚		畏寒，肢冷不温，胸闷痛，舌紫黯或胖嫩，苔白滑
心阳暴脱		突然大汗淋漓，四肢厥冷，口唇青紫，呼吸微弱，神志模糊或昏迷

【证候分析】心气虚衰，鼓动无力，故心悸怔忡；心气不足，胸中宗气运转无力则胸闷气短；劳累耗气，故活动后诸证加重；气虚卫外不固则自汗；气虚血运无力，不能上荣则面色淡白，舌淡苔白。若病情进一步发展，气虚及阳，阳虚不能温煦肢体，故见畏寒肢冷；心阳不振，胸中阳气痹阻，故见心胸憋闷或痛；阳虚运血无力，血脉瘀阻，则面色㿠白，或面、唇、舌、青紫，脉弱或结代。若心阳衰败而暴脱，阳气衰亡，不能卫外则冷汗淋漓，不能温煦肢体，故四肢厥冷；心阳衰，宗气骤泄，故呼吸微弱；阳气外亡，无力推动血行致络脉瘀滞，可见心痛剧烈；血液不能外荣肌肤，所以面色苍白；心神失养涣散，则致神志模糊，甚则昏迷；脉微欲绝，为阳气外脱之征。

【辨证要点】此三证均由心气虚发展而来，程度上逐渐加重。心气虚证以心脏及全身功能衰弱为辨证要点；心阳虚证以心气虚证伴虚寒证为辨证要点；心阳暴脱证以心阳虚证伴虚脱亡阳证为辨证要点。

【护理要点】心气虚证，采取补益心气的治疗护理方法；心阳虚证，采取温补心阳的治疗护理方法；心阳暴脱证，应回阳固脱，并按危重症护理。

（1）室内宜光线充足，保持温暖；室外活动要注意防寒保暖，以防外感；季节变换时尤应注意，以免冷暖处置不当而诱发或加重病情。

（2）饮食应温补、适量，易于消化，忌生冷。

（3）对心阳暴脱病人，应及时抢救，加强观察与监护，维持静脉给药通道畅通。

2. 心血虚证、心阴虚证

心血虚证是指因心血亏虚，不能养心所表现的证候。多因脾气虚弱，脾不生血导致，或因失血过多，或久病劳伤所致；心阴虚证是指因心阴不足，虚热内扰所表现的证候。多因思虑劳神太过，暗耗心阴，或因热病后期，耗伤阴液所致。

【临床表现】心血虚证，可见心悸，头晕目眩，失眠，多梦，健忘，面色淡白或萎黄，唇舌色淡，脉细无力；心阴虚证，表现为心烦，心悸，失眠，多梦，口燥咽干，形体消瘦，或手足心热，潮热盗汗，两颧潮红，舌红少苔，脉细数（表7-10）。

【证候分析】心阴心血不足，则心失所养，故心悸怔忡；神失濡养，致心神不宁，出现失眠多梦；血虚不能濡养脑髓，而见眩晕健忘，不能上荣则见面白无华，唇舌色淡；不能充盈脉道则脉象细弱；阴虚则阳亢，虚热内生，故五心烦热，午后潮热；寐则阳气入阴，营阴受蒸外流而为盗汗；虚热上炎则两颧发红；舌红少苔脉细数，为阴虚内热之象。

表7-10 心血虚证与心阴虚证鉴别表

证型	共同点	不同点
心血虚	心悸，健忘，失眠，多梦，脉细	眩晕，面色不华，唇舌色淡，脉弱
心阴虚		五心烦热，口咽干燥，舌红少津，脉数

【辨证要点】心血虚证以心悸与血虚证为辨证要点。心阴虚证是在血虚失养的基础上伴虚热之证。

【护理要点】心血虚证，采取补益心血的治疗护理方法；心阴虚证，采取滋阴降火、除烦的治疗护理方法。

（1）血虚证病人宜多食养血安神之品，可选用桂圆、红枣、莲子、黑木耳、瘦肉、牛奶、猪心等食品。阴虚证病人可食清补滋阴之物，可选用甲鱼、桑椹、银耳、红枣、鲜藕等。忌烟、酒、浓茶及咖啡。

（2）生活起居规律，心态平和恬淡，睡眠充足。

3. 心火亢盛证

心火亢盛证是指由于心火内炽所表现的实热证候。多因情志郁结，气郁化火，或火热之邪内侵，或过食辛辣温燥之品，久蕴化火而致。

【临床表现】发热，口渴，心烦，失眠，便秘，尿黄，面红，舌尖红绛，苔黄，脉数有力。甚或口舌生疮、溃烂疼痛；或见小便短赤、灼热涩痛；或见吐血、衄血；或见狂躁谵语、神识不清。

【证候分析】心火炽盛，心神被扰，则心中烦热，夜寐不安，甚则狂躁谵语；面赤口渴，溲黄便干，脉数有力，均为里热征象；心开窍于舌，心火亢盛，循经上炎，故舌尖红绛或生舌疮；心火炽盛，血热妄行，见吐血衄血。舌红，苔黄，脉数均为里热之象。

【辨证要点】本证以心、舌、面部的实热证为辨证要点。

【护理要点】采取清热泻火的治疗护理方法，对狂躁谵语、神识不清者，应按危重症处理。

（1）病室宜通风凉爽，保持安静。

（2）口舌生疮者，做好口腔护理。

（3）饮食宜清凉、清淡，多饮凉开水，不宜辛辣、酒酪、煎炙之品。

（4）出血者，按血热妄行证及时治疗护理。

知识链接

口疮是口腔溃疡的俗称，为口腔黏膜疾病中发病最高的一种疾病，好发于唇、舌、颊黏膜等处。中医认为该病多是"心火亢盛"所致。现代医学认为与免疫功能下降有直接关系。饮食应以清淡为主，要少吃辛辣、坚硬和油煎的食物，以免进食时刺激溃疡面引起疼痛，而且妨碍病灶愈合。宜多食鸡蛋羹、蔬菜粥、瘦猪肉、鸭肉、鸡蛋、乳制品、百合、绿豆，以及西红柿、萝卜、冬瓜、白菜、苹果、梨等清热解毒的蔬菜水果。多饮水，保持大便通畅，也有助于减少口疮的发作。

4. 心脉痹阻证

心脉痹阻证是指心脏脉络的气血运行不畅，甚至痹阻不通所导致的病证。本证多因正气亏虚，心阳不振，运血无力，而致气滞、血瘀、痰浊、阴寒等邪气阻滞，心脉痹阻所致。

【临床表现】以心悸怔忡，心胸憋闷作痛，痛引肩背内臂，时作时止为主要表现。瘀血阻滞者，痛如针刺，舌质紫黯或有青紫斑点，脉细涩或结代；痰阻心脉者，心胸闷痛，体胖痰多，身重困倦，舌苔白腻，脉沉滑；寒凝心脉者，心胸剧痛，遇寒痛剧，得温痛减，畏寒肢冷，舌淡苔白，脉沉迟或沉紧；气滞心脉者，心胸胀痛，与情志变化有关，喜太息，舌淡红，脉弦（表7－11）。

【证候分析】由于阳气不足，血液运行无力，容易继发瘀血内阻、痰浊停聚、阴寒凝滞、气机阻滞等病理变化，以致心脉痹阻，气血不得畅通而发生心胸憋闷疼痛；手少阴心经循臂内，出腋下，故疼痛牵引肩背内臂，时发时止。

表7－11　心脉痹阻证四型鉴别表

证型	共同点	不同点
瘀阻心脉	心悸怔忡，心胸憋闷疼痛，痛引肩背内臂，时发时止	刺痛，舌暗或有青紫斑点，脉细涩或结代
痰阻心脉		闷痛，体胖痰多，身重困倦，舌苔白腻，脉沉滑
寒凝心脉		遇寒痛剧，得温痛减，畏寒肢冷，舌淡苔白，脉沉迟或沉紧
气滞心脉		胀痛，发作多与情绪有关，胁胀，善太息，舌淡红，脉弦

【辨证要点】本证以胸部憋闷疼痛，痛引肩臂为辨证要点。因血瘀、痰浊、阴寒、气郁等病因不同，而兼夹症亦异。

【护理要点】以活血通络、理气化痰为治疗护理的原则。

（1）密切观察心悸、心前区疼痛、憋闷等表现及其变化。若痛剧、心慌、气短、唇紫、手足冷，要立即吸氧，并及时报告医生，做好抢救准备，做好记录。

（2）保持精神放松，避免情志刺激。

（3）在季节交替之时，应注意避寒保暖，防止因气温骤降而诱发或加重疼痛。

（4）保持大便通畅，避免持重、剧烈活动，尤其突然用力，以免诱发心痛。

（5）饮食不宜过饱、过饥，尤忌夜餐过饱；忌肥甘厚味、烟酒、浓茶、咖啡之类。肥胖病人应限制饮食，控制体重，宜进水果蔬菜，富含纤维素的食物。

5. 痰火扰心证

痰火扰心证是指由于痰热交结，扰及心神，表现以神志异常为主症的证候。本证多因精神刺激，思虑动怒，气郁化火，炼液成痰，痰火内盛；或外感温热、湿热之邪，热邪煎熬，灼津为痰，痰火内扰所致。

【临床表现】发热，口渴，胸闷，气粗，面红目赤，咯吐黄痰，喉间痰鸣，心烦，失眠，甚则神昏谵语；或狂躁妄动，打人毁物，不避亲疏，胡言乱语，哭笑无常，舌质红，苔黄腻，脉滑数。

【证候分析】本证外感内伤皆可见到。外感热病中，邪热蒸腾充斥肌肤故见高热；火势上炎，则面红目赤，呼吸气粗；邪热灼津为痰，故痰黄稠，喉间痰鸣；痰阻气道，则见胸闷痰多；痰火扰心，见心烦失眠，甚至神昏谵语；舌红苔黄腻，脉滑数均为痰火内盛之象。内伤杂病中，痰火内盛扰动心神，轻者心烦失眠，重者发为狂证，出现语言错乱，哭笑无常，不避亲疏，狂躁妄动，打人毁物，力逾常人等症状。

【辨证要点】本证以神志异常兼痰火内盛为辨证要点。

【护理要点】以清心豁痰为治疗护理原则。

（1）居室陈设要简单安全，病人所能接触的物品必须妥善放置，以防意外。

（2）加强生活护理，狂证发作严重时应设专人看护，并采取相应措施。

（3）耐心做好情志疏导，避免不良情绪的刺激。

（4）饮食宜清淡，忌辛辣、助火生痰之品。禁烟酒、咖啡、浓茶等。

6. 痰蒙心神证

痰蒙心神证是指痰浊蒙蔽心神所致的以神志异常为主症的证候。又称痰迷心窍证。本证多因湿浊酿痰，阻遏气机；或因情志不遂，气郁生痰；或痰浊内盛，夹肝风内扰，导致痰浊蒙蔽心神所致。

【临床表现】神志痴呆，意识模糊，甚则昏不知人；或精神抑郁，表情淡漠，喃喃独语，举止失常；或突然昏仆，不省人事，牙关紧闭，口吐涎沫，喉中痰鸣，两目上视，四肢抽搐。舌苔白腻，脉滑。

【证候分析】痰浊上蒙心神，神明失司，则神情痴呆，意识模糊，甚则昏不知人；痰随气升则喉中痰鸣；精神抑郁，表情淡漠，神志痴呆，喃喃自语，举止失常多由肝气郁结，气郁生痰，痰浊上蒙心窍所致，属于癫证；突然仆地，不省人事，口吐痰涎，喉中痰鸣，两目上视，手足抽搐，口中如作猪羊叫声，为痰浊内盛，引动肝风，肝风夹痰，闭阻心神所致，属于痫证；舌苔白腻，脉滑是痰浊内盛之象。

【辨证要点】本证以神志异常兼痰浊内盛为辨证要点。

【护理要点】以涤痰开窍为治疗护理原则。

（1）关心病人，做好精神情志疏导。

（2）居住环境宜干燥、敞亮、洁净。室内物品妥善保管，以防意外。

（3）饮食宜清淡，忌油腻厚味助湿生痰之品。

（4）痰涎壅盛者要及时清除，防止呛入气道发生意外。

（5）痫证病人发作时要注意防止咬伤唇舌、跌坠伤，颈部衣领扣解开，头部侧卧，保持呼吸道通畅。

知识链接

癫痫

癫痫是一种发作性神志异常的疾病。又名"痫证"，俗称"羊角风"。多因情志失调、暴受惊恐、先天因素、脑部外伤等因素所致。典型病例发作突然仆倒，不省人事，两目上视，口吐涎沫，四肢抽搐，或口中怪叫，此为大发作。也有表现为突然意识丧失而无抽搐，如病人突然中断活动，手中物件掉落，或两目上吊等，多在数秒或数分钟即可恢复，此为小发作。本病应积极寻找并尽量避免诱发因素，保持精神愉快，起居有常，劳逸适度，不宜从事驾驶、高空及水上作业。积极而周密的护理，可以促进病人早日康复，在防治本病中占有十分重要的地位。

7. 小肠实热证

小肠实热证是指小肠里热炽盛，泌别清浊功能失常所表现的实热证候。本证多因心火炽盛，下移小肠，或外感湿热病邪，或过食温热香燥之品，火热积聚于小肠所致。

【临床表现】小便短赤，尿道灼痛，或尿血，心烦口渴，口舌生疮，舌尖红赤，苔黄，脉数。

【证候分析】心与小肠相表里，小肠有分清泌浊的功能，使水液入于膀胱。心热下移小肠，故小便赤涩，尿道灼痛；热甚灼伤阴络则见尿血；心火内炽，热扰心神，则心烦；津为热灼则口渴；心火上炎则口舌生疮；舌红苔黄，脉数为里热之征。

表 7 - 12　心火亢盛证与小肠实热证鉴别表

证型	共同点	不同点
心火亢盛	口渴饮冷、尿黄赤	心烦失眠，口舌糜烂，舌尖红，脉数
小肠实热		尿血、尿道灼热疼痛

【辨证要点】本证以小便赤涩灼痛兼心火亢盛症为辨证要点。

【护理要点】采取清心泻火的治疗护理方法。

（1）生活起居规律，劳逸结合。

（2）注意调节精神情志，避免情绪急躁。

（3）饮食宜清淡，多饮水，多食清凉水果，不宜食辛温燥热之品。

二、肺与大肠病辨证施护

肺居胸中，位置最高，故称为"华盖"，属上焦；主要生理功能是主气、司呼吸，主宣发肃降，主通调水道；开窍于鼻，在体合皮，其华在毛。大肠居于腹中，属下焦；主要生理功能是传化物。肺与大肠通过经脉相互络属构成表里关系，生理上相互联系，病理上相互影响。

肺的病变主要表现在呼吸、肺系功能失常、宣发肃降失调、水液代谢障碍等方面，常见症状有咳嗽、气喘、咯痰、胸痛、咽喉痒痛、发声异常、鼻塞流涕或水肿等，其中以咳、痰、喘最为多见。大肠的病变主要表现为传导失司，引起便秘或泄泻、便血等。

肺的病证有虚实之分。虚证多因久病咳喘，或他脏病变累及肺脏所致，常见肺气虚和肺阴虚证；实证多由风、寒、燥、热等外邪侵袭或痰饮停肺所致，可见风寒犯肺、风热犯肺、燥邪犯肺、痰热壅肺、寒痰阻肺等证。大肠的虚证主要为肠燥津亏证，实证主要为大肠湿热证。

（一）护理措施

1. 病情观察　重点观察呼吸、咳嗽、气喘、咯痰及其他伴随症状，注意咯痰的量、色、质、味以及是否痰中带血等。重症病人出现呼吸困难、冷汗、面唇青紫等喘脱危候时，应立即施救。

2. 起居护理　保持室内空气清新，防止烟尘及特殊气味的刺激。注意防寒保暖，以免复感外邪。重症病人应卧床休息，恢复期适当加强锻炼，增强机体的抗病能力。

3. 饮食护理 饮食宜清淡，虚证可多食鸡蛋、瘦肉等，忌食肥腻、生冷、辛辣之品。

4. 其他 做好口腔护理，促进痰液的排出，保持呼吸道通畅。对于咯痰困难者要协助排痰，定时翻身拍背，体位引流排痰。必要时吸痰。呼吸困难者，可给予吸氧。

（二）辨证施护

1. 肺气虚证

肺气虚证是指由于肺的机能减退，而致主气和卫表功能失职所表现的证候。本证多因久病咳喘，耗伤肺气，或脾虚失运，生化不足，肺失充养所致。

【临床表现】咳嗽无力，气短而喘，动则尤甚，咯痰清稀，声低懒言，或有自汗，畏风，易于感冒，神疲体倦，面色淡白，舌淡苔白，脉弱。

【证候分析】肺主气，司呼吸，肺气不足则咳喘气短，气少不足以息，因动则耗气，所以动则尤甚；肺气虚则声低体倦懒言、神疲体倦；肺气虚不能输布津液，聚而成痰，故咯痰清稀；肺气虚不能宣发卫气于肌表，腠理不固，故自汗畏风，易于感冒；舌淡苔白，脉弱为气虚之征。

【辨证要点】本证以咳喘吐痰清稀和气虚证并见为辨证要点。

【护理要点】采取补益肺气的治疗护理方法。

（1）注意咳痰情况，咳痰无力时，要协助排痰。

（2）注意气候变化，慎起居，防外感。

（3）饮食以补气之品为佳。可适当选用山药、土豆、大枣、粳米、牛奶等。

（4）平时适当进行体育锻炼，增强体质。

2. 肺阴虚证

肺阴虚证是指肺阴不足，虚热内扰所表现的证候。本证多因燥热伤肺，或痨虫蚀肺，或汗出伤津，或素嗜烟酒、辛辣燥热之品，或久病咳喘，老年体弱，渐致肺阴亏虚所致。

【临床表现】干咳少痰，或痰少而黏，不易咯出，或痰中带血，声音嘶哑，口燥咽干，五心烦热，潮热盗汗，两颧潮红，形体消瘦，舌红少苔，脉细数。

【证候分析】肺阴不足，虚火内生，灼液成痰，胶固难出，故干咳无痰，或痰少而粘；阴液不足，上不能滋润咽喉则声音嘶哑、口燥咽干，外不能濡养肌肉则形体消瘦；虚热内炽则午后潮热，五心烦热；热扰营阴则盗汗；虚热上炎则颧红；肺络受灼，络伤血溢则痰中带血；舌红少津，脉象细数，皆为阴虚内热之象。

【辨证要点】本证以干咳或痰少而黏与阴虚内热证并见为辨证要点。

【护理要点】采取滋阴润肺的治疗护理方法。

（1）咯血者，应绝对卧床休息，并密切观察出血量、呼吸、面色、脉搏、神志以及血压等变化。出血量大者，应做好有关的抢救准备。

（2）肺痨有传染性者，应做好隔离措施。

（3）对病人做好解释安慰工作，使其保持情绪稳定，避免焦躁不安等不良情绪。

（4）饮食宜清补，忌辛辣燥烈之品。可配食补养肺阴之品，如玉竹粥、沙参粥、糯米阿胶粥等。

知识链接

肺结核

肺结核是由结核分枝杆菌引发的肺部感染性疾病。临床以干咳、久咳、痰中带血、胸痛、消瘦、潮热、盗汗为主症。中医认为是痨虫损伤而致肺阴虚证，治宜润肺养阴，兼杀痨虫。如百合固金汤（丸）之类。

3. 风寒犯肺证

风寒犯肺证是指风寒之邪侵犯肺卫，导致肺卫失宣所表现的证候。

【临床表现】咳嗽，咯痰清稀，微有恶寒发热，鼻塞，流清涕，或身痛无汗，舌苔薄白，脉浮紧。

【证候分析】感受风寒，肺气被束不得宣发，逆而为咳；寒属阴，故痰液稀薄色白；肺气失宣，鼻窍通气不畅致鼻塞流清涕；邪客肺卫，卫气郁遏则恶寒；正气抗邪则发热；风寒犯表，凝滞经络，经气不利，则身痛；寒性收引，腠理闭塞，则无汗；舌苔白，脉浮紧为感受风寒之征。

【辨证要点】本证以咳嗽痰白清稀伴风寒表证为辨证要点。

【护理要点】采取疏风散寒宣肺的治疗护理方法。

（1）病室宜温暖、空气清新。切忌当风受凉。

（2）饮食宜温热，忌食生冷寒凉、滋腻之品。

（3）汤药宜热服，药后加盖衣被或进食热饮，以助汗出。

4. 风热犯肺证

风热犯肺证是指风热之邪侵犯肺系，造成肺卫失宣所表现的证候。

【临床表现】咳嗽，痰稠色黄，发热微恶寒，口微渴，鼻塞，流浊涕，咽喉肿痛，舌尖红，苔薄黄，脉浮数。

【证候分析】风热袭肺，肺失清肃，肺气上逆，则咳嗽；风热熏蒸，灼津为痰，则痰稠色黄；肺气失宣，鼻窍不利，津液为热邪所灼，则鼻塞，流浊涕；风热上扰，咽喉失润，则咽喉肿痛；风热袭表，卫气抗邪，则发热；卫气被遏，肌表失于温煦，则微恶风寒；热伤津液，则口微渴；舌尖红，苔薄黄，脉浮数，为风热袭表犯肺之征。

【辨证要点】本证以咳嗽、痰黄稠伴风热表证为辨证要点。

【护理要点】采取疏风清热宣肺的治疗护理方法。

（1）注意观察体温、咳嗽、咯痰及咽喉等变化，以防表邪深入。

（2）病室要通风，但应避免直接吹风，衣被要适中，不宜过暖。

（3）饮食宜清淡，多食梨、枇杷等新鲜水果，忌食辛辣、油腻、刺激性食物。

（4）咽喉肿痛者，加用含片或局部喷药等。

5. 燥邪犯肺证

燥邪犯肺证是指燥邪侵犯肺卫，耗伤肺津所致的证候，简称肺燥证。本证多因感受秋令燥邪，耗伤肺津所致。初秋感燥，燥偏热，多病温燥；深秋感燥，燥偏寒，多病凉燥。

【临床表现】干咳无痰，或痰少而黏，不易咯出，甚则胸痛，痰中带血，或鼻衄，口、鼻、咽喉、皮肤干燥，尿少，便结，舌苔薄而燥。或微有发热恶寒，无汗或少汗，脉浮数或浮紧。

【证候分析】燥邪犯肺，肺津耗损，肺失滋润，清肃失职，则干咳无痰，或痰少而黏，难以咯出；咳甚损伤血络，则胸痛，痰中带血，或鼻衄；燥邪伤津，清窍、皮肤失于滋润，则口、唇、鼻、咽、皮肤干燥，苔薄而干燥少津；肠道失润，故大便干结；津伤液亏，则尿少；燥袭卫表，卫气失和，则微有发热恶寒。

夏末秋初，燥与热合，多为温燥，腠理开泄，则汗出，脉浮数。秋末冬初，燥与寒合，多见凉燥，寒主收引，腠理闭塞，则无汗，脉浮紧。

表 7 - 13　风寒犯肺证、风热犯肺证、燥邪犯肺证的鉴别表

证候	相同症状	不同症状
风寒犯肺证	恶寒发热，脉浮	咳痰清稀，流清涕，喉痒，舌苔薄白
风热犯肺证		痰稠色黄，流浊涕，口微渴，咽喉肿痛，舌尖红，苔薄黄
燥邪犯肺证		口唇鼻咽干燥，干咳无痰或痰少而黏，鼻衄，痰中带血或咳血，苔薄白而干

【辨证要点】本证以干咳无痰或少痰伴见表证为辨证要点。

【护理要点】区分温燥或凉燥，采取清燥润肺或疏风润燥的治疗护理方法。

（1）重点观察口渴、发热、咯血、鼻衄等表现，并及时处理。

（2）根据季节、病程、有无表证等，注意区分外燥与内燥。

（3）室内空气宜湿润、清新。

（4）饮食宜清凉，如有润肺之功的藕粉、梨、蜂蜜等为佳，多饮水，忌温燥辛辣之品。

6. 痰热壅肺证

痰热壅肺证是指痰热互结，壅闭于肺，肺失清肃所出现的肺经痰热证候。本证多因邪热犯肺，肺热炽盛，灼伤肺津，炼液成痰；或素有宿痰内盛，郁而化热，痰热互结，壅阻于肺所致。

【临床表现】咳嗽，咯痰黄稠而量多，胸闷，气喘息粗，甚则鼻翼煽动，喉中痰鸣，或咳吐脓血腥臭痰，胸痛，发热口渴，烦躁不安，大便秘结，小便短黄，舌红苔黄腻，脉滑数。

【证候分析】痰热壅肺，肺失宣肃，气逆上冲，则咳嗽，气喘息粗，甚则鼻翼煽动；痰热互结，随肺气上逆，则咯痰黄稠而量多，或喉中痰鸣；痰热阻滞肺络，气滞血壅，肉腐血败，则咳吐脓血腥臭痰；痰热内盛，壅塞肺气，则胸闷胸痛；里热炽盛，蒸达于外，则发热；热扰心神，则烦躁不安；热灼津伤，则口渴，小便短黄，大便秘结；舌红，苔黄腻，脉滑数为痰热内盛之象。

【辨证要点】本证以咳喘、痰多及里实热证并见为辨证要点。

【护理要点】采取清热化痰、宣肃肺气的治疗护理方法。

（1）重点观察咳喘、咯痰、口渴、发热、胸痛等情况。咳痰困难者要协助排痰，

定时翻身拍背，体位引流排痰，必要时吸痰。

（2）病室宜凉爽、整洁，防止烟尘及特殊气味的刺激。

（3）饮食宜清凉，多饮水，忌温热辛辣。可配食枇杷叶粥、鲜芦根粥等。

（4）及时服药，必要时按医嘱增加药量和药次。

7. 寒痰阻肺证

寒痰阻肺证是指寒邪与痰浊壅阻于肺，致肺失宣降所表现的证候。本证多因素有痰疾，复感寒邪而引发，或因外感寒湿，侵犯于肺，或因脾阳不足，聚湿成痰，上扰于肺所致。

【临床表现】咳嗽，痰多色白，质黏或清稀易咯，胸闷，气喘，或喉中有哮鸣声，恶寒，肢冷，舌淡，苔白腻或白滑，脉弦或滑。

【证候分析】寒痰阻肺，肺失宣降，故咳嗽，气喘，胸闷；津液不布，凝聚成痰，则痰质黏稠；若体内宿痰发作，则痰多、清稀、色白、易咯；痰气结聚，阻于气道，则哮喘痰鸣；寒为阴邪，易伤阳气，故恶寒肢冷；舌淡，苔白腻或白滑，脉弦或滑，均为寒痰内盛之象。

【辨证要点】本证以咳喘并见寒痰内盛的表现为辨证要点。

【护理要点】采取燥湿化痰的治疗护理方法。

（1）主要观察咳喘、咯痰、恶寒等情况，痰多难咯者帮助排痰，必要时吸痰。

（2）室内宜温暖清新、整洁卫生。防止烟尘及特殊气味的刺激。

（3）注意饮食调护，食饮有节，配食健脾利湿化痰食品，如薏苡仁、赤小豆、山药，忌食糯米等黏甜食品，及肥厚油腻之品，以防碍脾助湿生痰。

考点链接

1. 下列除哪项外，都是燥邪犯肺证和肺阴虚证的相同表现？

A. 干咳痰少　　B. 痰粘难咳　　C. 咯血　　D. 舌干少津　　E. 脉浮

2. 下列何证可见咳喘胸闷，痰多黄稠，发热口渴，舌红苔黄，脉滑数等？

A. 肺气虚证　　B. 肺阴虚证　　C. 风热犯肺证　　D. 痰热壅肺证

E. 寒痰阻肺证

8. 大肠湿热证

大肠湿热证是指湿热内蕴，阻滞肠道，传导失职所表现的证候。本证多因感受湿热之邪，侵犯肠道，或饮食不洁，致湿热秽浊之邪蕴结肠道而成。

【临床表现】腹痛腹胀，下痢脓血，里急后重，或暴泻如水，或腹泻不爽、粪质黄稠秽臭，肛门灼热，小便短黄，身热口渴，舌红苔黄腻，脉濡数或滑数。

【证候分析】湿热在肠，阻滞气机，故腹痛，里急后重；湿热蕴结大肠，伤及气血，腐化为脓血，故下痢脓血；湿热之气下迫，故见暴注下泻，肛门灼热；热邪内炽伤津，故身热口渴，小便短赤；舌红苔黄腻为湿热之象。湿热为病，有湿重、热重之分，湿重于热，脉象多见濡数；热重于湿，脉象多见滑数。

【辨证要点】本证以下痢或泄泻及湿热征象为辨证要点。

【护理要点】采取清热燥湿的治疗护理方法。

（1）注意饮食卫生，预防消化道传染病，必要时进行隔离。

（2）观察体温、口渴、饮食、腹痛、腹泻、大便等变化情况。

（3）夏秋季节可多食大蒜。

（4）多饮水，饮食以清淡、少油、少渣、稀软、少纤维素为原则。

9. 肠燥津亏证

肠燥津亏证是指由于大肠阴津亏虚，传导不利，表现以大便燥结，排便困难为主症的证候。本证多由素体阴虚，或年老阴血不足，或嗜食辛辣食物，或吐泻、久病、温病后期等耗伤阴液所致。

【临床表现】大便干燥如羊屎，艰涩难下，甚或数日一行，腹胀作痛，或可于少腹触及包块，口干，或口臭，或头晕；舌红少津，苔黄燥，脉细涩。

【证候分析】肠道津亏，传导失职，则大便干燥如羊屎，艰涩难下，甚或数日一行；大肠有燥屎，气机阻滞，则腹胀作痛，或左少腹触及包块；阴津亏损，不能上承，故口干，舌红少津，苔黄燥；大肠腑气不通，浊气上逆，则口臭；浊气上扰清阳，则头晕；津亏脉道失充，故脉来细涩。

【辨证要点】本证以大便燥结，难以排出及津亏失润见症为辨证要点。

【护理要点】采取润肠通便的治疗护理方法。

（1）宜多食有润肠通便作用的食物，如蜂蜜、芝麻、核桃等，不宜食辛辣温燥之物。并尽可能地补充一些油脂。

（2）督促病人养成定时排便的习惯。

（3）大便时应选用坐便，不宜用力过猛，防止因大便不下而引起虚脱。病情严重者，应有人陪同，预防跌伤。

> **知识链接**
>
> ### 便秘的危害
>
> 1. 宿便产生毒气、毒素，造成肠内环境恶化、肠胃功能紊乱、内分泌失调、新陈代谢紊乱、食欲及睡眠差、精神紧张。
>
> 2. 宿便压迫肠壁，使肠黏膜受伤，肠蠕动变慢，导致习惯性便秘和顽固性便秘。
>
> 3. 宿便毒素可导致面色晦暗、皮肤粗糙、毛孔扩张、黄褐斑、痤疮、细小皱纹、肥胖、乏力、烦躁等。
>
> 4. 宿便毒素进入血液，导致中老年人高血压、心脏病、半身不遂、老年痴呆；对高血压、冠心病人十分危险，常在排便时突发脑血管意外，冠心病加重，甚至死亡。

三、脾与胃病辨证施护

脾胃同居中焦。脾的主要生理功能是主运化，主统血，主升清；开窍于口，在体合肉，其华在唇；为气血生化之源、后天之本。胃的主要生理功能是受纳腐熟水谷，主通降，以降为和。脾与胃通过经脉相互络属构成表里关系，生理上相互联系，病理上相互影响。

脾的病变主要表现为运化失常、统摄失职、升清不能等方面，常见症状有腹胀腹痛、食欲不振、便溏，水肿，肢体困重、内脏下垂、慢性出血等。胃的病变主要表现为受纳腐熟、通降失司，引起纳呆食少、脘腹胀满、恶心、呕吐、呃逆、嗳气等。

脾的病证有虚实之分，以虚证多见。虚证多因饮食不节、劳倦所伤、思虑过度，或病后失调等因素所致，主要有脾气虚、脾虚气陷、脾不统血、脾阳虚等证；实证多由寒湿或湿热之邪困阻中焦所致，常见有寒湿困脾和湿热蕴脾等证。

（一）护理措施

1. 病情观察 重点观察病人的饮食口味、脘腹胀痛、吐泻物、吐血及便血等病变情况。对脘腹胀痛诊断不明者，禁用止痛剂，以免掩盖病情。

2. 起居护理 居处环境应干燥、卫生、空气清新，避免湿邪侵袭。及时清除排泄物。有传染者，应严格隔离。注意休息，避免劳伤脾气。轻症及恢复期，可动静结合，活动量以无明显疲劳感为度。

3. 饮食护理 饮食有节，定时定量，少食多餐，以清淡富于营养为基本原则。

4. 情志护理 对慢性病人，应关心体贴、耐心解释，消除紧张、恐惧等心理，帮助病人树立康复的信心。

5. 其他 注意个人卫生、饮食卫生。做好口腔护理。水肿、泻痢者，应注意皮肤护理。呕吐者，药宜浓煎、少量频服。

（二）辨证施护

1. 脾气虚证

脾气虚证是指由于脾气不足，运化失职所表现的虚弱证候，亦称脾失健运证。本证多因饮食不节，劳倦过度，忧思日久，损伤脾土；或禀赋不足，素体虚弱；或年老体衰；或大病初愈，调养失慎等所致。

【临床表现】纳少，腹胀，食后尤甚，便溏，肢体倦怠，神疲乏力，少气懒言，形体消瘦，或肥胖、水肿，面色淡黄或萎黄，舌淡苔白，脉缓弱。

【证候分析】脾气虚弱，运化无力，故纳少、腹胀，食入则脾气益困，故腹胀尤甚；脾为气血生化之源，脾虚化源不足，不能充达肢体、肌肉，则肢体倦怠，神疲乏力，形体消瘦；气血不能上荣于面，则面色淡黄或萎黄；脾气虚弱，水湿不运，流注肠道，则大便溏薄，泛溢肌肤，则形体肥胖，或肢体水肿；舌淡苔白，脉缓弱，是脾气虚弱之征。

【辨证要点】本证以纳少、腹胀、便溏及气虚证共见为辨证依据。

【护理要点】采取健脾益气的治疗护理方法。

（1）饮食宜温宜软，少食多餐，可适当进食温补之品，如山药、桂圆、生姜、扁豆、大枣、荔枝等有健脾益胃作用的食品。

（2）服药时不宜食萝卜，以免影响药效。

2. 脾虚气陷证

脾虚气陷证是指由于脾气亏虚，升举无力而反下陷所表现的证候。又称脾气下陷证、中气下陷证。本证由脾气虚进一步发展，或久泄久痢，或劳累太过，或妇女孕产过多，产后失于调护等原因损伤脾气所致。

【临床表现】脘腹重坠作胀，食后益甚，或便意频数，肛门重坠，或久泄不止，甚或脱肛，或小便浑浊如米泔，或内脏下垂，气短懒言，神疲乏力，头晕目眩，面白无华，食少，便溏，舌淡苔白，脉缓或弱。

【证候分析】脾气主升，能升发清阳和升举内脏，气虚升举无力，内脏无托，故脘腹重坠作胀，食后气陷更甚，脘腹更觉不舒；中气下陷，故时有便意，肛门重坠，或下利不止，甚或脱肛、内脏下垂；脾主升清，脾虚气陷致精微不能正常输布而反下流膀胱，故小便浑浊如米泔；中气不足，全身机能活动减退，故少气乏力，肢体倦怠，声低懒言；清阳不升，头目失养，则头晕目眩。舌淡苔白，脉弱皆为脾气虚弱的表现。

【辨证要点】本证以体弱气坠，内脏下垂等症为审证要点。

【护理要点】采取补中益气升提的治疗护理方法。

（1）充分休息，避免劳累。

（2）加强情志护理，增强病人康复的信心。

（3）可酌用益气之人参、黄芪、山药等做食疗。

3. 脾不统血证

脾不统血证是指由于脾气亏虚，统摄血液无力，导致以出血为主症的虚弱证候。本证多由久病气虚，或劳倦过度，损伤脾气，以致统血无权所致。

【临床表现】各种慢性出血，如便血、尿血、吐血、鼻衄、紫斑，或妇女月经过多、崩漏，面色萎黄或苍白无华，神疲乏力，少气懒言，食少便溏，舌淡，脉细无力。

【证候分析】脾有统摄血液的功能，脾气亏虚，统血无权，则血溢脉外。溢于肠胃，则为便血；渗于膀胱，则见尿血；血渗毛孔而出，则为肌衄；由齿龈而出，则为齿衄；冲任不固，则妇女月经过多，甚或崩漏。食少便溏、神疲乏力、少气懒言、面色无华、舌淡苔白、脉细弱等症，皆为脾气虚弱之象。

【辨证要点】本证以脾气虚证和出血表现为审证要点。

【护理要点】采取益气摄血的治疗护理方法。

（1）观察病人出血的量、色、质，以及面色、神志、舌苔、脉象等变化情况。

（2）注意原发病的明确诊断、治疗与护理。

（3）出血量大或出血不止时，予以急救处理。

4. 脾阳虚证

脾阳虚证是指脾阳虚衰，失于温运，阴寒内生所表现的虚寒证候。本证多由脾气虚衰进一步发展而成；或过食生冷，外寒直中；或过用苦寒药物，损伤脾阳；或肾阳不足，命门火衰，火不生土所致。

【临床表现】食少，腹胀，腹痛绵绵，喜温喜按，畏寒怕冷，四肢不温，面白少华，或虚浮，口淡不渴，大便稀薄，甚至完谷不化，或肢体水肿，小便短少，或白带清稀量多，舌质淡胖或有齿痕，舌苔白滑，脉沉迟无力。

【证候分析】脾阳虚衰，运化无力，则食少腹胀，大便稀溏，甚至完谷不化；阳虚失运，寒从内生，寒凝气滞，则腹痛绵绵，喜温喜按；脾阳虚衰，温煦失职，则畏寒怕冷，四肢不温；脾阳虚弱，水湿不运，泛溢肌肤，则肢体水肿，小便短少；水湿下注，则带下清稀量多；阳虚气血不荣，水气上泛，则面白不华或虚浮，口淡不渴，舌质淡胖或有齿痕，舌苔白滑；脉沉迟无力，为阳虚失运之象。

表 7 - 14　脾气虚、脾虚气陷、脾不统血、脾阳虚证的鉴别表

证型	共同点	不同点
脾气虚	食少纳呆，食后脘腹胀满，少气懒言，四肢倦怠，大便溏薄，舌淡苔白，脉缓弱	水肿，消瘦，面色萎黄
脾阳虚		四肢不温，脘腹隐痛、喜温喜按，或见面浮肢肿，小便不利，或妇人白带清稀量多
脾不统血		便血，肌衄，或妇人月经过多，崩漏等各种出血症
脾虚气陷		脱肛，胃下垂，子宫脱垂，小便频数

【辨证要点】本证以脾虚失运，消化机能减弱与虚寒之象并见为辨证要点。

【护理要点】采取温补脾阳的治疗护理方法。

（1）居室宜温暖，注意休息，避免过劳。

（2）饮食宜温热、温补，忌生冷寒凉。

（3）可用针灸疗法和温热疗法缓解症状，如隔姜灸，以姜汤送服丸药等。

考点链接

1. 内脏下垂与下列哪脏的功能失调有关
A. 心　B. 肝　C. 脾　D. 肺　E. 肾
2. 脾不统血证的护理原则是
A. 温补脾阳　B. 补中益气升提　C. 温里散寒除湿　D. 益气摄血
E. 清热化湿

5. 寒湿困脾证

寒湿困脾证是指由于寒湿内盛，困阻脾阳，脾失温运等为主要表现的证候。本证多因淋雨涉水，居处潮湿，或气候阴雨，寒湿内侵，或饮食不节，过食生冷瓜果，致寒湿

停滞中焦，或嗜食肥甘，湿浊内生，困阻脾阳所致。

【临床表现】脘腹胀闷，口腻纳呆，泛恶欲呕，口淡不渴，腹痛便溏，头身困重，或小便短少，肢体肿胀，或身目发黄，面色晦暗不泽，或妇女白带量多，舌体淡胖，舌苔白滑或白腻，脉濡缓或沉细。

【证候分析】脾喜燥恶湿，寒湿困脾，运化失职，脾气郁滞，则脘腹胀闷；脾失健运，湿滞气机，则口腻纳呆；水湿下渗，则便溏；脾胃互为表里，湿困中焦，湿性重浊，阻遏阳气，则头身困重；寒湿困脾，脾不运湿，则肢体肿胀，小便短少；寒湿困阻中焦，肝胆疏泄失常，胆汁外溢，则身目发黄，面色晦暗不泽；寒湿下注，损伤带脉，带脉失约，则妇女带下量多；口淡不渴，舌体淡胖，舌苔白滑或白腻，脉濡缓或沉细，均为寒湿内盛之征。

【辨证要点】本证以脾胃纳运功能障碍及寒湿内盛的表现为审证要点。

【护理要点】采取燥湿散寒温脾的治疗护理方法。

（1）主要观察病人的饮食、肌肤、两目、寒热等表现。

（2）居住环境宜干燥温暖，空气清新。

（3）注意饮食卫生，饮食宜温热，忌油腻及生冷之品。

（4）有传染性者，应注意消毒、隔离。

6. 湿热蕴脾证

湿热蕴脾证是指湿热内蕴于中焦，脾胃运化功能失调所表现的证候。本证多因感受湿热之邪，或嗜食肥甘厚腻，饮酒无度，酿成湿热，内蕴脾胃所致。

【临床表现】脘腹胀闷，纳呆，恶心欲呕，口中黏腻，渴不多饮，肢体困重，便溏不爽，小便短黄，或身热不扬，汗出热不解，或面目肌肤发黄、颜色鲜明，或皮肤发痒，舌质红，苔黄腻，脉濡数或滑数。

【证候分析】湿热蕴结脾胃，受纳运化失职，升降失常，故脘腹痞闷，纳呆呕恶；脾为湿困，则肢体困重；湿热蕴脾，交阻下迫，故大便溏泄，小便短赤；湿热内蕴，熏蒸肝胆，致胆汁不循常道，外溢肌肤，故皮肤发痒，面目肌肤发黄，其色鲜明如橘色；湿遏热伏，热处湿中，湿热郁蒸，故身热起伏，汗出而热不解；舌红苔黄腻，脉濡数或滑数，均为湿热内盛之象。

表 7 – 15　寒湿困脾证与湿热蕴脾证鉴别表

证型	共同点	不同点
寒湿困脾	脘腹胀闷，食少便溏，呕恶，头身困重，小便短少，苔腻脉濡	口淡不渴，身肿，或肌肤面目发黄，黄色晦暗如烟熏，舌淡胖苔白，脉缓
湿热蕴脾		口黏而甜，尿黄，或面目肌肤发黄，黄色鲜明，皮肤发痒，或身热起伏，汗出热不解，舌红苔黄，脉数

【辨证要点】本证以脾胃运化功能障碍及湿热内蕴表现为审证要点。

【护理要点】采取清热化湿的治疗护理方法。

（1）主要观察病人的饮食、肌肤、两目、寒热等表现。

（2）居住环境宜干燥，空气清新。

（3）注意饮食及个人卫生，忌食辛辣、油腻之食物。

（4）注意休息，保持心情舒畅，忌抑郁、恼怒。

7. 胃阳虚证

胃阳虚证是指胃阳受损，虚寒内生，导致胃失和降所表现的虚寒证候。本证多因饮食失调，嗜食生冷，或过用苦寒、泻下之品，或脾胃素弱，阳气自衰，或久病失养，其他脏腑病变影响，伤及胃阳所致。

【临床表现】胃脘冷痛，绵绵不已，时发时止，喜温喜按，食后缓解，泛吐清水，或夹有不消化食物，食少脘痞，口淡不渴，倦怠乏力，畏寒肢冷，舌淡胖嫩，苔白，脉沉迟无力。

【证候分析】胃阳不足，虚寒内生，寒凝气机，则胃脘冷痛，性属虚寒，则疼痛绵绵不已，时作时止，喜温喜按，食后得热缓解；受纳腐熟功能减退，水谷不化，胃气上逆，则食少脘痞，呕吐清水，或夹有不消化食物；阳虚气弱，全身失于温养，功能减退，则畏寒肢冷，倦怠乏力；阳虚内寒，津液未伤，则口淡不渴；舌淡胖嫩，苔白，脉沉迟无力，为虚寒之象。

【辨证要点】本证以胃脘冷痛，喜温喜按与阳虚症状并见为辨证依据。

【护理要点】采取温补胃阳的治疗护理方法。

（1）居室宜偏温，注意保暖、避寒。

（2）饮食宜温补，多食红糖、羊肉、莲子、桂圆、大枣及姜、葱、胡椒、大蒜、韭菜等调味品，忌生冷。

（3）可配合腹部热敷。

8. 胃阴虚证

胃阴虚证是指因胃阴不足，胃失濡润，以致胃失通降所表现的虚热证候。本证多因热病后期，耗伤胃阴，或情志郁结，气郁化火，灼伤胃阴，或吐泻太过，伤及津液，或过食辛辣、香燥之品，或过用温燥药物，耗伤胃阴所致。

【临床表现】胃脘嘈杂，饥不欲食，或痞胀不舒，隐隐灼痛，干呕呃逆，口燥咽干，大便干结，小便短少，舌红少苔，脉细数。

【证候分析】胃喜润恶燥，以降为和。胃阴不足，虚热内生，热郁于胃，气失和降，则胃脘灼痛隐隐，嘈杂、痞胀不舒；胃中虚热扰动，消食较快，则有饥饿感，而胃失滋润，胃纳失职，则饥不欲食；胃失和降，胃气上逆，则干呕，呃逆；胃阴亏虚，津液不能上承，则口燥咽干；阴津不能下润肠道，则大便干结，小便短少；舌红少津，脉细数，为阴液不足之象。

【辨证要点】本证以胃失和降、津液亏损及虚热内扰并见为审证要点。

【护理要点】采取滋养胃阴的治疗护理方法。

（1）注意休息，病室应朝阳，避免劳累。

（2）多用润燥生津及清补饮食，如梨、百合、白木耳，适当进食果品，忌食辛辣、煎炸以及浓茶、咖啡等刺激性的燥热食品和饮料。

（3）胃酸缺乏者可于饭后吃少许山楂片或口含话梅，以酸甘助运。

9. 胃火炽盛证

胃火炽盛证是指胃中火热炽盛，胃失和降所表现的实热证候。本证多因过食辛辣温燥之品，积热生火，或情志不遂，肝郁化火犯胃，或邪热内侵，胃火亢盛所致。

【临床表现】胃脘灼痛、拒按，渴喜冷饮，或消谷善饥，或口臭，牙龈肿痛溃烂，齿衄，小便短黄，大便秘结，舌红苔黄，脉滑数。

【证候分析】火热之邪郁扰于胃，胃失和降，则胃脘灼痛、拒按；胃火炽盛，受纳腐熟功能亢进，则消谷善饥；胃火内盛，胃中浊气上冲，则口臭；胃经经脉络于龈，胃火循经上炎，则牙龈肿痛溃烂，齿衄；热盛伤津，则渴喜冷饮，大便秘结，小便短黄；舌红苔黄，脉滑数，为火热内盛之象。

表 7 – 16　胃阴虚证与胃火炽盛证鉴别表

证候	性质	相同点	不同点
胃阴虚证	虚火	胃脘灼痛，口燥咽干，	胃脘嘈杂，饥不欲食，干呕呃逆，舌红少津，脉细数
胃火炽盛证	实火	大便秘结，小便短黄	消谷善饥，或口臭，牙龈肿痛溃烂，齿衄，舌红苔黄，脉滑数

【辨证要点】本证以胃脘灼热疼痛及实火内炽见症为审证要点。

【护理要点】采取清胃泻火的治疗护理方法。

（1）居室宜凉爽通风、安静。

（2）饮食宜清凉清淡，忌酒及辛辣之物。

（3）消渴者，应着重做好饮食调护。

10. 胃寒证

是指由于寒邪侵犯胃肠，表现以脘腹冷痛为主症的实寒证候。本证多由过食生冷，或脘腹受冷，寒凝胃肠所致。

【临床表现】胃脘冷痛，痛势暴急，遇寒加剧，得温痛减，恶心呕吐，吐后痛缓，口淡不渴，或口泛清水，腹泻清稀，或腹胀便秘，面白或青，恶寒肢冷，舌苔白润，脉弦紧或沉紧。

【证候分析】寒邪在胃，胃阳被困，故胃脘冷痛；遇寒则邪更盛，得温则寒气散，故遇寒痛增而得温则减；胃气上逆，则恶心呕吐；寒伤胃阳，水饮不化，随胃气上逆，则口泛清水；吐后气滞暂得舒畅，故吐后痛减；寒不伤津，则口淡不渴；寒伤阳气，水湿下注，则腹泻清稀；寒凝气机，大肠传导失司，则腹胀便秘；寒邪阻遏，阳气不能外达，血行不畅，则恶寒肢冷，面白或青；舌苔白润，脉弦紧或沉紧，为阴寒内盛，凝阻气机之象。

【辨证要点】本证以胃脘冷痛及实寒证并见为审证要点。

【护理要点】采取温胃散寒的治疗护理方法。

（1）居室偏温，注意保暖，避免寒邪侵袭加重病情。

（2）饮食宜温热，多食生姜、红糖、红茶等，忌食生冷瓜果。

（3）胃脘部可用热熨法，或配合穴位针灸以止痛。

（4）服药宜热服。

11. 食滞胃肠证

食滞胃肠证是指饮食停积胃肠，以脘腹痞胀疼痛，呕泻酸馊腐臭等为主要表现的证候。又称食滞胃脘证。本证多因饮食不节，暴饮暴食，食积不化所致，或因素体胃气虚弱，稍有饮食不慎即停滞难化而成。

【临床表现】脘腹胀满疼痛、拒按，厌食，嗳腐吞酸，呕吐酸馊食物，吐后胀痛得减，或腹痛肠鸣，矢气臭如败卵，泻下不爽，大便酸腐臭秽，舌苔厚腻，脉滑或沉实。

【证候分析】食滞胃肠，胃失和降，气机不通，则脘腹胀满疼痛，拒按；食积于内，不能受纳，则厌食；胃中未消化之食物夹腐浊之气上逆，则嗳腐吞酸或呕吐酸馊食物；吐后宿食得以排出，则胀痛可减；食滞肠道，阻塞气机，则腹痛，肠鸣，泻下不爽；腐败食物下注，则泻下酸腐臭秽；胃肠秽浊之气上蒸，则舌苔厚腻；脉滑或沉实，为食积之征。

【辨证要点】本证以脘腹胀满疼痛，呕吐酸腐食臭为审证要点。此外，注意询问有无伤食病史，对诊断本证亦有重要意义。

【护理要点】采取消食导滞的治疗护理方法。

(1) 及时清理呕吐物，保持居室空气清新、整洁卫生。

(2) 暂时停止进食，病情缓解后可给予少量流质、半流质饮食。

(3) 胃脘胀满者，可用探吐法，使胃中停滞物吐出。

案例分析

　　林某，男，42 岁。胃脘部疼痛已 10 余年，多在受凉或吃冷食后发作，疼痛较剧，喜暖喜按，食欲尚好，大便正常，舌质淡苔白润，脉沉弦。

　　思考与分析：该患者病在哪一脏腑？为何证？如何护理？

四、肝与胆病辨证施护

肝位于右胁，胆附于肝。肝的主要生理功能是主疏泄，主藏血；开窍于目，在体合筋，其华在爪。胆的主要生理功能是贮藏和排泄胆汁，主决断。肝与胆通过经脉相互络属构成表里关系，生理上相互联系，病理上相互影响。

肝的病变主要表现在疏泄失常、藏血失职等方面，常见症状有精神抑郁、急躁易怒、胸胁少腹胀满、眩晕、手足抽搐、肢体震颤，以及目疾、月经不调、睾丸疼痛等。胆的病变主要表现在胆汁疏泄失常及情志异常，引起口苦、发黄、胆怯易惊、失眠等。

肝的病证有虚证、实证及本虚标实证。虚证多由久病失养，或他脏病变累及肝脏所致，或失血等导致肝阴、肝血亏虚；实证多由情志所伤，或湿热、寒、火等邪内犯，表现为气郁、气逆、火炎等各种证候；而肝阳上亢及肝风内动证，则属本虚标实证。

（一）护理措施

1. 病情观察　主要观察精神情志与面色、目睛、皮肤、小便、经带、胁肋等表现；

注意中风、出血、痉厥等的先兆及其表现。

2. 起居护理 肝病病人应保证休息，劳逸适度，重症者应卧床休息。重视环境、居室及个人卫生。

3. 饮食护理 饮食宜清淡，慎食油腻，戒酒。注意饮食卫生，不食不洁之品，对湿热、肝郁诸证，忌食辛辣动火之食物。

4. 情志护理 忌抑郁，戒恼怒。引导病人参加健康的文体、社交活动，善于控制情绪变化。对慢性肝病病人应给以安慰，帮助病人树立信心，配合治疗与护理。

5. 其他 疏肝药物多辛散疏利，不应过用、久用，以免辛燥伤阴。加强基础护理及对症护理，对传染性肝病应注意消毒、隔离。

（二）辨证施护

1. 肝血虚证

肝血虚证是指由于肝血不足，所系的组织器官失养所表现的证候。本证多因脾胃虚弱，气血生化不足，或因失血过多，或因久病、重病，失治、误治，伤及营血所致。

【临床表现】头晕眼花，视力减退或夜盲，或见肢体麻木，关节拘急，手足震颤，肌肉瞤动，皮肤瘙痒，或妇女月经量少、色淡，甚则经闭，爪甲不荣，面白无华，唇舌色淡，脉细。

【证候分析】肝开窍于目，肝血不足，目失所养，则目眩，视物模糊或夜盲；血虚不能上荣头面，则头晕，面白无华，唇舌色淡；肝在体合筋，其华在爪，筋、爪失养，则肢体麻木，关节拘急，手足震颤，肌肉瞤动，爪甲不荣；女子以肝为先天，肝血不足，冲任失养，血海空虚，则月经量少，色淡，甚则闭经；舌淡，脉细，为血虚之象。

【辨证要点】本证以筋脉、目、爪甲失于濡养的见症及血虚表现为审证要点。

【护理要点】采取养血柔肝的治疗护理方法。

（1）适当休息，避免劳累。

（2）饮食宜多食桂圆、红枣、莲子、黑木耳等补血之品。

（3）适当活动或进行穴位按摩。

2. 肝阴虚证

肝阴虚证是指肝阴不足，阴不敛阳，虚热内扰所表现的虚弱证候。本证多因情志不遂，气郁化火，耗伤肝阴，或热病后期，灼伤阴液，或肾阴不足，水不涵木，累及肝阴所致。

【临床表现】头晕眼花，两目干涩，视力减退，或胁肋隐隐灼痛，面部烘热或两颧潮红，或手足蠕动，口咽干燥，五心烦热，潮热盗汗，舌红少苔，脉弦细数。

【证候分析】肝阴不足，不能上濡头目，则头晕眼花，两目干涩，视力减退；肝络失养，虚火内灼，则胁肋隐隐灼痛，五心烦热，潮热盗汗；筋脉失养，则手足蠕动；虚火上炎，则面部烘热或两颧潮红；阴液不能上承，则口燥咽干；舌红少津，脉弦细数，为肝阴不足，虚热内盛之象。

表 7 – 17　肝阴虚证与肝血虚证鉴别表

证候	共同点	不同点
肝阴虚	头昏目眩，视物模糊，面色无华，爪甲不荣，肢体麻木，筋脉拘挛，月经量少	经闭，失眠，舌淡，脉细
肝血虚		颧红，手足心热，舌红苔少而干，脉细数

【辨证要点】本证以头目、筋脉、肝络失于滋润的见症及阴虚内热的表现为审证要点。

【护理要点】采取滋阴养肝的治疗护理方法。

（1）适当休息，避免劳累。

（2）饮食宜清淡，富有营养，忌食辛辣、香燥、酒等。

（3）可适当活动或进行穴位按摩。

（4）积极治疗与护理原发病。

3. 肝阳上亢证

肝阳上亢证是指肝肾阴亏，不能制阳，致使肝阳偏亢所表现的上实下虚的证候。又称阴虚阳亢证。本证多因性急多怒，气郁化火，耗伤肝肾之阴，或因平素肾阴亏虚，或房劳过度伤肾，或年老肾阴亏虚，水不涵木，阴不制阳，肝阳偏亢所致。

【临床表现】眩晕耳鸣，头目胀痛，面红目赤，急躁易怒，失眠多梦，头重脚轻，腰膝酸软，舌红少津，脉弦有力或弦细数。

【证候分析】肝为刚脏，体阴用阳。肝阳升发太过，血随气逆，冲扰于头，则眩晕耳鸣，头目胀痛，面红目赤；阳亢扰动心神、肝魂，则急躁易怒，失眠多梦；肾阴亏于下，肝阳亢于上，则头重脚轻；肝肾不足，筋骨失养，则腰膝酸软；舌红少津，脉弦无力或弦细数，为肝阳亢盛，肝肾阴亏之征。

【辨证要点】本证以头目眩晕、胀痛，头重脚轻，腰膝酸软等为审证要点。

【护理要点】采取平肝潜阳的治疗护理方法。

（1）重点观察面色、神志、血压及肢体运动与感觉等变化情况。

（2）病室环境宜安静，光线柔和，避免强光和噪声刺激。

（3）做好情志护理，消除不良情志刺激，忌暴喜暴怒，思虑过度。

（4）饮食宜清淡、易消化，禁辛辣刺激及肥甘厚味之品。

（5）平时动作宜轻柔和缓，尤其是在卧位或坐位时不可猛然起立，以防跌仆。养成规律的生活习惯，保持大便通畅。

4. 肝风内动（肝阳化风、热极生风、血虚生风、阴虚动风）

肝风内动证泛指因风阳、火热、阴血亏虚等所致，以肢体抽搐、眩晕、震颤等为主要表现的证候。根据病因病性、临床表现的不同，常可分为肝阳化风证、热极生风证、血虚生风证、阴虚动风证四种类型（表 7 – 18）。

肝阳化风多由素体阴虚，肝阳偏亢，化火生风所致；热极生风多因热邪亢盛，燔灼肝经，热陷心包所致；血虚生风多由久病或失血等因素而致肝血亏虚，筋脉失养所致；阴虚动风多因外感热性病后期，阴液耗损，或内伤久病，阴液亏虚，致使筋脉失养而成。

表7-18　肝阳化风、热极生风、血虚生风、阴虚动风的临床表现

证候	临床表现
肝阳化风	眩晕欲仆，头痛如掣，肢体麻木，手足震颤，舌红，脉弦细。若突然昏倒，舌强不语，口眼歪斜，半身不遂，则为中风
热极生风	高热，烦渴，抽搐，项强，两目上翻，甚则神志昏迷，角弓反张，舌红苔黄，脉弦数
血虚生风	头目眩晕，视物模糊，面色不华，肢体麻木或震颤，肌肉跳动或皮肤瘙痒，舌淡脉细
阴虚动风	手足蠕动，眩晕耳鸣，潮热颧红，口燥咽干，形体消瘦，舌红少津，脉细数

【证候分析】肝阳化风：肝阳上亢，气血上壅，则眩晕欲仆、头痛、面赤；阴亏筋脉失养，则项强，肢体震颤，手足麻木；肝脉络舌本，风阳扰络，则语言謇涩；舌红，脉弦细有力，为阳亢阴虚化风之征。若肝阳暴升，气血逆乱，肝风夹痰，蒙蔽心神，则突然昏仆，喉中痰鸣；风痰窜扰经络，经脉不利，则口眼㖞斜，半身不遂，舌强语謇。

热极生风：热邪蒸腾，充斥三焦，故高热。热陷心包，则神昏，躁犹如狂；热灼肝经，引动肝风，而见手足抽搐，颈项强直，角弓反张，两目上视，牙关紧闭等筋脉挛急的表现。

血虚生风、阴虚动风可参考肝血虚、肝阴虚的证候分析。

【辨证要点】肝阳化风以平素即有头晕目眩等肝阳上亢之症，突见动风之象，甚或猝然昏倒，半身不遂为辨证依据；热极生风以高热兼见动风之象为审证要点；血虚生风以动风兼血虚表现为辨证依据；阴虚动风以动风兼有阴虚之象为审证要点。

【护理要点】肝阳化风证，应采取平肝潜阳息风的治疗护理方法；热极生风证，应采取清热泻火息风的治疗护理方法；血虚生风、阴虚动风参考肝血虚、肝阴虚的护理要点。

（1）密切观察神志、面目、呼吸、语言、体温、肢体活动及血压、皮肤、舌象等方面的表现，做好随时救治的准备。

（2）保持环境安静，避免一切不良因素刺激。

（3）指导、协助病人适当的活动肢体、翻身等，并采取合理体位。

（4）做好口腔、皮肤等护理。

（5）饮食宜流质、清淡，多食新鲜蔬菜，忌油腻、辛辣、烟酒之类。

（6）配合针刺、推拿等疗法，协助恢复功能。

5. 肝气郁结证

肝气郁结证是指由于肝的疏泄功能异常，疏泄不及而致气机郁滞所表现的证候。本证多因精神刺激，情志不遂，或病邪侵扰，阻遏肝脉，或其他脏腑病变的影响，使肝气郁结，失于疏泄、条达所致。

【临床表现】情志抑郁，善太息，胸胁、少腹胀满疼痛，走窜不定。或咽部有异物感，或颈部瘿瘤、瘰疬，或胁下痞块。妇女可见乳房胀痛，月经不调，痛经，甚则闭经。舌苔薄白，脉弦。

【证候分析】肝主疏泄，调畅气机，肝失疏泄，气机郁滞，故胸胁、少腹胀满疼痛，走窜不定；肝调畅情志，肝气郁滞，则情志抑郁、善太息；气郁生痰，痰气交阻于咽喉，则咽部异物感；痰气搏结于颈部，则见颈部瘿瘤、瘰疬；若气滞日久成瘀，阻于胁下，则见胁下肿块；女子以肝为先天，以血为本，肝气郁滞，血行不畅，故见乳房胀痛，痛经，月经不调；舌苔薄白，脉弦，为肝气郁滞之征。

【辨证要点】本证以情志抑郁，胸胁或少腹胀痛、窜痛，或妇女月经失调等表现为审证要点。

【护理要点】采取疏肝理气解郁的治疗护理方法。

（1）保持室内安静，禁止喧哗，病室光线宜暗，避免强烈光线刺激。

（2）疏导情志，促进心情舒畅，避免不良因素刺激。

（3）加强病情，尤其是局部体征的观察，以便及时诊治。

（4）饮食宜清淡，忌食煎炸、肥甘厚腻之物；多食萝卜、金橘、山楂等具有行气、解郁、消食、醒神作用的食物，忌食南瓜、芋头、红薯、土豆等淀粉类易壅阻气机的食物。

（5）适当进行锻炼，如气功、慢跑、广场舞等，既能增强体质，又能多交朋友，使心情舒畅。

知识链接

女科圣药——逍遥丸

逍遥丸源于宋代《太平惠民和剂局方》，清代著名医家叶天士赞其为"女科圣药"。此方由柴胡、当归、白芍、白术（炒）、茯苓、薄荷、煨生姜、炙甘草组成，专为肝郁脾虚、脾失健运之证而设，具有舒肝解郁、健脾养血的功效，为调和肝脾的名方，更是妇科调经的常用方，备受历代医家的推崇。

6. 肝火炽盛证

肝火炽盛证是指由于肝经火盛，气火上逆，而表现以火热炽盛于上为特征的证候。又称肝火上炎证，简称肝火证。本证多因情志内伤，郁而化火，或饮食不节，过食辛辣肥甘，或嗜酒，酿热化火，传至肝脉，或素体肝阳偏亢，阳亢助火，以致肝火上扰所致。

【临床表现】头晕胀痛，急躁易怒，面红目赤，口苦口干，耳鸣如潮，甚或突发耳聋，失眠，噩梦纷纭，或胁肋灼痛，或吐血、衄血，大便秘结，小便短赤，舌红苔黄，脉弦数。

【证候分析】肝火循经上攻头目，气血涌盛络脉，故头晕胀痛，急躁易怒，面红目赤；下灼两胁，则胁肋灼痛；热扰心神，则不眠或噩梦纷纭；肝热移胆，胆热上扰，则口苦咽干；胆经入耳，胆热上攻，则耳鸣如潮，甚或突发耳聋；火热伤津，则大便秘结，小便短黄；火热迫血妄行，则吐血衄血；舌红苔黄，脉弦数，乃肝经火盛之征。

表 7 – 19 肝火炽盛证与肝阳上亢证鉴别表

证候	病理性质	相同点	不同点
肝阳上亢证	上实下虚	头晕耳鸣、头目胀痛，面红目赤，急躁易怒，失眠多梦	腰膝酸软，头重脚轻，舌红少津
肝火炽盛证	实热		胁肋灼痛，吐血衄血，大便秘结，小便短黄，口苦咽干，舌红苔黄

【辨证要点】本证以肝经循行部位表现的实火炽盛症状为审证要点。

【护理要点】采取清肝泻火的治疗护理方法。

（1）重点观察头、目、情绪、出血等方面的表现。

（2）环境宜凉爽、清静。

（3）避免情绪刺激，保持心情舒畅。

（4）出血者，应及时止血，并按血证护理。

7. 肝胆湿热证

肝胆湿热证是指由于湿热蕴结肝胆，疏泄功能失职所表现的证候。多因感受湿热之邪，或嗜食辛辣肥甘，酿湿生热，或脾失健运，湿邪内生，郁而化热，致使湿热蕴结肝胆而致。

【临床表现】胁肋胀痛，或有痞块，口苦，腹胀，纳少呕恶，大便不调，小便短赤，舌红苔黄腻，脉弦数。或寒热往来，或身目发黄，或阴囊湿疹，或睾丸肿胀热痛，或带浊阴痒等。

【证候分析】湿热蕴结肝胆，肝气失于疏泄，气滞血瘀，故胁肋痛，或见痞块；肝木犯脾，脾运失健，胃失和降，故纳少，呕恶，腹胀；胆气上溢，可见口苦；湿热内蕴，湿重于热则大便偏溏，热重于湿则大便不爽；膀胱气化失司则小便短赤；邪居少阳半表半里，邪正相持不下，则寒热往来；胆汁不循常道而外溢肌肤，则身目发黄；肝脉绕阴器，湿热随经下注，则见阴部湿疹或睾丸肿胀热痛，妇女则见带浊阴痒；舌红苔黄腻，脉弦数，均为湿热内蕴肝胆之证。

【辨证要点】本证以胁肋胀痛，厌食腹胀，身目发黄，阴部瘙痒及湿热内蕴征象为审证要点。

【护理要点】采取清泻肝胆湿热的治疗护理方法。

（1）重点观察寒热、皮肤、黄疸、小便及饮食口味的表现与变化。

（2）饮食应卫生、清淡，不宜油腻、生冷，忌辛辣、烟酒。可给予山楂、菠萝、萝卜等食品以开胃、助消化。

（3）加强皮肤护理，防止因皮肤瘙痒而抓伤破损，必要时可涂止痒剂。

（4）有传染性者，采取隔离措施。按时消毒餐具、衣物和居室。

五、肾与膀胱病辨证施护

肾位于腰部，主要生理功能是藏精，主生长发育、生殖，主水，主纳气；开窍于耳及二阴，在体合骨，其华在发。膀胱位于耻骨后，主要生理功能是贮存和排泄尿液。肾与膀胱通过经脉相互络属构成表里关系，生理上相互联系，病理上相互影响。

肾的病变主要表现为生殖机能、生长发育、水液代谢及呼吸功能的异常，常见症状有腰膝酸软或痛、耳鸣耳聋、发脱齿摇、阳痿遗精、经少、经闭、不孕不育、水肿、呼多吸少、二便异常等。膀胱的病变主要表现为贮存、排泄尿液的异常，常见症状有尿频、尿急、尿痛、尿闭等。

肾的病证多为虚证，由禀赋不足，或年幼精气未充，或老年精气亏损，或房事不节等导致肾的阴、阳、精、气亏损所致。膀胱的病证多为实证，由湿热等病邪蕴结膀胱所致。

（一）护理措施

1. 病情观察　观察小便、水肿、腰痛、耳鸣耳聋等情况及其变化。对二便失禁、呕逆尿闭、喘促欲脱等危候，应高度重视，及时施救。

2. 起居护理　注意休息，慎起居、节房事，避免劳欲过度。

3. 饮食护理　根据病人证候的不同，区别食用温补阳气或滋养阴精之品。

4. 情志护理　保持心情舒畅，戒妄想、紧张、恐惧等不良情绪。对慢性久病者，应多加安慰，帮助病人树立信心，配合治疗与护理。

5. 其他　服用滋补类药剂，应文火久煎、浓煎。补肾汤药，宜饭前温服。

（二）辨证施护

1. 肾阴虚证

肾阴虚证是指由于肾阴亏损，失于滋养，虚热内生所表现的证候。本证多由久病失养，或素体虚弱，肾阳不足，气化失常所致。

【临床表现】腰膝酸软，头晕耳鸣，齿松，发脱，男子阳强易举，遗精、早泄，女子经少或经闭、崩漏，失眠，健忘，口干咽燥，形体消瘦，五心烦热，潮热盗汗，骨蒸发热，午后颧红，小便短黄，舌红少津、少苔或无苔，脉细数。

【证候分析】肾外应于腰，主骨，生髓，通于脑，开窍于耳，其华在发。肾阴不足，机体失养，则见腰膝酸软而痛，眩晕耳鸣，齿松发脱，失眠多梦；阴虚相火妄动，扰动精室，则男子遗精，早泄；女子以血为用，阴亏则经血来源不足，故经量减少，甚至闭经；阴虚火旺，迫血妄行，则女子崩漏；肾阴亏虚，虚火内生，则口燥咽干，形体消瘦，五心烦热，潮热盗汗，或骨蒸发热，午后颧红，溲黄便干；舌红少津，少苔或无苔，脉细数皆为阴虚内热之征。

【辨证要点】本证以腰膝酸痛，眩晕耳鸣，男子遗精，女子月经失调，并伴见虚热之象为辨证依据。

【护理要点】采取滋补肾阴的治疗护理方法。

（1）注意观察面色、体温的变化。

（2）病室温度宜略低，空气宜湿润。注意休息，慎起居、节房事，避免劳欲过度。

（3）饮食宜滋补，可食甲鱼、胎盘，以及猪、牛、羊的脊髓等补肾填精。忌煎炸、酒酪之品。

> **知识链接**
>
> **六味地黄丸**
>
> 　　六味地黄丸是补肾常用方剂，由宋代"儿科之圣"钱乙创立。本方脱胎于张仲景之"肾气丸"，由熟地、山药、山茱萸三味补药和茯苓、丹皮、泽泻三味泻药组成，能滋阴补肾。原用治小儿先天不足、发育不良诸证，现广泛适用于临床各科肾阴虚证。

2. 肾阳虚证

肾阳虚证是指由于肾阳虚衰，温煦失职，气化失权所表现的一类虚寒证候。本证多由素体阳虚，或年高肾亏，或久病伤肾，以及房劳过度等，日久伤及肾阳所致。

【临床表现】腰膝酸软冷痛，畏寒肢冷，尤以下肢为甚，神疲乏力，面色㿠白或黧黑；或男子阳萎，早泄，精冷不育，女子宫寒不孕；或见大便稀溏，完谷不化；或小便频数、清长，夜尿增多，舌淡胖苔白，脉沉迟无力，尺部尤甚。

【证候分析】腰为肾之府，肾居下焦，肾阳虚衰，不能温养腰府及下半身，则腰膝酸软冷痛，畏寒肢冷，下肢尤甚；阳虚气弱，则神疲乏力；气血不能上荣于面，则面色㿠白；若肾阳虚极，阴寒内盛，浊阴弥漫肌肤，则见面色黧黑；肾主生殖，肾阳不足，命门火衰，生殖机能减退，男子则阳痿，早泄，精冷不育，女子则宫寒不孕，性欲减退；肾主二阴司二便，肾阳不足，温化无力，二便失调，故见大便稀溏，完谷不化，小便频数、清长，夜尿增多；舌淡胖苔白，脉沉细无力，尺部尤甚皆为肾阳不足之象。

表 7-20　肾阴虚证与肾阳虚证鉴别表

证型	共同点	不同点
肾阴虚	精神疲乏、腰膝酸软（肾虚象）	头晕目眩，耳鸣，低热，颧红，口干，盗汗，手足心热，舌红，脉细数（阴虚生内热）
肾阳虚		畏寒肢冷，腰膝冷痛，男子阳痿，早泄，女子宫寒不孕，小便清长，夜尿多，或尿少水肿，舌淡苔白，脉沉迟，尺部弱（阳虚生外寒）

【辨证要点】本证以性功能与生殖机能减退，并伴见形寒肢冷、腰膝酸冷等虚寒之象为审证要点。

【护理要点】采取温补肾阳的治疗护理方法。

（1）注意观察面色、体温、二便的变化。

（2）病室温度宜略高，要防寒保暖，注意休息，节制房事。

（3）饮食宜温补，忌食生冷、油腻。

（4）可配合针灸、推拿、刮痧、局部热敷等。

知识链接

五更泻

五更泻即清晨五更时泄泻，又名"晨泻""鸡鸣泻"，主要原因是肾阳虚，命门火衰，不能温养脾胃，故亦称"肾泻"。常在早晨五点到七点的时候，肠鸣脐痛，泻后痛减，大便稀薄，伴有不消化食物，形寒肢冷，腰膝酸冷，疲乏无力，小便清长，夜尿频多，舌淡胖或有齿痕，脉沉细无力等证。治宜温肾暖脾，涩肠止泻，代表方剂"四神丸"。

3. 肾虚水泛证

肾虚水泛证是指由于肾阳亏虚，气化失权，水湿泛溢所表现的证候。本证多由久病失养，或素体虚弱，肾阳不足，气化失常所致。

【临床表现】腰膝酸软，身体水肿，腰以下尤甚，按之没指，小便短少，畏寒肢冷，腹部胀满，或心悸气短，喘咳痰鸣，舌质淡胖，苔白滑，脉沉迟无力。

【证候分析】肾为水脏，主水液代谢，肾阳不足，气化失职，水湿内停，泛溢肌肤，故身体水肿；湿性趋下，易袭阴位，故腰以下尤甚，按之没指；肾阳不足，不能温煦，故畏寒肢冷；肾主骨，外应于腰，故腰膝酸冷；水湿停滞，阻滞气机，则腹部胀满；水气凌心，则心悸气短；湿聚成痰，痰阻气道，则咳喘痰鸣；肾阳亏虚，膀胱气化不足，故小便短少；舌质淡胖，苔白滑，脉沉迟无力为肾阳不足、水湿内停之征。

【辨证要点】本证以水肿，腰以下为甚，并伴见腰膝酸冷，畏寒肢冷等虚寒之象为辨证依据。

【护理要点】采取温肾利水的治疗护理方法。

（1）病室宜向阳、温暖，防寒保暖，预防外邪侵袭。重症病人要卧床休息。对高度水肿者，慎防皮肤破损。长期卧床者，要防止压疮发生。下肢肿甚者，应抬高下肢。

（2）注意观察水肿、皮肤、小便、呼吸等表现。

（3）饮食宜温热、忌生冷、瓜果，常用扁豆、大枣、胡桃、蛋、牛羊肉等补中、益气、温阳之品。低盐或无盐。摄水量应遵循量出为入的原则。

4. 肾精不足证

肾精不足证是指由于肾精亏损，表现以生长发育迟缓，生殖机能低下，早衰为主症的一类证候。本证多因禀赋不足，先天发育不良，或后天调养失宜，或房劳过度，或久病伤肾所致。

【临床表现】小儿发育迟缓，身体矮小，囟门迟闭，智力低下，骨骼痿软，动作迟钝；男子精少不育，女子经闭不孕，性功能低下；成人早衰，耳鸣耳聋，健忘恍惚，两足痿软，发脱齿摇，神情呆钝，舌淡，脉细弱。

【证候分析】肾为先天之本，肾精不足则无以化气生血，充肌长骨，故小儿发育迟缓，身材矮小，囟门迟闭，骨骼痿软；肾精不足，不能生髓充脑实骨，则小儿智力低下，成人神情呆钝，健忘恍惚，动作迟缓；肾主生殖，肾精亏，则性功能减退，男子见精少不育，女子见经闭不孕；肾主骨，其华在发，齿又为骨之余，肾精不足，骨、发失养，故足痿无力，发脱齿摇；肾开窍于耳，肾精不足，则耳鸣耳聋；舌淡，脉细弱为肾精不足之征。

【辨证要点】此证以小儿生长发育迟缓，成人生殖机能低下及早衰为辨证要点。

【护理要点】采取填补肾精的治疗护理方法。

（1）注意观察生长发育、面色、齿、耳等情况。

（2）注意休息，节制房事，避免过劳。

（3）饮食多吃补肾填精之品，如：核桃、黑芝麻、山药、黑豆、百合、猪腰、枸杞子等。

知识链接

小儿五迟五软

五迟、五软是小儿生长发育障碍的一种病症。五迟是指立迟、行迟、语迟、发迟、齿迟；五软是指头项软、口软、手软、足软、肌肉软。五迟以发育迟缓为特征，五软以痿软无力为主症，两者既可单独出现，也可并见。其病因多由先天肾精不足所致，少数由后天因素引起。包括现代医学的先天性甲状腺功能低下、脑性瘫痪、佝偻病、精神发育迟滞等各种疾病。

5. 肾气不固证

肾气不固证是指肾气亏虚，固摄无权所表现的证候。本证多因年老肾气亏虚，或先天禀赋不足，肾气未充，或房事过度，或久病伤肾所致。

【临床表现】腰膝酸软，神疲乏力，耳鸣失聪，小便频数而清，或尿后余沥不尽，或遗尿，或夜尿频多，或小便失禁，男子滑精、早泄，女子月经淋漓不尽，或白带清稀量多，或胎动易滑，舌淡苔白，脉沉弱。

【证候分析】肾气亏虚，膀胱失约，故小便频数而清长，或尿后余沥不尽，或夜尿频多，甚则遗尿，小便失禁；肾气不足，精关不固，故见男子滑精、早泄；肾虚而冲任亏损，下元不固，则带下清稀量多，月经淋漓不尽，或胎动易滑；腰膝酸软，神疲乏力，耳鸣失聪，舌淡苔白，脉沉弱，为肾气虚衰之征。

【辨证要点】以腰膝酸软，小便、精液、经带、胎气不固，与气虚症并见为辨证依据。

【护理要点】采取补肾固摄的治疗护理方法。

（1）病室宜安静，空气流通。

（2）劳逸结合，节制房事。

（3）食疗以温补及固摄食物为主。

6. 肾不纳气证

肾不纳气证是指肾气虚衰，摄纳无能，气不归原所表现的证候。又称肺肾气虚证。

本证多由咳喘日久及肾，或年老肾虚，或他脏久病，劳伤肾气所致。

【临床表现】久病咳喘，呼多吸少，气不得续，动则喘甚，伴腰膝酸软，或见自汗神疲，乏力懒言，声音低怯，舌淡苔白，脉沉弱，或见气短息促，面赤心烦，咽干口燥，舌红，脉细数；或见喘息剧烈，冷汗淋漓，肢冷面青，脉浮大无根。

【证候分析】肺主气，司呼吸，肾主纳气。肾虚摄纳无权，气不归原，故呼多吸少，气不得续，动则耗气，故动则喘甚；肾虚，则腰膝酸软；若肾偏阳虚，阳虚气弱，则自汗神疲，乏力懒言，声音低怯，舌淡苔白，脉沉弱；若肾偏阴虚，阴虚内热，则气短息促，面赤心烦，咽干口燥，舌红，脉细数；若肾虚至极，则见喘息剧烈，冷汗淋漓，肢冷面青，脉浮大无根等阳气暴脱之证。

【辨证要点】以久病咳喘，呼多吸少，气不得续，动则喘甚为辨证依据。

【护理要点】采取补肾纳气的治疗护理方法。

（1）室内空气宜新鲜，避免烟雾、灰尘及异味刺激。

（2）观察呼吸、咯痰情况。对喘脱危候，应密切观察，配合医生积极救治。

（3）可选用核桃、芝麻、蛤蚧、动物肾脏以补肾纳气，忌烟酒。

7. 膀胱湿热证

膀胱湿热证是指由于湿热蕴结膀胱，气化不利所表现的以小便异常为主症的一类证候。本证多因外感湿热，侵袭膀胱，或饮食不节，湿热内生，下注膀胱所致。

【临床表现】尿频尿急，小腹胀痛，尿道灼痛，小便黄赤短少，或浑浊，或尿血，或有砂石，可伴有发热，腰部胀痛，舌红，苔黄腻，脉滑数。

【证候分析】湿热蕴结膀胱，热迫尿道，故尿频尿急，排尿艰涩，尿道灼痛；湿热内蕴，膀胱气化失司，故尿液黄赤短少或混浊，小腹胀痛；湿热伤及血络则尿血；湿热久郁不解，煎熬尿中杂质而成砂石，则尿中可见砂石；湿蕴郁蒸，热淫肌表，可见发热，波及肾脏，则见腰痛。舌红苔黄腻，脉滑数为湿热内蕴之象。

表 7 – 21　膀胱湿热证与小肠实热证的鉴别表

证型	共同点	不同点
膀胱湿热证	排尿艰涩，尿道灼痛，小便黄赤短少，尿血，舌红苔黄，脉数	尿频，尿急，或浑浊，或有砂石，小腹胀痛迫急，或伴见发热，腰痛
小肠实热证		心烦口渴，口舌生疮

【辨证要点】本证以尿频、尿急、排尿灼痛，并伴见湿热之象为审证依据。

【护理要点】采取清利湿热的治疗护理方法。

（1）病室要通风、干燥、凉爽。注意个人卫生，保持外阴清洁，及时更换内裤。

（2）注意观察面色、体温，以及小便的量、色、质等情况。

（3）饮食宜清淡，忌烟酒、辛辣、油腻。宜选用偏凉且有滑利、渗湿作用之品，如菠菜、芹菜、冬瓜、雪梨、西瓜等。多饮水或绿茶。

六、脏腑兼病辨证施护

凡两个或两个以上脏腑的病证并见者，称为脏腑兼病。脏腑兼病，在临床上甚为多见，其证候也较为复杂。一般以脏与脏、脏与腑的兼病居多。现对临床最常见的脏腑兼病加以论述。其证候分析及护理要点可参考脏腑病辨证施护内容，此处不再论述。

（一）心肺气虚证

指由于心肺两脏气虚，表现以心悸、咳喘为主症的虚弱证候。本证多因久病咳喘，劳伤心肺，或年老体弱，或禀赋不足，或劳倦太过，损伤心肺所致。

【临床表现】心悸，胸闷，咳喘，气短，动则加重，吐痰清稀，神疲乏力，声低懒言，自汗，面色淡白，舌淡苔白，或唇舌淡紫，脉沉弱或结代。

【辨证要点】以心悸、咳喘，伴见气虚证为辨证依据。

（二）心脾两虚证

指心血不足，脾气虚弱导致的心神失养、脾失健运及统血失常的虚弱证候。本证多由久病失调，思虑劳倦过度，或因饮食不节，损伤脾胃，生化不足，或慢性出血，血亏气耗，渐致心脾气血两虚。

【临床表现】心悸怔忡，失眠多梦，头晕健忘，食欲不振，腹胀便溏，神疲乏力，或见皮下紫斑，女子月经量少色淡、淋漓不尽，面色萎黄，舌质淡嫩，脉细弱。

【辨证要点】以心悸失眠等心血虚证兼见食少、腹胀、出血等脾气虚证为辨证依据。

（三）心肝血虚证

指由于心肝血液亏虚，导致心神和肝脉失养的血虚证候。本证多因思虑过度，暗耗心血，或失血过多，或脾虚不能生血，或久病亏损所致。

【临床表现】心悸健忘，失眠多梦，头晕目眩，视物模糊，或肢体麻木、震颤，或女子月经量少色淡，甚则闭经，面白无华，爪甲不荣，舌质淡白，脉细。

【辨证要点】以心悸、失眠、眩晕、肢麻与血虚证并见为辨证依据。

（四）心肾不交证

指心肾水火既济失调所表现的心肾阴虚阳亢的虚热证候。本证多因忧思劳神太过，郁而化火，耗伤心肾之阴；或因虚劳久病，房室不节等导致肾阴亏损，虚阳亢动，上扰心神所致。

【临床表现】心烦不寐，惊悸多梦，健忘，头晕耳鸣，腰膝酸软，或梦遗，咽干口燥，五心烦热，潮热盗汗，便结尿黄，舌红，少苔或无苔，脉细数。

【辨证要点】以心烦失眠，多梦遗精，腰膝酸软与阴虚证并见为辨证依据。

（五）心肾阳虚证

指心肾阳气不足，导致血瘀和水湿内停所表现的虚寒证候。本证多因心阳虚衰，病久及肾，或因肾阳亏虚，气化无权，水气凌心所致。

【临床表现】心悸怔忡，胸闷气喘，肢体水肿，小便不利，神疲乏力，腰膝冷痛，畏寒肢冷，唇甲青紫，舌淡紫，苔白滑，脉弱。

【辨证要点】以心悸，水肿，腰膝冷痛，与虚寒证并见为辨证依据。

（六）肺脾气虚证

指肺脾两脏气虚，而致肺失宣降，脾失健运的虚弱证候。本证多因久病咳喘，肺虚及脾，或饮食不节，劳倦伤脾，累及于肺所致。

【临床表现】久咳不止，气短而喘，咯痰清稀，食欲不振，食少，腹胀，便溏，或面浮肢肿，声低懒言，神疲乏力，面白无华，舌质淡，苔白滑，脉细弱。

【辨证要点】以咳喘气短，食少便溏，与气虚证并见为辨证依据。

（七）肺肾气虚证

指肺肾两脏气虚，纳气无力，导致以短气喘息为主要表现的虚弱证候。又称肾不纳气证。本证多因久病咳喘，耗伤肺气，病久及肾，或年老肾虚，或先天禀赋不足，致使肾气虚弱，摄纳无权而成。

【临床表现】久病咳喘，呼多吸少，气不接续，动则喘甚，吐痰清稀，语声低怯，神疲乏力，自汗，腰膝酸软，或尿随咳出，舌淡，脉弱。

【辨证要点】以久病咳喘，呼多吸少，动则喘甚，与气虚证并见为辨证依据。

（八）肺肾阴虚证

指肺肾两脏阴液不足，虚热内扰，肺失宣降所表现的虚热证候。本证多因燥热，痨虫耗伤肺阴，或久病咳喘，损伤肺阴，病久及肾，或房劳过度，肾阴耗伤，不能上润，由肾及肺所致。

【临床表现】咳嗽痰少，或痰中带血，或声音嘶哑，腰膝酸软，形体消瘦，口燥咽干，骨蒸潮热，颧红盗汗，男子遗精，女子经少，舌红少苔，脉细数。

【辨证要点】以咳嗽少痰，腰膝酸软，遗精，与阴虚证并见为辨证依据。

（九）脾肾阳虚证

指脾肾两脏阳气虚衰，失于温煦所表现的虚寒证候。本证多因脾肾久病伤阳，或久泄久痢，或水邪久停，伤及脾肾之阳，以致脾肾两脏阳虚而成。

【临床表现】腰膝、下腹冷痛，畏寒肢冷，久泄久痢，或五更泄泻，完谷不化，便质清冷，或全身水肿，小便不利，面色㿠白，舌淡胖，苔白滑，脉沉迟无力。

【辨证要点】以久泄久痢，水肿，腰腹冷痛，与虚寒证并见为辨证依据。

（十）肝肾阴虚证

指肝肾阴液不足，阴不制阳，虚热内生所表现的虚热证候。本证多因久病失调，阴液亏虚，或房事不节，耗伤肾阴，或情志内伤，化火伤阴，或热病日久，灼伤肝肾之阴所致。

【临床表现】头晕目眩，耳鸣，健忘，胁痛，两目干涩，腰膝酸软，咽干口燥，失眠多梦，低热或五心烦热，颧红盗汗，男子遗精，女子月经量少，舌红少苔，脉细数。

【辨证要点】以腰膝酸软，眩晕，耳鸣，遗精等，与阴虚内热证并见为辨证依据。

（十一）肝脾不调证

指肝失疏泄，脾失健运所表现的证候。又称肝郁脾虚证、肝脾不和证。本证多因情志不遂，郁怒伤肝，肝失条达，横乘脾土，或饮食不节，劳倦太过，损伤脾气，脾失健运，土反侮木，肝失疏泄所致。

【临床表现】胸胁胀满窜痛，善太息，情志抑郁，或急躁易怒，食少腹胀，肠鸣矢气，便溏不爽，或腹痛欲泻、泻后痛减，或大便溏结不调，舌苔白，脉弦或缓。

【辨证要点】以胸胁胀满，情志抑郁，腹胀，便溏等为辨证依据。

（十二）肝胃不和证

指肝失疏泄，胃失和降所表现的证候。又称肝气犯胃证、肝胃气滞证。本证多由情志不遂，肝气郁结，横逆犯胃，胃失和降所致。

【临床表现】胃脘、胸胁胀满疼痛，走窜不定，嗳气，吞酸嘈杂，呃逆，不思饮食，情绪抑郁，善太息，或烦躁易怒，舌淡红，苔薄黄，脉弦。

【辨证要点】以脘胁胀痛，嗳气，吞酸，情绪抑郁等为辨证依据。

（十三）肝火犯肺证

指肝火炽盛，上逆犯肺，致使肺失清肃所表现的实热证候。本证多因郁怒伤肝，气郁化火；或邪热蕴结肝经，上逆犯肺所致。

【临床表现】咳嗽阵作，痰黄黏稠，甚则咳血，胸胁灼痛，急躁易怒，头胀头晕，面红目赤，口苦口干，舌红，苔薄黄，脉弦数。

【辨证要点】以胸胁灼痛，急躁易怒，咳嗽阵作，与实热证并见为辨证依据。

第三节 辨体施护

一、体质的概念

"体"是指具有生命活力的形体、身体；"质"指"特质""性质"。体质，也称禀赋、禀质、气禀、形质、气质等。体质是指人体在生命过程中，在先天遗传和后天获得的基础上形成的形态结构、生理功能和心理活动方面相对稳定的固有特性。

二、体质的标志

1. 体质的评价指标　体质的标志，通过体质的构成要素来体现。因此，当评价一个人的体质状况时，应从形态结构、生理功能、心理活动等方面进行综合评价。

表7－22　体质评价指标

评价指标	评价内容
身体的形态结构状况	形态、体格、体型、内部结构和功能的完整性、协调性
身体的功能水平	机体的新陈代谢和各器官、系统的功能
身体的素质及运动能力水平	速度、力量、耐力、灵敏性、协调性及走、跳、跑、投、攀越等身体的基本活动能力
心理的发育水平	智力、情感、行为、感觉、个性、性格、意志等
适应能力	对自然环境、社会环境和各种精神心理环境的适应能力及对病因、疾病损害的抵抗、调控能力、修复能力

2. 健康体质的标志　健康体质是指人体在充分发挥遗传潜力的基础上，经过后天的积极培育，使机体的形态结构、生理功能、心理状态以及适应能力等各方面得到全面发展、处于相对良好的状态，即形神统一的状态。世界卫生组织提出了衡量人体健康的具体标志：

（1）精力充沛，能从容不迫地应付日常生活和工作。

（2）处事乐观，态度积极，乐于承担任务而不挑剔。

（3）善于休息，睡眠良好。

（4）应变能力强，能适应各种环境。

（5）对一般感冒和传染病有一定的抵抗力。

（6）体重适当，体型匀称，头、臂、臀比例协调。

（7）眼睛明亮，反应敏锐，眼睑不发炎。

（8）牙齿清洁，无缺损，无疼痛，齿龈颜色正常，无出血。

（9）头发光泽，无屑。

（10）肌肉、皮肤有弹性，走路轻松。

三、体质的分类及调护

（一）平和质

【临床表现】面色、肤色润泽，头发稠密有光泽，目光有神，鼻色明润，嗅觉通利，唇色红润，不易疲劳，精力充沛，耐受寒热，睡眠良好，胃纳佳，二便正常，舌色淡红，苔薄白，脉和缓有力。

【心理特征】性格随和开朗。

【发病倾向】平素患病较少。

【对外界环境适应能力】对自然环境和社会环境适应能力较强。

【护理要点】采取中庸之道的治疗护理原则。

1. 不要常吃过冷、过热或不干净的食物，粗、细粮食要合理搭配，少食过于油腻及辛辣之物。

2. 一般选择温和的锻炼方式，运动强度不要太大，如年轻人可适当跑步、打球、老年人可适当散步、打太极拳等。

（二）气虚质

【临床表现】平素语音低弱，气短懒言，容易疲乏，精神不振，易出汗，舌淡红，舌边有齿痕，脉弱。

【心理特征】性格内向，不喜冒险。

【发病倾向】易患感冒、内脏下垂等病；病后康复缓慢。

【对外界环境适应能力】不耐受风、寒、暑、湿邪。

【护理要点】采取健脾补气的治疗护理方法。

1. 可多食具有益气健脾作用的食物，如黄豆、白扁豆、鸡肉、香菇、大枣、桂圆、蜂蜜等。少食具有耗气作用的食物，如槟榔、空心菜、萝卜等。

2. 可做一些柔缓的运动，如散步、慢跑、太极拳等，以改善体质。

3. 劳逸结合，避免汗出当风，预防感冒。

（三）阳虚质

【临床表现】平素畏冷，手足不温，喜热饮食，精神不振，舌淡胖嫩，脉沉迟。

【心理特征】性格多沉静、内向。

【发病倾向】易患痰饮、肿胀、泄泻等病；感邪易从寒化。

【对外界环境适应能力】耐夏不耐冬；易感风、寒、湿邪。

【护理要点】采用温阳散寒的治疗护理方法。

1. 居住环境应空气流通，秋冬注意保暖。

2. 多食牛肉、羊肉、狗肉、鳝鱼、韭菜、生姜、辣椒、芫荽、葱、蒜、花椒、胡椒等甘温益气之品。少食黄瓜、柿子、冬瓜、藕、莴苣、梨等生冷寒凉食物，少饮绿茶。

3. 可做一些舒缓柔和的运动。夏天不宜做过分剧烈的运动，冬天避免在大风及空气污染的环境中锻炼。

（四）阴虚质

【临床表现】手足心热，口燥咽干，鼻微干，喜冷饮，大便干燥，舌红少津，脉细数。

【心理特征】性情急躁，外向好动，活泼。

【发病倾向】易患虚劳、失精、不寐等病；感邪易从热化。

【对外界环境适应能力】耐冬不耐夏；不耐受暑、热、燥邪。

【护理要点】采用滋阴降火的治疗护理方法。

1. 居室环境应安静、湿润。

2. 多食瘦猪肉、鸭肉、龟、鳖、绿豆、冬瓜、赤小豆、百合等甘凉滋润之品。少食羊肉、狗肉、韭菜、辣椒、葱、蒜等性温燥烈之品。

3. 只适合做中小强度、间断性的身体锻炼。

4. 注意情志护理，让患者多听一些激扬、高亢、豪迈的音乐，调节好情绪。避免争吵，减少激怒。

（五）痰湿质

【临床表现】面部皮肤油脂较多，多汗且黏，胸闷，痰多，口黏腻或甜，喜食肥甘甜黏，苔腻，脉滑。

【心理特征】性格偏温和、稳重，多善于忍耐。

【发病倾向】易患消渴、中风、胸痹等病。

【对外界环境适应能力】对梅雨季节及潮湿环境适应能力差。

【护理要点】采用化痰驱湿的治疗护理方法。

1. 居室要干爽，空气流通，及时更换衣物。不宜久居湿地，冒雨涉水。

2. 饮食以清淡为原则，少食肥肉及甜、黏、油腻的食物。可多食葱、蒜、海藻、海带、冬瓜、萝卜、金橘、芥末等食物。

3. 坚持运动锻炼，如散步、慢跑、打乒乓球、羽毛球、游泳、练武术等。

4. 此型患者多形体肥胖，要鼓励患者保持心态平和。

（六）湿热质

【临床表现】面垢油光，易生痤疮，口苦口干，身重困倦，大便黏滞不畅或燥结，小便短黄，男性易阴囊潮湿，女性易带下增多，舌质偏红，苔黄腻，脉滑数。

【心理特征】容易心烦急躁。

【发病倾向】易患疮疖、黄疸、热淋等病。

【对外界环境适应能力】对夏末秋初湿热气候，湿重或气温偏高环境较难适应。

【护理要点】采取清热利湿的治疗护理方法。

1. 居室要干爽，不宜在闷热、潮湿的环境中久留，盛夏暑湿较重的季节，减少户外活动时间。

2. 饮食以清淡为原则，可多食赤小豆、绿豆、空心菜、苋菜、芹菜、黄瓜、丝瓜等甘寒、甘平的食物。少食羊肉、狗肉、鳝鱼、韭菜、生姜、芫荽、辣椒、酒、胡椒、花椒、蜂蜜等甘酸滋腻之品及火锅、烧烤等食物。

3. 应戒烟限酒，不要熬夜、过于劳累。

4. 注意皮肤的清洁卫生。

（七）血瘀质

【临床表现】肤色晦暗，色素沉着，容易出现瘀斑，口唇黯淡，舌黯或有瘀点，舌下脉络紫黯或增粗，脉涩。

【心理特征】易烦，健忘。

【发病倾向】易患癥瘕及痛证、血证等。

【对外界环境适应能力】不耐受寒邪。

【护理要点】采取活血化瘀的治疗护理方法。

1. 应避风、避寒，注意保暖。

2. 可多食黑豆、海藻、海带、紫菜、萝卜、橙子、柚子、山楂、玫瑰花、绿茶等具有活血、散结、行气、疏肝解郁作用的食物。

3. 多进行一些有助于促进气血运行的运动项目。

4. 适当进行保健按摩，可使经络畅通。

（八）气郁质

【临床表现】神情抑郁，情感脆弱，烦闷不乐，舌淡红，苔薄白，脉弦。

【心理特征】性格内向不稳定、敏感多虑。

【发病倾向】易患脏躁、梅核气、百合病及郁证等。

【对外界环境适应能力】对精神刺激适应能力较差；不适应阴雨天气。

【护理要点】采用疏肝理气的治疗护理方法。

1. 居室环境安静、空气流通、照明充足。

2. 多食小麦、芫荽、葱、蒜、黄花菜、海带、海藻、萝卜、金橘、山楂、槟榔、玫瑰花等行气、解郁、消食、醒神之品。

3. 多交朋友，多参加群众性的体育运动项目，如打球、跳舞、下棋等。做好心理疏导，让病人保持心情舒畅。

4. 睡前避免饮茶、咖啡等提神醒脑的饮料。

（九）特禀质

【临床表现】过敏体质者常见哮喘、风团、咽痒、鼻塞、喷嚏等；患遗传性疾病者有垂直遗传、先天性、家族性特征；患胎传性疾病者具有母体影响胎儿个体生长发育及相关疾病特征。

【心理特征】随禀质不同情况各异。

【发病倾向】过敏体质者易患哮喘、荨麻疹、花粉症及药物过敏等；遗传性疾病如血友病、先天愚型等；胎传性疾病如五迟（立迟、行迟、发迟、齿迟和语迟）、五软（头软、项软、手足软、肌肉软、口软）、解颅、胎惊等。

【对外界环境适应能力】适应能力差，如过敏体质者对易致过敏季节适应能力差，易引发宿疾。

【护理要点】

1. 保持室内清洁，空气清新，避免接触各种致敏物，如花粉、油漆等。不宜养宠物。

2. 少食荞麦、蚕豆、白扁豆、牛肉、鹅肉、鲤鱼、虾、蟹、酒、辣椒、浓茶、咖啡等辛辣之品、腥膻、发物及含致敏物质的食物。

3. 保持充足的睡眠时间，增强体质。

 课堂互动

　　请应用辨体施护知识，测出自己及家人的体质类型，并制定出相应的养生保健措施。

【同步训练】

1. 下列何证表现为恶寒（或恶风），发热，舌苔薄白，脉浮
　　A. 里证　　　　　B. 表证　　　　　C. 寒证　　　　　D. 虚证　　　　　E. 虚证
2. 阳证一般不出现下列哪项
　　A. 心烦不宁　　B. 畏寒肢凉　　C. 尿黄便秘　　D. 脉数有力　　E. 壮热
3. 患者面赤身热，口渴饮冷，烦躁不宁，尿黄便干，舌红苔黄，脉数。此属
　　A. 热证　　　　　B. 寒证　　　　　C. 虚证　　　　　D. 表证　　　　　E. 阴证
4. 下列各项，不属于实证临床表现的是
　　A. 五心烦热　　B. 大便秘结　　C. 小便不通　　D. 痰涎壅盛　　E. 腹痛拒按
5. 下列各项，不属于虚证临床表现的是
　　A. 五心烦热　　B. 舌嫩少苔　　C. 腹胀满不减　　D. 声低息微　　E. 面色苍白
6. 下列各项，不属于里证临床表现的是
　　A. 恶寒发热　　B. 口渴饮冷　　C. 胃痛喜按　　D. 舌红苔黄　　E. 脉洪大
7. 下列各项，不是鉴别寒证和热证的要点是
　　A. 身热与身冷　　B. 面赤与面白　　C. 口渴与不渴
　　D. 舌苔黄与白　　E. 头痛与不痛
8. 下列哪项不属于八纲辨证所应辨析的内容
　　A. 病性的寒热　　B. 病变的吉凶　　C. 邪正的盛衰
　　D. 病情的类别　　E. 病位的深浅
9. 亡阳证汗出特点是
　　A. 白天汗出，动则加重　　　　　B. 睡时汗出，醒则自止
　　C. 蒸蒸汗出　　　　　　　　　　D. 汗出而黏
　　E. 汗冷质稀
10. 患者形体消瘦，头晕目眩，口燥咽干，心悸失眠，潮热盗汗，两颧潮红，舌红少苔，脉细数。辨证为
　　A. 阳虚　　　　　B. 气虚　　　　　C. 阴虚　　　　　D. 血虚　　　　　E. 表证
11. 下列各项，不属于肝郁气滞证表现的是
　　A. 胸胁胀痛　　B. 头痛眩晕　　C. 胸闷叹息
　　D. 月经不调　　E. 咽部异物感
12. 下列各项，不属于肝火炽盛证表现的是

    A. 头晕胀痛　　　B. 面红目赤　　　C. 口干口苦　　　D. 胁肋灼痛　　　E. 腰膝酸软

13. 心悸，心胸憋闷作痛，体胖，身重困倦，脉沉滑，其证候是

    A. 瘀阻心脉　　　B. 痰阻心脉　　　C. 寒凝心脉　　　D. 气滞心脉　　　E. 心气虚证

14. 心血虚、心阴虚、心气虚、心阳虚四证的共同表现为

    A. 心悸　　　　　B. 心痛　　　　　C. 心烦　　　　　D. 失眠　　　　　E. 盗汗

15. 风寒犯肺证和风热犯肺证的共同症状是

    A. 咳嗽气喘　　　B. 鼻流清涕　　　C. 身痛无汗　　　D. 咯痰稀白　　　E. 咽喉肿痛

16. 下列何证可见咳喘胸闷，痰多黄稠，发热口渴，舌红苔黄，脉滑数等

    A. 肺气虚证　　　B. 痰热壅肺证　C. 风热犯肺证　D. 寒痰阻肺证　E. 肺阴虚证

17. 下列何证表现为纳呆，脘痞，呕恶，身热起伏，尿黄便溏，苔黄腻

    A. 湿热蕴脾证　　B. 膀胱湿热证　C. 肝胆湿热证

    D. 大肠湿热证　　E. 寒湿困脾证

18. 下列各项，除哪项外均属于脾虚气陷证的常见临床表现

    A. 脘腹坠胀，食后益甚　　　　　B. 便意频数，肛门重坠

    C. 久泻不止，脱肛　　　　　　　D. 子宫脱垂、胃下垂等

    E. 恶心呕吐

19. 某男孩8岁，近日脘腹胀满，嗳气厌食，嗳出酸腐气味，大便不调，苔厚腻，脉滑。此属

    A. 胃阳虚证　　　B. 湿热蕴脾证　C. 食滞胃脘证　D. 胃火炽盛证　E. 胃阴虚证

20. 下列各项，哪项不是胃火炽盛证的护理要点

    A. 居室宜安静、凉爽　　　　　　B. 饮食宜清凉清淡

    C. 忌辛辣刺激之食物　　　　　　D. 多饮水

    E. 宜多食生姜、红糖等温热食物

21. 大肠湿热证不可能出现下列何症状

    A. 里急后重　　　B. 肛门灼热　　　C. 舌苔薄白　　　D. 下利脓血　　　E. 腹痛

22. 患者二十天前出现高热，大汗出等症，经治疗后，现自觉虚羸少气，不欲饮食，舌光红无苔，脉细数无力为

    A. 真虚假实　　　B. 实证转虚　　　C. 实证夹虚　　　D. 虚证转实　　　E. 虚实并重

23. 下列哪项不属于肾阴虚的临床表现

    A. 五心烦热　　　B. 腰膝酸软　　　C. 潮热盗汗　　　D. 小便清长　　　E. 两颧潮红

24. 下列哪项不属于膀胱湿热证的特征

    A. 尿频　　　　　B. 尿急　　　　　C. 尿痛

    D. 尿血或尿有沙石　　　　　　　E. 尿液清长量多

25. 以下哪项不是肝风内动的常见类型

    A. 热极生风　　　B. 肝阳化风　　　C. 阴虚动风　　　D. 血虚生风　　　E. 外感风邪

26. 患者头晕目眩，两目干涩，视力减退，面部烘热，胸肋灼痛，口燥咽干，五心烦热，潮热盗汗，舌红少津。此宜辨证为

A. 肝血虚　　　B. 肺阴虚　　　C. 肝阴虚　　　D. 胃阴虚　　　E. 心阴虚

27. 血瘀质患者的面色是
    A. 面色淡白　　　B. 面红目赤　　　C. 面色萎黄
    D. 面色晦暗，易色素沉着　　　E. 面垢油光，易生痤疮

28. 下列哪项不属于气虚体质的表现
    A. 全身机能活动低下　　　　B. 少气懒言，语音低弱
    C. 神疲乏力，自汗　　　　　D. 活动后诸症加重
    E. 脉象有力

29. 气郁质病人的护理原则是
    A. 疏肝理气　　　B. 活血化瘀　　　C. 清热利湿　　　D. 滋阴降火　　　E. 健脾补气

30. 除哪项外均为湿热体质的护理要点
    A. 清淡饮食　　　B. 居室宜干爽　　　C. 戒除烟酒
    D. 居室应安静、湿润　　　　E. 注意皮肤的清洁卫生

（郝庆芝　刘爱军）

第八章　中医防治与护理总则

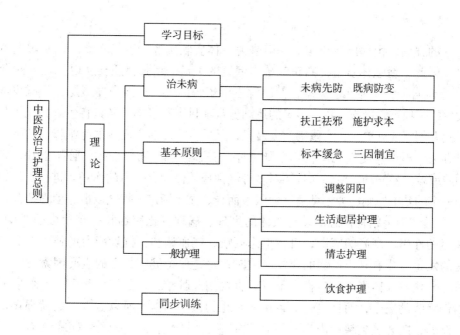

学习目标

1. 了解治未病的含义。
2. 掌握中医护理的基本原则。
3. 了解中医一般护理的内容。

第一节　治　未　病

中医学不仅重视疾病的治疗与护理，更重视疾病的预防。预防为主、防治结合，是我国卫生工作的重要方针之一。《素问·四气调神大论》中就提出："圣人不治已病治未病，不治已乱治未乱……夫病已成而后药之，乱已成而后治之，譬犹渴而穿井，斗而铸锥，不亦晚乎！"强调防重于治的思想，生动地指出"治未病"的重要意义，这种"未雨绸缪"的防重于治的思想观点，对于指导中医的护理实践具有重要的现实意义。

中医的预防护理，包括未病先防和既病防变两方面内容。

一、未病先防

未病先防是指机体在未病之前，采取各种预防措施以防止疾病的发生。

疾病的发生关系到正气和邪气两个方面，邪气侵入是导致疾病发生的重要条件。但正气不足是疾病发生的内在原因和根据，正如《素问·刺法论》中所说："正气存内，邪不可干。"《素问·评热病论》曰："邪之所凑，其气必虚"，因此，未病先防除了要避免邪气侵入外，更重要的是提高正气，使人体气血阴阳调和，从而增强机体的抗病能力。

（一）扶正气抗邪气

正气的强弱，由体质所决定。一般来说，体质壮实者，正气充盛；体质虚弱者，正气不足。因此，增强体质是提高正气抗击邪气的关键。增强体质要从以下几方面做起。

1. 锻炼身体 生命在于运动，健康源于锻炼，因此，加强身体锻炼，是减少或防止疾病发生的一项重要措施。我国传统的运动健身项目丰富多彩，各具特色。如在古代导引术的基础上创立的五禽戏、八段锦、太极拳，及后世不断演变而成的呼吸操、广播操等多种健身方法，不仅能使气机调畅，血脉流通，关节滑利，筋骨强劲，脏腑强壮，体质增强，预防或减少疾病的发生，而且还对多种慢性病的治疗有一定的作用。进行身体锻炼时应遵循一定的基本原则，即运动适度、因人而异、循序渐进、持之以恒、动静结合。

2. 调摄情志 精神情志活动与机体的生理、病理变化密切相关。积极乐观的情绪、开朗豁达的性格、高尚的情操，可使情志调畅、气血调和，抗病能力增强，或有利于防止疾病的发生，或有利于疾病的康复，同时，也是保持健康长寿的重要因素之一。而超常的情志变化对人体则十分有害，不仅会直接伤及脏腑，引起气机紊乱，气血阴阳失调而致内伤疾病的发生，而且也是导致疾病恶化的重要因素。所以自古人们就强调对内在精神的调养，既要做到精神内守，不贪欲妄想，安定清净，又要注意避免不良情志刺激，自我调摄，提高自身对不良情志刺激的耐受力、保持情绪的稳定，这样才可以达到预防疾病、祛病延年的目的。

知识链接

五禽戏：我国最早的具有完整功法的仿生医疗健身体操。东汉医学家华佗通过模仿虎、鹿、熊、猿、鸟（鹤）五种动物的动作创编而成。锻炼时讲究全身放松，意守丹田，呼吸均匀，做到外形和神气都要像五禽，达到外动内静，动中求静，刚柔并济，内外兼备的效果。

八段锦：形成于12世纪，古人把这套动作比喻为"锦"，意为动作舒展优美，如锦缎般优美、柔顺，又因为功法共为八段，每段一个动作，故名为"八段锦"。分坐势和站势两种：坐势练法恬静，运动量小，适于起床前或睡觉前穿内衣锻炼。站势运动量大，适于各种年龄、各种身体状况的人锻炼。

3. **起居有常** 起居有常是指要根据四时气候变化来安排作息时间，养成有规律的起居习惯，尽力做到定时起床、睡眠、工作、学习、锻炼，提高对自然环境变化的适应能力，这样可使正气充盛，减少疾病的发生。清代名医张隐庵说："起居有常，养其神也；不妄作劳，养其精也。"说明起居规律，劳逸有度，对调养人体的神气有重要意义。人们若能起居有常，合理作息，就能保养神气，使人体精神充沛，生命力旺盛。反之，起居无常，不遵循自然规律和人体常度来安排作息，天长日久则神气衰败，机体抵抗力下降，易于生病。

4. **调理饮食** 中医提倡饮食有节，是指饮食要做到有节度与节制，即定时定量、不过饥过饱、不过冷过热、不暴饮暴食、食物种类与调配合理、不偏嗜。饮食有节既可调养脾胃，又能使气血化生有源，脏腑功能强盛，神旺体健。若经常饮食过饱，可导致消化不良，不仅影响脾胃化生气血的功能，还可导致过度肥胖等病证。若饮食不足，则可致气血化生乏源，抗病能力下降，产生诸多疾病。

5. **药物预防** 《素问》中有运用"小金丹"预防疫病传染的记载。11世纪我们的祖先就发明了"人痘接种法"，用于预防天花，成为世界免疫学"人工免疫法"的先驱。近年来，运用中草药预防疾病，已经越来越引起医学界的广泛重视，并得到很大的发展，如用贯众、板蓝根或大青叶等预防流感，用茵陈、栀子预防肝炎，用马齿苋预防细菌性痢疾等，都取得了较好的效果。

（二）顺四时避邪气

邪气是导致发病的重要条件，有时甚至起着主导作用。所以，未病先防除了要增强体质，提高机体的抗病能力外，还应注意预防邪气的侵害。

中医护理学的整体观念依据"天人相应"，提倡"虚邪贼风，避之有时"，这是预防疾病和养生所必须遵循的重要原则。由于四季气候有寒热温凉的变化，因此，必须随之采取相应措施，以保护身体健康，防止病邪的侵害。如春天应注意避风邪，夏天要防暑降温，秋天注意防止燥邪犯肺，冬天应注意防寒保暖。在反常气候或遇到传染病流行时，更要避之有时，有的传染病还应隔离治疗等。如时行感冒流行时，应尽量减少在公共场所活动，以免感邪发病；痄腮流行期间，应避免小儿与患病者接触，或接触时注意防护等，都是防止疾病发生的重要措施。对体弱多病者，中医又常以针灸、推拿及中药的"冬病夏治""夏病冬治"等预防治疗和护理方法，来提高机体对气候寒热变化的适应力，避免外邪的侵袭而发病。

二、既病防变

既病防变，就是在疾病发生后，争取早期治疗，防止疾病的发展与传变，达到早日痊愈的目的。

（一）早期诊治

疾病初期，病情多轻，正气未衰，早期积极治疗，疾病容易治愈。如果不及时诊治，病邪就有可能由表到里，由轻到重，治疗也就愈加困难。如《素问·阴阳应象大论》中提到："邪风之至，疾如风雨，故善治者治皮毛，其次治肌肤，其次治筋脉，其次治六腑，其次治五脏。治五脏者，半死半生也。"

（二）防止传变

是指根据疾病的传变与发展规律，采取措施先安未受邪之地，以防止疾病的进一步发展和传变。疾病的传变往往有一定规律，其中外感热病多按六经或卫气营血传变规律传变；内伤杂病则多以脏腑、五行生克规律和经络传变。因此，掌握疾病的传变规律，在治疗及调护时就可以采取有效的措施，控制疾病的发展和传变。《金匮要略》指出："见肝之病，知肝传脾，当先实脾。"意思是临床治疗肝病时，常需配合健脾和胃之法，以调理脾胃，使脾气旺盛不受邪侵，则可防止肝病传脾。这是五行相克规律预防疾病传变的具体应用。在临床护理工作中，要密切观察病情变化，掌握疾病发生发展和传变规律，以免病邪步步深入，侵犯内脏，使病情愈加严重，给治疗和护理增加困难。

第二节　基本原则

护理的基本原则是用以指导护理疾病的总则，是确立护理方法的依据。它是在整体观念和辨证施护精神指导下而制定的调护疾病的法则，对指导临床护理工作有重要意义。临床常遵循的护理原则主要有扶正祛邪、施护求本、标本缓急、三因制宜、调整阴阳等几个方面。

一、扶正祛邪

任何疾病发生发展的过程，都是正气与邪气矛盾双方相互斗争的过程。邪正斗争的胜负，决定着疾病的进退。邪胜于正则病进，正胜于邪则病退。因而治疗疾病，就要扶助正气，祛除邪气，改变邪正双方的力量对比，使疾病向痊愈方向转化。所以，扶正祛邪是指导临床护理的一个重要原则。

（一）扶正

扶正即扶助正气，是针对正气虚所确立的基本原则，即"虚则补之"。采用补益法，如益气、养血、滋阴、补阳等，提高人体正气，增强抗邪能力，以达到战胜疾病、恢复健康的目的。适用于以正气虚弱为主而邪气轻微或邪气已除而正气尚虚的虚证。

（二）祛邪

祛邪即祛除病邪，是针对邪气盛所确立的基本原则，即"实则泻之"。采用祛邪法，如发汗、攻下、祛痰、活血化瘀等，祛除病邪，以达到邪去正安的目的。适用于以邪实为主而正气未衰的实证。

（三）扶正与祛邪兼施

适用于正虚邪实，但二者均不甚重的病证。在具体应用时，应分清是以正虚为主，还是以邪实为主。正虚为主的，应以扶正为主，兼顾祛邪；而邪实为主的，则以祛邪为主，兼以扶正。如气虚之人感受风寒，应以发散风寒祛邪为主，兼以补气顾虚；又如脾虚不运，致饮食停积，则应以补益脾胃治虚为主，同时加入适量的消导之品祛其实，如此可获佳效。扶正与祛邪并用时，必须以"扶正不留邪，祛邪不伤正"为原则。因扶正不当，易使邪气留恋；祛邪不当，易耗伤正气。临床必须辨清证候，根据具体情况灵活运用。

二、施护求本

本，是指疾病的根本、本质。施护求本，即护理患者时，必须寻找出疾病发生的根本原因，针对其根本原因进行治疗。这是中医护理学辨证施护的一个根本原则。

在一般情况下，多数疾病的临床表现与它的本质是一致的，但也有些疾病出现某些和本质相矛盾的表现，即在症状上出现了假象，这时在确立护理原则时，就应该对假象进行分析，寻找疾病的本质真相，再针对其本质进行护理。

（一）正护

所谓正护，是指逆疾病的证候性质而治的一种护理法则，故又称逆护。即采用与疾病证候性质相反的方法进行护理。适用于疾病的现象与本质相一致的病证。正护法是临床最常用的一种治疗法则。常用的正护法有以下四种。

1. 热者寒之　是指用寒凉的护理方法护理热性病证。如热证患者给予清凉饮料，物理降温，调低病室温度，清淡饮食等护理方法。

2. 寒者热之　是指用温热的护理方法护理寒性病证。如寒证用药时温服、加以盖被，避风，饮热粥热水以助汗出邪退等。

3. 虚则补之　是指虚损性病证出现虚象，用补益方法来护理。如气虚用益气的食物，血虚用补血的饮食，对各种正气亏虚的病证进行相应地调护。

4. 实则泻之　是指实性病证出现实象，用攻逐邪实的方法调护。

（二）反护

反护，是指疾病的临床表现和它的本质不相一致情况下的护法，又称"从护法"，即顺从疾病的假象而定的护理方法，适用于疾病的现象与本质不完全一致的病证。包含以下四种。

1. 热因热用　是指用热性药物、温热法来治疗和护理具有假热征象的病证，又称为以热治热。适用于阴寒内盛，格阳于外，反见热象的真寒假热证。如阴寒内盛，格阳于外而出现的烦热、面赤、脉大等假热征象。由于阳虚寒盛是其本质，故同时见有下利清谷，小便清长，四肢厥冷等内真寒的表现。治用温热药，或温热护理法，如加盖衣被，饮食宜温热等护其真寒，真寒一去则假热自然就会消除。

2. 寒因寒用 是指用寒性药物、寒凉法治疗和护理具有假寒征象的病证，又称为以寒治寒。适用于里热极盛，阳盛格阴，反见寒象的真热假寒证。如热厥证，因里热太甚，格阴于外，而致阳气不能畅达四肢，出现四肢厥冷，脉沉等症状。很似寒证，但仔细观察发现病人同时又有壮热心烦，口渴喜冷饮，小便短赤，大便干结等热象，则知其本质是热盛。故治疗和护理上应用寒凉的药物或方法治其真热，如护理时注意穿衣宜稍少，室温宜偏凉，饮食上给予清凉饮料，汤药凉服等。真热祛除，四肢厥冷等假寒之象也随之消失。

3. 塞因塞用 即以补开塞，是指用补益的药物治疗和护理具有闭塞症状的虚性病证。适用于因虚而致闭塞症状的真虚假实证。其塞而不通实质上是假象，又称"假塞"证，或"假实"证。如中气不足、脾阳不运，可致腹胀便秘，此时应用补中益气、温运脾阳的治疗和护理方法，而不能用通利的方法，否则会更加耗伤脾气。

4. 通因通用 即以通治通，是指用通利的药物治疗和护理具有实性通泻症状的病证。适用于因实邪内阻出现通泻症状的真实假虚证。如因瘀血内滞所致的崩漏等实性病证，治疗和护理上可采用消食导滞、活血化瘀等攻下法祛除病邪。病邪一去，通泻的症状自然会停止。

三、标本缓急

在复杂多变的病证中，应仔细分辨其标本缓急，来确定治疗上的先后主次。标本缓急的原则是：凡标病不急者，当用缓则护其本；标病甚急者，应用急则护其标；标本并重者，则用标本兼护。

（一）急则护标

急则护标是指在标病紧急的情况下，有可能危及生命，或后发之标病影响到先发之本病的治疗时，采用先护标的方法，待标病缓解后，再来护本病。例如大出血患者，出血量很多，甚至危及生命，无论属于何种出血，均应采取应急措施，先止血以护标，待血止而病情缓解后，再护其本病。

（二）缓则治本

缓则护本是指在治病求本原则的指导下，针对标病不急的病症，抓住疾病本质进行护理。缓则护本对慢性疾病、急性疾病的恢复期有重要的指导意义。如阴虚发热病证阴虚是本，发热是标，当养阴护本，阴复则标热自退。

（三）标本兼治

标本兼治是指在标病与本病并重，如单纯采用先护本或先护标均不能达到治疗目的时候，所采取的本病与标病同护的一种基本原则。如虚证感冒，患者素体气虚或血虚为本，又反复外感为标，必须采用益气解表、养血解表等护法，益气、养血是扶正护本，解表是祛邪护标，标本同护，才能使正胜邪退而病愈。

四、三因制宜

三因制宜是指因时、因地、因人制宜。疾病的发生、发展、转归受到季节气候、地理环境及个体的性别、年龄、体质等多种因素的影响，因此，在临床调护中，除掌握一般的治疗与调护原则外，还要学会全面看问题，能够具体情况具体分析，制定出适宜的调护方案。

（一）因时制宜

四时气候的变化，对人体生理病理有一定的影响，而反常的气候更是诱发疾病的重要条件。根据不同季节气候特点来确定保健、养生、护理、用药的原则，称为因时制宜。如夏天人体腠理疏松，汗出较多，即使外感风寒，用药也不宜过于辛温发散，以防开泄太过，损伤津气，在护理上尤为重视补充津液、清降暑热；冬季则腠理致密，出汗较少，在护理上要重视保暖防寒，可饮食热粥以助汗，使寒从汗解。

（二）因地制宜

不同的地理环境与生活习惯，可直接影响到人体的生理与病理变化。因此，根据不同地区的地理环境与生活习惯的特点来确定护理、保健、用药的原则，称为因地制宜。如西北地区海拔高、天气寒且少雨，病多风寒，在护理上注意调节室温、重视保暖，药热服助汗出，避免受凉复感；江南一带，气候潮湿温暖，病多温热或湿热，在护理上应注意室内通风、保持凉爽，多给予清热生津的清凉饮料。

（三）因人制宜

根据患者的不同年龄、性别、生活习惯、体质强弱、文化修养以及精神状态等的特点，进行辨证施护，称为因人制宜。在药量上，成人用量大于儿童；老年人脏腑功能减退，气血衰少，用药量也要慎重，以免伤正。而妇女有经、带、胎、产等情况，治疗用药应考虑妇女在妊娠和月经期，当慎用或禁用峻下、破血、滑利、走窜和有毒药品；产后诸疾的护理，又应考虑气血亏虚及恶露等情况。胖人多痰，调护应考虑健脾祛湿的饮食；瘦人多火，调护应慎用温燥性质的食材。

三因制宜的原则，充分体现了中医护理学的整体观念，三个环节是密切联系不可分割的，指导我们护理时要全面、系统地看问题，具体情况具体分析，以做出正确的调护方法，取得理想的护理效果。

五、调整阴阳

中医认为，疾病发生的本质是阴阳失调。由于阴阳出现偏盛偏衰，而产生虚实寒热不同的病理变化。因此，在护理工作中，就要调整以恢复阴阳的相对平衡，促使阴平阳秘。

（一）损其有余

损其有余，是指对于阴或阳的一方过盛有余的病证，采用"实则泻之"的方法。如阳热亢盛的实热证，用"热者寒之"的方法，以泻其偏盛之阳热。同样，阴寒内盛的实寒证，则应用"寒者热之"的方法以消解偏盛之阴寒。

由于阴阳是互根互用相互消长的关系，"阴胜则阳病""阳盛则阴病"，在阴阳偏盛的病变中，如其中一方有偏衰时，则应兼顾其不足，配以扶阳或滋阴之法。

（二）补其不足

补其不足，即对于阴或阳的一方虚损不足的病证，采用"虚则补之"的方法治疗。如阴虚不足以制阳，表现为阴虚阳亢的虚热证时，则应滋阴以制阳；阳虚不能制阴，表现为阳虚阴盛的虚寒证时，则应扶阳以制阴；若属阴阳两虚，则应阴阳双补。总之，本着"虚则补之"的原则，阴虚者补阴，阳虚者补阳，以达到阴平阳秘的目的。由于阴阳是互根互用的，故阴阳偏衰亦可互损。因此，在治疗阴阳偏衰的病证时，还应注意"阳中求阴""阴中求阳"，即补阴时适当配用补阳药，补阳时适当佐以滋阴药。

第三节 一般护理

俗话说"三分治，七分养"。中医重视人与自然的关系，认为人应顺应自然环境、四时气候的变化，主动调整自我，保持与自然界的平衡，以避免外邪的入侵。因此，在对患者护理期间，除一般护理外，还应遵循阴阳五行生化收藏之变化规律，通过怡养心神，调摄情志、调剂生活达到促进康复，延年益寿的目的。中医一般护理主要内容包括生活起居护理、情志护理和饮食调护。

一、生活起居护理

生活起居护理是指针对患者的病情不同，分别给予环境和生活起居方面的特殊安排、护理照料。其目的在于促进机体内外阴阳的协调平衡，恢复和保养正气，增强机体抵御外邪的能力，为疾病的治疗和康复创造良好的条件。历代医家十分重视生活起居护理，把它作为调养神气，保健益寿的重要法则。《内经》曰："上古之人，其知道者，法于阴阳，和于术数，饮食有节，起居有常，不妄作劳，故能形与神俱，而尽终其天年，度百岁乃去……逆于生乐，起居无节，则半百而衰也。"

（一）生活起居护理基本原则

1. 顺四时调阴阳 自然界有春、夏、秋、冬四季变化，人的生理活动也会随之改变。善于养生者其生活起居应与四季变化相适应，保持人与自然环境的协调统一，以祛病延年。如果起居无常，容易克伐正气，影响人体的生理功能，导致气机逆乱或真精耗竭，疾病由生。重视生活起居护理，可以从顺应一年四时阴阳的变化规律入手，制定出不同的护理方法。如在春夏之季，天气由寒转暖、由暖转热，宇宙万物充满生机，应早起床，广步于庭，使阳气更加充沛，但是要注意保护患者的阳气不要过分消耗；秋冬之季，气候由热转凉而寒，万物潜藏于内，阳气不宜发泄，应早卧晚起，注意防寒，以积蓄阴精。此外，随着昼夜晨昏阴阳之气的消长，人体的生理活动也有着朝生夕衰的规律，疾病的发展变化亦随之出现"旦慧""夜甚"的现象。根据四时阴阳的变化规律来进行生活起居护理，除了做到春防风，夏防暑，秋防燥，冬防寒之外，还应注意气候、地域和居住环境等改变而引起人体生理、病理方面的变化。

人体的生命活动是阴阳两个方面保持对立统一相对平衡关系的结果。阴阳失去了平衡就会有疾病发生。因此，护理首先是保持阴阳平衡，即保持机体自身阴阳动态平衡和机体与自然界的阴阳动态平衡，以使人体达到"阴平阳秘，精神乃治"的境地。

2. 起居有常 起居有常主要是指作息时间、活动规律方面要合乎自然规律以及人体生理的规律，使机体保持在阴阳平衡的状态。唐代医家孙思邈在《千金方》中指出："卧起四时之早晚，兴居有主和之常例"。只有生活有规律，起居有常，才能保持良好的健康状态。如不能遵循正常、科学的生活规律，轻则引起人体正气虚弱，重则可引发诸多疾病。因此，对作息起居，日常活动要按照客观规律进行规范，制定合理的作息制度。这是保证患者经过治疗能顺利康复的必要条件之一。

3. 劳逸适度 劳逸适度包括体力活动、脑力活动和性活动均应坚持适中有度的原则，不宜太过和不及。

（1）体力劳动：人的体力劳动包括劳动和运动两个方面，坚持适度的体力活动，可以调畅气机、流通血脉、滑利关节，从而增强机体的抗病能力。但若劳累过度则影响健康，正所谓"久立伤骨，久行伤经"；过度安逸则易使气血郁滞，正所谓"久卧伤气，久坐伤肉"。

（2）精神活动：一定限度的情志活动包括脑力劳动和娱乐等是正常和必需的，经常合理用脑，可防止脑老化，预防老年痴呆。但若情志活动过于激烈或持续时间过久，超出了心理调节范围，则会引发多种疾病，如"梅核气""乳腺包块"等。

（3）性活动："节阴阳而调刚柔"，强调合理房事，应做到阴阳和合、刚柔相济。若房劳过度，则易耗伤肾中精气，损伤元气，甚至出现未老先衰之象，如腰膝酸软，头晕耳鸣，或遗精、阳痿等。

（二）生活起居护理的基本方法

1. 环境 护理人员为患者安排一个安静、整洁、舒适的环境有利于疾病的治疗和康复。

（1）居室应保持安静，避免噪声。在高频率的噪声下，患者容易心烦意乱，焦躁不安，甚至抽搐、惊厥，容易导致心脏血管等疾病发生，不利于疾病的康复。

（2）居室应保持适宜的温度和湿度。居室温度一般以18℃~22℃为宜。阳虚和寒证患者多畏寒肢冷，室温宜稍高；阴虚和热证患者多燥热喜凉，室温可稍低。居室的湿度以50%~60%为宜。阴虚证和燥证患者，湿度可适当偏高；阳虚证、湿证患者，湿度宜偏低。

（3）居室应整洁通风，保持空气新鲜。室内布置应力求简单、整齐，要注意个人卫生和居室卫生。病床的安置应根据病证性质不同而定。如寒证、阳虚证者，多有畏寒怕风，宜安置在向阳温暖的病室内，使患者感到舒适；热证、阴虚证者，多有恶热喜凉之求，可集中在背阴凉爽的病室内，使患者感到凉爽、舒适、心静，利于养病。居室内应经常通风，及时排除秽浊之气。可以根据季节和室内的空气状况而决定每日通风的次数和每次持续的时间。一般每天至少通风 1~2 次，每次 30 分钟。阳虚体弱者，在通风时应避免直接受风。

（4）居室应保持适宜的光线。一般病室内要求阳光充足，使患者感到舒适愉快。但不宜让日光直射患者面部，因患者的病情不同，对病室光线要求也不尽一致，应适当调节。如寒证、风寒湿痹证患者，光线尤其要充足；热证、肝阳亢盛、肝风内动的患者，光线宜稍暗。痉证、癫狂证者，强光可诱发疾病的发作，应采用深色窗帘遮挡。

2. 休息

（1）顺四时：静心修养，培养正气，可以达到防病治病的目的。中医护理学讲究因时、因地、因人、因病制定不同的作息时间。一般而言作息时间的制定与季节变化较为密切：如春季是万物生发的季节，阳气升发，应晚睡早起；夏季是万物繁茂的季节，阳气旺盛，天气炎热，昼长夜短，应晚卧早起，中午暑热最盛之时应适时休息；秋季是万物成熟的季节，阳气始收，阴气渐长，应早卧早起；冬季是万物收藏的季节，阴寒盛极，阳气闭藏，应早卧晚起。

考点链接

春季起居方面应遵循：
A. 早卧早起　　B. 早卧晚起　　C. 晚卧早起　　D. 晚卧晚起　　E. 以上均不是

（2）饱睡眠：如果睡眠不足，可影响人体免疫功能，加速人体衰老，耗伤人体正气，有"服药千朝，不如独眠一宿"之说。一般每日睡眠时间不应少于 8~10 小时，督促患者保证充足的睡眠，避免过多的工作和活动，早上按时起床，晚间按时就寝，最好要有午睡，并形成一定的生活规律。更要避免昼息夜作，阴阳颠倒。但是，睡眠时间也不宜过长，否则会使人精神倦怠，气滞血瘀。

（3）适锻炼：生命在于运动。每天保持适度的活动，可促进气血流畅，使筋骨坚实，神清气爽，增强抗御外邪的能力。若偏于安逸，则易使气血郁滞，易诱发疾病。尤其对脑力劳动者，适当的运动，更有利于疾病的康复。锻炼的方法和形式是多种多样的。例如体操、跑步、爬山、球类，还有各种拳术、游泳等。但是锻炼必须适度，要因人而异，根据年龄、体质选择较为适合的锻炼方式，以不劳伤为度。如中老年人和体质较弱的人要选择活动强度小、锻炼范围全面的方式。对虚证、体弱患者，应以静养为主，可在床上或室内行内养功、放松功，以不感疲劳为原则。随着病情逐步好转，通过适当活动，可使经络通畅，关节滑利，气血营卫调和，增强体质和抗邪能力。

二、情志护理

中医把喜、怒、忧、思、悲、恐、惊七种情绪称为"七情"。情志护理是指护理人员通过语言、表情、姿势、态度、行为等来影响和改善患者的情绪，解除患者的紧张、恐惧、忧虑、愤怒等情志因素刺激，增强患者战胜疾病的意志和信心，从而减轻或消除引起患者痛苦的不良情绪和行为的护理方法。

（一）正常情志与人体脏腑关系

正常的情志活动，能够使人气血调和、阴阳平衡，从而使脏腑发挥正常功能，正气旺盛，增强人体抗病能力，有效地预防各种疾病的发生。《医学正传》指出："……七情通于五脏：喜通心，怒通肝，悲通肺，忧思通脾，恐通肾，惊通心肝，故七情太过则伤五脏……"。说明情志的异常变动可以损伤内脏。另外，不同的情志变化对内脏有不同的影响，《素问·阴阳应象大论》曰："喜伤心，忧伤肺，怒伤肝，思伤脾，恐伤肾"，说明情志过极可伤及脏腑，其中心、肝、脾多见。

（二）情志护理的方法

1. 预防情志致病的护理方法

（1）保持乐观：乐观的情绪可使心情舒畅，营卫调和，气血和畅，生机旺盛，从而身心健康。因此，要想保持乐观、豁达的人生态度。首先，要培养开朗的性格，乐观的情绪与开朗的性格是密切相关的，心胸宽广，知足常乐，精神才能愉快。其次，要善于化解烦恼和忧愁：如换位思考，减轻烦恼；如吐露宣泄，借助于亲朋好友的疏导，把心里的郁闷说出来，从而使精神状态和心理状态恢复平衡。因此，调摄情志，保持乐观，使七情无损，五脏六腑气血调和，六淫之邪无机可乘，进而百病不生。

（2）心态平和：情志活动是人的心理活动对外界刺激的适度反应，是主观感受的自然流露。调和的情志一般不会致病，而且有利于人体的生理活动，情志只是在过激时才会成为致病因素而危害人体。因此，应该心态平和，学会调节各种不良情绪，预防疾病的发生。喜、怒为七情之首，过度的喜又会伤神耗气，使心神涣散，神不守舍，可出现失神、狂乱等证候。过怒伤肝，致气机升降逆乱，进而导致其他脏腑功能失调，对人体健康的危害极大。《老老恒言·燕居》所说："虽事值可怒，当思事与身孰重，一转念间，可以涣然冰释。"因此，要在平时的生活中，注意培养高尚的情操、良好的涵养、豁达的胸怀，遇事能心态平和而不怒，但若怒意已生，则要找到合适的途径宣泄，否则可因郁遏生疾。

2. 情志病的护理方法

（1）说理开导：患病之人，容易出现焦虑、沮丧、恐惧、愤怒等不良情绪，如不及时化解，将延误疾病的治疗，甚至产生严重后果。护士应适时地"告之以其败，语之以其善，导之以其便，开之以其所苦"，解除患者对病情的各种疑虑，丢掉思想包袱，帮助患者从各种不良的心态中解脱出来，则心境坦然，气机条达，气血调和，疾病得以早日痊愈。

（2）移情易性：“移情易性”是中医护理传统的心理保健法。移情，是转移内心情绪的指向；易性，是更易心志，指的是改变不良的情绪和习惯。心存疑虑，杯弓蛇影是患者普遍存在的心理现象，其注意力往往集中在疾病上，整天胡思乱想，陷入忧愁烦恼之中而不能自拔。如果将患者的注意力转移到其他方面，排除患者的某些不良情绪或错误认识，克服紧张、烦闷之感，自我解脱，恢复正常心态，就能使其忘却病痛，有利于疾病的康复。移情易性的方法很多，《北史·崔光传》说“取乐琴书，颐养神性”。《理瀹骈文》曰“七情之病者，看书解闷，听曲消愁，有胜于服药者矣”。根据患者自身的素质、爱好、环境与经济条件可以选择音乐歌舞、琴棋书画、交友觅胜、种花垂钓等，都可以起到培养情趣、陶冶情操的作用。

（3）情志相胜：情志相胜法也称为以情制情法。情志过激可导致人体气机逆乱、阴阳失调，出现“气上”“气下”“气结”“气郁化火”等病理变化。根据“有余者折之”“实则泻之”等治疗理论，对于因情志过盛所致疾病，可以“以情制情”，即用一种情志去抵消或制约另一种情志反应过激的“量”，以重新恢复“阴平阳秘”的和谐状态，从而使病情得以缓解，直至痊愈。

根据五行情志相胜的道理，对容易动怒的人，应以悲楚之言感化之，使其气消而不气逆；过分喜悦的人，要以事情不利的方面恐吓之，以制约其过度的兴奋；思虑太过的人，要用过激的语言触怒之，以畅达气机；过于悲伤忧愁的人，要以高兴的事情开导之，使其振作精神；过分恐惧的人，要劝其动脑思考，分析致恐原委，以战胜恐惧心理。在运用此方法时，要注意体现“胜”字，即情志刺激的强度应超过致病的情志因素，才能够起到制约的作用。在历代的中医医案中，有着大量运用情志相胜法治疗心理疾患的记载，时至今日，仍然对我们有着非常宝贵的参考价值。

在情志相胜法的实际应用中，应注意详细了解患者的发病情况、个性特点、异常的情志反应、生活工作环境等，结合脏腑气血虚实，确定治疗方案，切不可机械地按图索骥，拘泥于五行相生相克或阴阳制约，滥用以情胜情，只有掌握其精神实质，巧妙构思，切中要害，才能真正起到心理治疗的作用。另外，若涉及怒胜喜，用激怒的方法护理过喜引起的相关病症时，应充分考虑到伦理原则，应提前与家属进行沟通取得配合，以避免病人及家属的误解而致医患纠纷。

（4）顺情疏导：顺情疏导法是指把积聚、压抑在心中的不良情感，通过适当的方式疏导、发泄出来，以尽快恢复正常情志活动。对于某些患者，特别是精神状态忧郁的患者，应尽力满足其合理的要求，顺从其意志和情绪；积极鼓励甚至引导患者将郁闷的心情诉说或发泄出来，疏畅其情志；对悲郁者，应当鼓励其豁达心胸，开阔眼界，提高其对不良刺激的耐受性。此外，哭诉宣泄也是化解悲郁的方法之一。对于确有悲郁之情的患者，不要压抑其感情，应允许甚至引导其向医护人员哭诉、倾泻苦衷，借此使其悲郁之情得以发泄而舒展，使气调而复原。但哭泣不应过久、过重，以免伤身。

三、饮食护理

中医学认为"肾为先天之本，脾胃为后天之本"，饮食是人体生命活动必不可少的物质基础，通过进食，脾胃化生水谷精微以营养全身，维持生命活动。饮食护理是指在治疗疾病的过程中，根据辨证施护的原则，进行营养膳食方面的护理，注重调整阴阳，协调脏腑，损有余而补不足，使五脏功能旺盛，气血充实。合理的饮食，不仅能促使疾病早日康复，而且能调治疾病，尤其是对于慢性疾病和重病恢复期的患者，能起到巩固疗效的作用。

（一）饮食的性味与功效

食物与药物一样，具有寒、热、温、凉之四性，辛、甘、酸、苦、咸之五味以及升降浮沉等作用。饮食护理必须根据患者的体质、疾病的性质，选择不同性味的食物进行配膳，做到寒热相宜，五味调和，从而有益于健康。

1. 平性食物　所谓"平"，是指这类食物没有明显的寒、凉、温、热之偏性，其性较平和，具有补益和中的功效，适用于各类患者，尤其是疾病的恢复期的调护。如猪肉、鸡蛋、墨鱼、蚕蛹、蚕豆、扁豆、山药、莲肉、黑木耳、花生、胡萝卜、黄花菜等。

2. 寒性食物　性味苦寒、甘寒的食物，具有清热、泻火、解毒的功效，常用于实热证的调护。如苦瓜、冬瓜、丝瓜、西瓜、萝卜、莲藕、荸荠、梨、葫芦、莴笋、茶叶、绿豆及多种动物的胆等。但寒性食物易损伤阳气，故阳气不足、脾胃虚弱患者应慎用。

3. 热性食物　性味辛温、辛热的食物，具有温中、助阳、散寒的功效，常用于寒性病证的调护。如生姜、大蒜、花椒、胡椒、辣椒、羊肉、狗肉、桂圆、荔枝等。但热证和阴虚火旺者应慎用或禁用。

4. 温性食物　性味甘温的食物，具有温中、补气、通阳、散寒的功效，常用于阳气虚弱的虚寒证或实寒证轻证的调护。如鸽子肉、鲤鱼、鲫鱼、南瓜、大枣、红糖等，但热证和阴虚火旺者慎用或忌用。

5. 凉性食物　性味甘凉的食物，具有清热、养阴的功效，常用于虚热证的调护。如鸭肉、兔肉、甲鱼、豆腐、罗汉果、李子、甘蔗、豆芽、芹菜、菠菜、白菜、小麦、薏米等，但久用也能损伤人体阳气，故素体阳虚或脾气虚弱者应慎用。

（二）饮食护理的基本方法

饮食调护并非无限度地补充营养，而须遵循一定的方法，以达到恢复元气、改善机体功能，治疗疾病的目的。

1. 饮食有节　是指饮食有节度，定时定量。《素问·痹论》中指出："饮食自倍，肠胃乃伤。"过饱会加重胃肠负担，使食物停滞于肠胃，不能及时消化，影响营养的吸收和输布。同时，脾胃功能因承受过重而受到损伤。反之，过饥则机体营养来源不足，无以保证营养供给，就会使机体逐渐衰弱，影响健康。《老老恒言·饮食》中指出："日中而阳气隆，日西而阳气虚，故早饭可饱，午后即宜少食，至晚更必空虚。"有规律地定时进食，可以保证消化、吸收功能有节奏地进行，脾胃可协调配合，有张有弛。反之，食无定时，或忍饥不食，打乱了胃肠消化的正常规律，则会使脾胃功能失调，消化能力减弱，食欲逐渐减退，损害健康。因此，在平时的护理工作中，应指导患者按时按量进餐，养成良好的饮食习惯，对身体健康大有好处。

2. 平衡膳食 不同食物所含的营养成分各有不同，只有做到各种食物的合理搭配，才能使人体得到均衡的营养，满足各种生理活动的需要。食物有四气五味之不同，故一要重四气，饮食不可偏寒偏热。如多食生冷、寒凉之物，可损伤脾胃阳气，使寒湿内生，发生腹痛、泄泻等症；多食油煎、温热之物，可耗伤脾胃阴液，使肠胃积热，出现口渴、口臭、嘈杂易饥、便秘等症。因此，饮食必须注意寒热适当，不可凭自己的喜恶而偏嗜过寒过热之品。二要"谨和五味"，注意食物搭配，《素问·藏气法时论》指出："五谷为养，五果为助，五畜为益，五菜为充，气味合而服之，以补精益气"。全面概括了粮谷、肉类、蔬菜、果品等饮食物在体内补益精气的作用。所以在临床护理中，在患者病情允许的情况下，应尽可能使饮食多样化，根据病情的需要，兼而取之，合理搭配，才能尽快地恢复健康。五行学说认为五味与五脏有密切的关系，即酸入肝，苦入心，甘入脾，辛入肺，咸入肾。五脏阴精的产生，来源于饮食五味，但五脏又可因饮食五味的太过而受到损害，人们如能把五味调和适当，机体就会得到充分的营养；反之，如果长期偏食某种性味，就会导致机体阴阳的平衡失调而产生疾病。

3. 辨证施食

（1）因人制宜：因人制宜是指饮食调护应根据不同的年龄、体质、个性等方面的差异，分别予以不同的调摄。体胖者多痰湿，饮食宜清淡、化痰之品，如青菜、水果等，忌食肥甘厚腻，以免助湿生痰；体瘦者多阴虚内热，宜食滋阴生津、养血补血的食物，忌食辛辣动火之品，以免伤阴。孕、产妇在妊娠期，由于胎儿生长发育的需要，机体的阴血相对不足，而阳气偏盛，宜食性味甘平、甘凉的补益之品，如鱼肉、乳类、蔬菜、水果等，忌食辛热、温燥之物，以免助阳生火扰动胎气，即所谓"产前宜凉"；哺乳期由于胎儿的娩出，气血受到不同程度的损伤，机体多虚多瘀，此时宜食有营养、易消化、补而不腻之物，如小米粥、大枣、骨头汤、鸡汤、蛋类等，忌食寒凉、辛燥、酸性食物，即所谓"产后宜热"。儿童身体娇嫩，为稚阴稚阳之体，宜食性味平和，易于消化，又能健脾开胃的食物，而且食物品种宜多样化、粗细结合、荤素搭配，不可偏嗜，以免过胖或过瘦，忌食滋腻、峻补之品。老年或大病初愈之人，脾胃功能虚弱，运化无力，宜食清淡、熟软之品，忌食生冷、黏硬、不易消化之物，且因其体质虚弱，不宜大剂量强补，而应少量多次进补，防止偏补太过。

（2）因时制宜：由于春、夏、秋、冬四时气候的变化对人体的生理、病理有很大的影响，因此，应当在不同的季节合理选择调配不同的饮食，以帮助患者增强体质，恢复健康。春季阳气升发，食宜清温平淡，如枣、猪肉、花生、芝麻等，少食生冷、黏腻之物。夏季酷热，应进食清淡、解渴、生津之品，如西瓜、冬瓜、绿豆汤、乌梅汤，切忌过食寒凉、厚味之品。秋季干燥，饮食应以滋阴润肺为主，可适当食用一些柔润的食物，如银耳、蜂蜜、菠萝、甘蔗、梨等，以益胃生津，尽可能少辛辣之品。冬季寒冷，宜食用具有滋阴潜阳作用的食物，进补以扶正固本，如狗肉、龟鳖、木耳等，而且宜热饮热食，以保护阳气，增强抗病能力。

4. 饮食宜忌　食物配伍也和《中药学》中的药物配伍一样，讲究搭配相宜。若搭配得当，则可提高食物的功效，反之，则会降低功效，甚至危害人体健康。如菠菜猪肝汤，菠菜与猪肝均能养肝明目，相互配伍可增强补肝明目之功效，长于治疗肝虚目昏或夜盲症等；大蒜可防蘑菇中毒；生姜可减轻或消除鱼虾引起的腹泻、皮疹等不良作用。而萝卜能降低补气类食物，如山药、山鸡等的功效；更有甚者可产生明显副作用或毒性反应。在服用某些中药时也应忌口，以免降低药效或发生不良反应，如服荆芥时忌吃鱼虾；服甘草时忌吃海产品等。

【同步训练】

1. 顺从疾病假象而护的方法为
 A. 正护法　　　B. 反护法　　　C. 扶正法
 D. 祛邪法　　　E. 标本同治法

2. 下列属于正护法的是
 A. 热因热用　　B. 寒因寒用　　C. 塞因塞用　　D. 通因通用　　E. 热者寒之

3. 用温热药治疗具有假热症状病证的方法
 A. 热因热用　　B. 寒因寒用　　C. 塞因塞用　　D. 通因通用　　E. 急因急用

4. 夏季起居方面应遵循
 A. 早卧早起　　B. 早卧晚起　　C. 晚卧早起
 D. 晚卧晚起　　E. 以上均不是

5. 七情太过，可用以情胜情法，若恐伤肾，应采用
 A. 以思胜之　　B. 以喜胜之　　C. 以悲胜之　　D. 以惊胜之　　E. 以怒胜之

6. 热病见热象，用寒凉药治疗属于
 A. 寒者热之　　B. 热者寒之　　C. 虚则补之　　D. 实则泻之　　E. 热因热用

7. 气虚患者感冒，采用益气解表的方法属于
 A. 缓则护本　　B. 急则护标　　C. 标本同护　　D. 虚则补之　　E. 实则泻之

8. 对于瘀血所致的崩漏用活血化瘀法属于
 A. 虚则补之　　B. 实则泻之　　C. 以补开塞　　D. 通因通用　　E. 塞因塞用

9. 以下治法中，不属于祛邪的是
 A. 发汗　　　　B. 攻下　　　　C. 清热　　　　D. 消食　　　　E. 滋阴

10. 以下何种病证采取急则护标的原则
 A. 崩漏下血　　B. 肾虚水肿　　C. 肺虚咳嗽　　D. 失眠健忘　　E. 脾虚腹泻

（柳琳琳　　白建民）

同步训练参考答案

第一章　绪　　论

1. A　2. E　3. A　4. B　5. B

第二章　阴阳五行学说

1. D　2. E　3. D　4. B　5. B　6. C　7. A　8. C　9. D　10. A　11. C　12. B　13. B
14. D　15. B　16. E　17. C　18. A　19. E　20. B

第三章　藏象学说

1. D　2. B　3. A　4. D　5. A　6. C　7. C　8. C　9. B　10. B　11. C　12. D　13. B
14. D　15. C　16. A　17. E　18. C　19. B　20. B　21. A　22. C　23. A　24. E　25. B
26. D　27. A　28. A　29. C　30. C　31. E　32. A　33. B　34. C　35. B　36. C　37. E
38. D　39. A　40. B　41. D　42. C　43. B　44. D　45. D

第四章　精气血津液

1. C　2. D　3. D　4. C　5. A　6. A　7. E　8. A　9. A　10. A　11. C　12. D　13. B
14. C　15. D　16. C　17. B　18. C　19. D　20. D　21. C　22. B　23. B　24. B　25. B
26. D　27. A　28. D　29. E　30. D

第五章　病因病机

1. C　2. D　3. A　4. E　5. E　6. C　7. D　8. A　9. B　10. E　11. D　12. A　13. D
14. D　15. E　16. D　17. C　18. B　19. A　20. E

第六章　病情观察

1. C　2. A　3. E　4. C　5. D　6. B　7. B　8. C　9. C　10. C　11. E　12. E　13. E
14. E　15. D　16. D　17. D　18. E　19. E　20. D　21. C　22. D　23. A　24. B　25. D
26. B　27. A　28. C　29. B　30. A　31. B　32. B　33. D　34. A　35. B

第七章　中医辨证施护

1. B　2. B　3. A　4. A　5. C　6. A　7. E　8. B　9. E　10. C　11. B　12. E　13. B
14. A　15. A　16. B　17. A　18. E　19. C　20. E　21. C　22. B　23. D　24. E　25. E
26. C　27. D　28. E　29. A　30. D

第八章　中医防治与护理总则

1. B　2. E　3. A　4. C　5. A　6. B　7. C　8. D　9. E　10. A

参 考 文 献

1. 王凤丽. 中医护理学 ［M］. 西安：第四军医大学出版社，2014.

2. 韦绪性. 中医护理 ［M］. 北京：中国中医药出版社，2013.

3. 刘健美，杨频，王秀霞. 中医护理学 ［M］北京：中国医药科技出版社，2013.

4. 孙秋华. 中医护理学 ［M］. 北京：人民卫生出版社，2012.

5. 徐桂华等. 中医临床护理学 ［M］. 北京：人民卫生出版社，2012.

6. 张月娟，郑萍，李木清. 实用专科护士丛书·中医护理分册 ［M］. 长沙：湖南科学技术出版社，2012.

7. 陈文松. 中医护理学 ［M］. 北京：人民卫生出版社，2011.

8. 贾春华. 中医护理学 ［M］. 北京：人民卫生出版社，2009.

9. 申惠鹏. 中医护理 ［M］. 北京：人民卫生出版社，2009.

10. 中华中医药学会. 中医体质分类与判定 ［M］. 北京：中国中医药出版社，2009.

11. 周学胜. 中医基础理论图表解 ［M］. 第 2 版. 北京：人民卫生出版社，2004.